JN496724

통증 관리 및 스포츠 손상 예방을 위한
스포츠 테이프를 사용한

락킹 테이핑

Novel approach Locking Taping Method with Sports Tape for Pain Management and Sports Injury Prevention

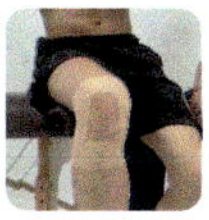 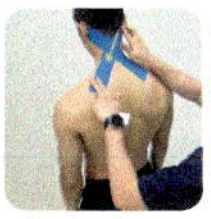 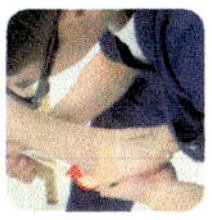

의학교육

Prologue

우리는 모두 일상생활에서 부상과 신체적 불편을 경험한다. 잘못된 자세의 유지로 인하여 긴장된 근육, 염좌, 피로, 불균형한 자세, 그리고 다양한 운동 및 스포츠 환경에 부상과 통증은 우리의 생활에 안 좋은 영향을 미칠 수 있다. 이러한 문제에 직면할 때 통증과 불편을 감수하기도 하지만, 심할 경우 약을 복용하거나 휴식을 취하려고 한다.

끊임없이 진화하는 의료 및 스포츠, 재활의 세계에서 건강을 개선하고 신체 성능을 향상시키기 위해 새로운 방법과 기술이 지속적으로 개발되고 있다. 이러한 발전 중에서 키네시올로지 테이프는 다양한 근골격계 상태를 중재 및 손상을 예방하기 위한 강력한 도구로 부상했다. 엘리트 운동 선수들 뿐만 아니라 생활 스포츠 환경에서도 테이핑은 이미 흔히 사용되고 있으며, 일상생활의 효과적인 수행을 위해서도 사용되고 있다. 이는 테이핑의 효과뿐만 아니라 좋은 부착감과 적용의 용이함이 반영되었기 때문이다.

테이핑은 적용 직후 다양한 긍정적 효과를 나타낸다. 병원에서 다양한 근골격계 질환 환자들에게 통증을 감소시키고, 스포츠 손상으로 인하여 재활을 받는 운동 선수에게 신체기능을 더 잘할 수 있게 도와주며, 뮤지컬 및 공연팀에서 팔을 들지 못하거나 발목을 접질러 걷기 힘든 무용수들의 팔을 번쩍 들게 하거나 안정되게 뛰게 만들어주는 경험을 하면서 테이핑의 매력에 더욱 빠지게 되었다. 그와 함께 테이핑을 어떻게 더 잘할 수 있을지 고민하였고, 다양한 테이프들의 장점을 결합한 적용방법을 고민하게 되었다.

'탄력성이 있는 키네시올로지 테이프의 좋은 부착감과 움직임을 보조하는 기능. 그리고 비탄력 테이프의 단단한 고정력이 결합되면 얼마나 좋을까?'. 이 생각이 본 책에서 제시하는 '락킹 테이핑'이 만들어 지게된 계기이다. 본 방식은 신체의 정렬 및 생체 역학을 최적화하고 보다 효율적이고 균형 잡힌 움직임을 유도하는 것을 목표로 한다. 우리는 이론과 실제 사이의 격차를 해소하여 과학적 원리와 실제 적용을 결합한 포괄적인 리소스를 제공할 것이다.

락킹 테이핑 방법을 채택함으로써 우리는 움직임을 최적화하고 치유를 촉진하며 성능을 최대화하기 위한 새로운 가능성을 열 수 있습니다. 부상에서 회복 중인 운동선수, 스포츠를 더욱 안전하고 효과적으로 수행하고 싶은 사람, 통증 완화를 원하는 개인 또는 치료 옵션을 확장하려는 의료 전문가라면 이 책은 락킹 테이핑 방법을 효과적으로 적용하는 데 필요한 지식과 실용적인 기술을 제공한다고 약속합니다. 우리와 함께 키네시올로지 테이핑의 새로운 적용법의 세계로 함께 가보시길 강력하게 추천드립니다.

추천서

키네시올로지 테이핑과 관련한 조휘영 교수와 동료들의 책을 읽고 매우 흥미로웠고, 그들의 새로운 관점과 방법론을 발견했습니다. 이 책은 현재까지 널리 알려진 Kase Kenzo의 키네시오 테이핑 방식과 다른 새로운 시각과 접근법을 제시하고 있습니다.

키네시오 테이프, 스포츠 테이프 등과 같은 탄력성 테이프는 의료기관과 스포츠현장에서 전문가들에 의해 사용되던 중재 도구였습니다. 하지만 최근에는 생활체육 뿐만 아니라 일상생활에서 통증경감이나 손상을 예방하기 위해 일반인들에게도 널리 사용되고 있습니다.

조휘영 교수와 동료들은 스포츠, 뮤지컬 공연, 병원 등 다양한 환경 속 대상자들에게 적용한 테이핑과 연구를 통해 '락킹 테이핑'이라는 새로운 적용법을 제안하였습니다. 이 방법은 근육의 과한 사용을 제한하고 적정수준의 근 사용을 유도할 뿐만 아니라, 손상 부위의 고정을 통해 부상 예방과 재활에도 큰 도움을 줄 수 있다고 생각됩니다.

이 책은 [테이핑 이론과 철학], [부위별 테이핑], [생활 속 질환 테이핑], [스포츠 속 테이핑]의 순서로 내용이 체계적으로 구성되었으며, 일반인부터 전문가들 모두 쉽게 따라할 수 있도록 사진과 설명이 상세히 기술되고 있습니다. 저자들의 설명은 이해하기 쉽고 명확하며, 다양한 사례 연구와 함께 실제 적용 사례를 제시함으로써 이론을 바탕으로 한 테이핑적용 방법을 상세히 안내하고 있습니다. 사진에서 테이핑 안에 적용하는 방향을 제시하여 직관적 이해가 용이하고, 또한 테이핑과 같이 수행하는 운동을 제시하여 질환 및 증상의 근본적인 문제를 해결할 수 있는 방법까지 제시하였습니다.

매우 흥미롭게도 '생활 속 질환 테이핑'은 우리가 일상생활에서 흔히 접하는 증상에 도움이 되는테이핑 방법과 운동을 제시하였습니다. 이는 우리가 일상에서 겪는 문제들에 대한 실용적이고 효과적인 해결책을 제시하는 것을 의미합니다. 또한, '스포츠 속 테이핑'은 트레이너, 치료사와 같은 전문가들에게 도움이 되는 실전적 테이핑 방법을 다루고 있습니다.

마지막으로, 이 책은 탄력성 테이핑에 대한 현재의 이해를 넘어서 새로운 가능성을 제시하고 있습니다. 저자들이 제안한 고정과 지지용으로서의 새로운 적용법은 테이핑 분야에 관심을 가지고 있는 모든 사람들에게 좋은 영감을 줄 것입니다. 저는 이 책을 강력히 추천하며, 저자들의 노력과 연구가 더 많은 사람들에게 도움을 줄 수 있기를 진심으로 바랍니다.

감사합니다.

대전대학교 물리치료학과

교수 이 명 모

추천서

"Kinesiology Tape를 이용한 새로운 개념의 적용법 책이 출간되었습니다! 운동과 일상생활의 건강에 큰 도움을 주는 방법들을 만나보십시오."

건강과 웰빙을 추구하는 분들께 흥미로운 책을 소개하게 되었습니다. 새로운 키네시올로지 테이프(kinesiology tape)의 적용법을 다룬 책입니다. 키네시올로지 테이프는 오랫동안 의학, 한의학, 물리치료학, 운동 분야에서 부상 예방과 치료, 근육 활성화 보조 등의 목적으로 사용된 중재방법으로 잘 알려져 있습니다. 이번에 출간된 책은 기존의 관점을 벗어나 새로운 적용 컨셉을 제시하며, 건강한 라이프 스타일을 추구하고 유지하려는 분들에게 큰 도움이 될 것으로 기대됩니다.

기존 '카세 겐죠'의 키네시오 테이핑은 타겟 근육에 탄력 테이프를 부착하여 근육의 활성을 보조 및 개선해주는 컨셉이었습니다. 지난 50여년 동안 병원 및 스포츠 환경에서 겐죠 박사의 전통적인 테이핑 컨셉에 근거하여 탄력 테이핑이 적용되었습니다. 하지만 저자들은 동일한 테이프를 활용하여 질환이나 특정 운동 상황, 일상생활에서 더 효과적으로 활용할 수 있는 방법을 새로운 시각으로 제시하였고, 또한 테이핑과 관련하여 다양한 팁 및 테크닉을 소개하였습니다.

저자들은 탄력성이 있는 테이프를 단순히 보조의 개념에서 벗어나 지지와 고정의 역할을 제시하였고, 생체역학을 고려하여 움직임과 체형을 교정하는 내용을 다루고 있습니다. 과학적 컨셉에 근거한 새로운 테이핑은 어떤 신체 활동이나 상황에서도 효과적으로 사용할 수 있다고 생각됩니다. 일상 생활에서 자세 개선부터 전문적인 스포츠 활동까지 다양한 경우에 적용할 수 있는 방법을 소개하고 있습니다. 이를 통해 우리는 자연스럽게 근육을 활성화시키고 부상의 위험을 줄이는 데 도움을 받을 수 있을 것입니다.

운동을 통해 건강을 관리하거나 다양한 활동을 즐기시는 분들께서는 이 책이 좋은 가이드가 될 것입니다. 부상을 예방하고 효과적인 근육 활용을 통해 더 나은 운동 성과를 이루는 데 도움이 될 것입니다. 또한, 의사, 한의사, 물리치료사, 운동 트레이너, 필라테스 강사들에게도 새로운 시각과 기술을 제공하여 환자나 클라이언트들의 상태를 개선하는데 도움을 줄 것입니다. 테이핑 적용 사진이 잘 제시되어 있어서, 쉽게 따라할 수 있도록 구성되었습니다.

이 책은 건강한 삶을 원하는 모든 분들에게 추천드립니다. 새로운 키네시올로지 테이핑 적용법인 '락킹 테이핑'을 익히고 실생활에 적용해보면서 더욱 즐거운 운동과 일상생활 활동을 즐기시길 기대합니다. 이 책을 통해 더 나은 건강과 웰빙을 찾는 여정을 시작해보세요!

감사합니다.

차의과학대학교 통합의학대학원

교수 함 석 찬

목차

Part 1 테이핑의 기본

Part 2

락킹 테이핑 방법

Part 3 부위별 락킹 테이핑 방법

목

어깨

팔꿈치 · 손목 · 손가락

몸통 · 허리

골반

무릎

근육 서포팅 테이핑

Part 4 생활 속 질환 테이핑

Part 5 스포츠 속 테이핑

Part 1

테이핑의 기본

이 책은 생활체육 및 스포츠를 즐기는 분들이 서로에게 쉽게 테이핑을 적용할 수 있도록 돕기 위해 제작되었다. 본 책의 내용은 테이핑의 과학적 근거를 제시하며 테이핑에 대한 신뢰성을 높였고, 더 이상 막 붙이는 테이핑이 아닌, 독자들이 기능 및 경기력 향상을 위하여 증상과 부위를 고려한 테이핑을 적절하게 부착하는 방법을 제시하였다.

PART 1 • 테이핑의 기본

1 테이핑이란?

테이핑 책의 목적

이 책은 생활체육 및 스포츠를 즐기는 분들이 서로에게 쉽게 테이핑을 적용할 수 있도록 돕기 위해 제작되었다. 본 책의 내용은 테이핑의 과학적 근거를 제시하며 테이핑에 대한 신뢰성을 높였고, 더 이상 막 붙이는 테이핑이 아닌, 독자들이 기능 및 경기력 향상을 위하여 증상과 부위를 고려한 테이핑을 적절하게 부착하는 방법을 제시하였다.

테이핑이란?

테이핑은 점착 테이프나 붕대 등을 이용하여 신체의 특정 부위의 형태와 크기에 맞춰 보호 및 지지, 압박을 적용하는 보조 또는 일시적 중재 방법이다. 즉, 테이프를 목적에 맞게 적용 및 이용하는 행위를 테이핑이라고 한다.

테이핑의 역사

의료용 테이핑은 세계 2차 세계대전 시기에 붕대와 함께 사용한 반창고가 원류로서, 군인들에게 적용했던 비탄력성 테이핑(c-tape)을 스포츠 선수의 부상 발생을 방지하기 위하여 고정하는 목적으로 사용하기 시작했다. 하지만 이러한 비탄력 테이핑은 피부를 너무 조이거나 관절 움직임을 강하게 제한하고 사용자에게 큰 압박감을 주기 때문에 테이프 자체에 탄성을 접목한 탄력 테이프가 개발되었다.

1960년대 보편화된 탄력 테이핑은 스포츠 현장에서 발생되는 부상의 예방과 재활, 치료를 위해 사용되며 스포츠 테이핑이라고 불리었고 신체의 고정성과 운동기능성을 고려하여 적용방법이 다양해졌다. 또한 의료종사자(의사, 물리치료사, 한의사 등)도 일반인 및 다양한 근골격계, 신경계 등의 질환자에게 다양한 목적으로 사용하며 이를 흔히 키네시올로지 테이핑이라고 지칭하고 있다.

PART 1 • 테이핑의 기본

2 테이핑의 목적

테이핑은 상황에 따라 테이핑의 목적과 적용하는 기법이 달라진다. 따라서 테이핑의 적용법은 매우 다양하며, 손상 원인과 정도에 따라서도 적용 기법이 다르다.

테이핑의 일반적인 목적은 다음과 같다.

● 손상 및 상해 발생 방지

스포츠는 종목에 따라 사용되는 신체 부위가 다르며 이로 인하여 부상이나 상해가 발생하는 부위가 매우 상이하다. 예를 들어서 야구에서 투수는 어깨의 과사용으로 인하여 회전근개 손상이나 어깨 불안정성, 팔꿈치의 내측 측부인대 손상이 빈번하게 발생되는 반면, 마라톤 선수는 슬개대퇴통증 증후군이나 내측 경골피로 증후군, 족저근막염, 발목 염좌와 같은 하지 손상이 빈번하게 발생한다.

과사용하는 신체 부위는 안정성이 결여되고 이는 손상이나 상해 발생과 연관될 수 있으며, 테이핑을 해당 부위에 적용하여 신체를 지지 및 보호함으로써 손상이나 상해 발생을 미연에 방지하는 목적으로 사용될 수 있다.

● 손상의 재발 방지

손상 발생 후 해당 신체 부위의 조직은 손상 전에 가지고 있는 기계적 지지력 및 탄력성을 회복하기 어렵다. 특히 손상 직후에는 기계적 지지력이 가장 감소된 상태로서, 테이핑을 이용하여 손상 부위의 기계적 지지력을 보강할 시 손상의 재발을 방지할 수 있다.

● 일상생활 신체 지지

현대인은 매일 반복되는 업무 및 고정된 자세로 인하여 목, 어깨, 허리, 손목 등의 신체부위에서 많은 부담 및 통증을 경험하고 있다. 또한 주부들은 반복되는 가사일로 팔 부위의 통증, 허리와 다리의 통증을 흔히 경험한다.

이러한 근골격계 통증은 일반적으로 신체 근육의 약화 및 관절 정렬의 문제와 연관되며, 약화된 근육의 지지나 잘못된 관절 정렬을 고정하는 테이핑 적용 시 신체의 편안함을 기대할 수 있다.

● 응급 대처

스포츠 현장이나 발레, 뮤지컬 공연 등의 상황에서 운동선수나 댄서들은 많은 손상을 경험한다. 손상 직후 환부의 압박이나 고정은 이차적인 손상을 예방하거나 조직의 치유 회복에 도움을 줄 수 있다.

또한 근육이나 인대가 타박상이나 손상으로 인한 염좌 후 경기를 지속하려는 선수나 댄서에게 손상 부위 고정을 통해 경기나 공연을 수행하게 할 수 있기도 하다. 물론 이럴 경우 부상을 악화시킬 수 있는 위험이 있기 때문에 적용에 주의가 요구된다.

● 재활 및 기능회복의 부가적 효과

근골격계 질환이 있는 사람들은 통증으로 인하여 운동수행이 어렵다. 테이핑의 고정이나 지지를 통해 통증 경감효과를 기대할 수 있으며 이로 인하여 대상자는 더욱 수월한 운동 및 재활 수행이 가능하다.

이처럼 테이핑의 목적은 다양하며 손상 부위 및 원인, 손상 시기, 적용 목적 등에 따라 다양한 형태의 테이프 적용이 가능하다.

PART 1 • 테이핑의 기본

3 테이핑 종류

테이핑 종류는 비탄력 테이프와 탄력 테이프로 분류되며, 크게 면 테이프, 다이나믹 테이프 그리고 키네시올로지 테이프가 있다.

비탄력 테이프

1) 면 테이프 aka. C-Tape

면테이프는 주로 관절의 움직임을 제한하고 고정시키기 위한 목적으로 사용된다. 면테이프는 신장성이 없어 발목과 같이 순간적으로 관절이 뒤틀리는 상황을 방지할 수 있다. 면테이프를 착용하면 마치 캐스트(aka. 깁스)를 하는 것과 유사한 형태를 띄는데, 접착성이 강하여 부착 후 제거 시 피부에 강한 자극이나 손상을 유발할 수 있다.

운동 선수들과 같이 경기 및 훈련의 빈도가 높은 사람들은 반복적인 부착을 해야 하다 보니 피부의 예민도가 높아진다. 피부 자극을 줄이기 위하여 언더랩(underwrap)이라고 하는 스폰지 테이프를 아래에 먼저 감아줘 피부에 대한 자극을 보호한다. 그래서 면테이프를 사용한다면, 언더랩을 동시에 하고 있는 모습을 볼 수 있을 것이다.

면 테이프는 강한 접착력으로 인하여 두툼한 천을 부착한 느낌을 준다. 이를 접착성이 없고 부드러운 느낌의 언더랩을 먼저 적용함으로써 적용감을 개선하고 적용한 부위의 피부를 보호한다. 하지만 이러한 적용은 면 테이프의 강한 지지력을 저하시킬 수 있는 요인이 된다.

2) 스파이랄 테이프 Spiral tape

일본의 다나까(Nobutaka Tanaka) 교수가 신체의 균형 이론을 기반으로 만들어진 테이핑 방법으로 탄력이 없는 면 테이프를 이용해 테이핑을 진행한다. 스파이랄 테이핑은 통증이나 운동 기능의 장애는 단순히 환부만을 치료하는 것이 아니라 해당 문제와 관련된 신체의 전후, 좌우, 상하에서 전체적인 신체 균형(balance)에 이상이 생긴 것이 문제라고 판단하였다. 이를 회복하기 위한 방법으로 신체 이상이 생긴 부위뿐만 아니라 이와 관련된 신체 전체의 특정 부위에 반응점이 나타나고 그 반응점의 출현에는 일정한 나선상의 법칙성이 있다. 반응점을 이은 나선의 방향성은 개인별로 차이가 있으며, 테이핑을 적용하는 부위와 동시에 적용하는 방향성에 중요한 의미를 두는 테이핑 방법이다.

근육이나 관절을 중요하게 고려하지만 면테이프나 키네시올로지 테이프와 같이 적용 부위의 고정이나 리프팅 등의 효과를 적용하는 것은 아니다. 스파이랄 테이핑은 경락주행과 방식이 많이 유사하며, 즉 동양학적 철학에 근간한 접근방법으로 본 책이나 스포츠테이핑 및 키네시올로지 테이핑의 적용방법과 상이하다.

탄력 테이프

1) 키네시올로지 테이프 Kinesiology tape

흔히 '메디컬 테이핑'이라고 알려져 있을 뿐만 아니라 생활 스포츠 환경에서 사용되고 있는 '스포츠 테이핑'이 바로 '**키네시올로지 테이프**'이다. 앞으로 이 책에서 소개할 '***락킹 테이핑***' 방법도 키네시올로지 테이프를 기반으로 설명한다.

키네시올로지 테이프란, 1970년대 카이로프랙터(Chiropractor)인 카세 켄조(Kase Kenzo) 박사가 환자를 치료하는 중 진료실에서의 치료 효과가 오래 지속될 수 있는 방법을 연구하면서 개발한 테이프이다. '키네시오 테이프(Kinesio Tape®)'라는 브랜드명으로 시작된 키네시올로지 테이프는 피부에 직접 붙이는 테이프로 잘 늘어나는 특성을 통해 가동범위를 제한하지 않으면서 불편한 부위의 근육이나 연부조직을 지지하고 테이프가 갖고 있는 복원성으로 근육이나 피부가 기계적인 자극을 주어 원상태로 돌아갈 수있는 피드백 목적으로 개발되었다. 또한 테이핑을 적용한 조직 부위의 혈액, 림프액 그리고 조직액의 순환을 향상시켜서 몸 스스로가 회복할 수 있는 환경을 제공하고, 통증 수용기의 압박을 감소시켜 통증을 경감시키는 목적으로 사용된다. 하지만 적용한 손상 부위를 안정시키는 효과는 크지 않기 때문에 이는 비탄력 면 테이프를 함께 적용하고 있으며, 키네시올로지 테이프의 단일 적용은 시간 경과에 따른 테이프 지지력의 약화로 인하여 효과가 감소하는 경향을 보인다.

키네시올로지 테이프는 면테이프에 비하여 두께가 두껍지만, 면의 신축성으로 인해 적용 부위에 매끄럽고 움직임 시에도 부드러운 느낌을 준다. 또한 접착력도 강하여 적용 후 테이핑 유지에 대한 걱정이 적다.

비탄력 테이프는 적용한 관절부위의 고정이 잘 되지만 고정으로 인해 부착 부위의 감각이 불편하고 또한 부착 관절의 모든 움직임을 제한하는 단점이 있다. 반면 키네시올로지 테이프는 자체 탄력성으로 인해 부착 시 느낌은 좋은 반면, 관절 부위의 고정이 잘되지 않는 것으로 알려져 있다.

"그런데 키네시올로지 테이프의 탄력성을 이용하여 근육 및 연부조직의 지지뿐만 아니라 테이프의 탄력을 조절하여 관절 고정을 모두 효과적으로 할 수 있는 방법이 있다면 어떨까?

이것이 바로 우리가 소개하려는 '락킹 테이핑'이다."

2) 자가점착 테이프 Self adhesive medical bandage

앞에서 소개된 다른 테이프들은 피부에 직접적인 부착을 통해 적용되는 방식이지만, 자가점착 테이프는 피부에 붙지 않고 밴드 자체적으로 달라붙는 형태(밴드 간의 부착)이다. 테이프를 적용하는 부위를 자가점착 테이프로 단단히 감싸고 고정해주는 역할을 한다. 접착제가 포함되어 있지 않기 때문에 테이핑 적용에 의하여 피부나 털, 머리카락을 손상시키지 않는 장점이 있다. 또한 신축성이 매우 우수하여 본래 길이의 두배 이상 늘어날 수 있으며, 이로 인하여 압박이나 고정의 수준과 강도를 적용하는 사람의 목적에 맞게 선택할 수 있는 폭이 넓다. 예를 들어 손가락 마디관절의 가벼운 염좌 시 가볍게 지지하는 적용도 가능하며, 또한 큰 외상으로 인하여 지혈을 요구하나 강한 압박을 요구할 시 신장을 크게 하거나 감는 횟수를 늘려서 강한 압박의 적용이 가능하다. 또한 적용하는 과정에서 원하는 강도가 아닐 경우 접착부를 뜯어서 다시 감아도 접착이 유지된다. 또한 단기간 내에는 점착성이 유지되어 화학접착제를 쓰는 다른 테이프와 달리 재사용이 가능하다. 특히 길이와 너비에 상관없이 쉽게 손으로 찢을 수 있어서 다른 테이프와 달리 가위나 칼이 필요없으며, 안전성 역시 높다.

하지만 피부에 직접 접촉이 되지 않기 때문에 해당 부위의 고정이나 피부의 리프팅 효과들을 기대하기 어려우며, 테이프의 끝 부분이 말려 올라가는 현상을 다른 테이프에 비하여 쉽게 접할 수 있다.

3) 다이나믹 테이프 Dynamic tape

최근 키네시올로지 테이핑을 보완하여 개발한 다이나믹 테이프사(Dynamic Tape)의 다이나믹 테이프(Dynamic Tape®)가 있다. 키네시올로지 테이프처럼 세로만 늘어나는 것이 아니라 가로 및 세로 모든 방향으로 늘어나고 관절 움직임의 감속 효과를 주어 근육의 부하를 줄여주는 목적을 가진 테이프이다.

일부 국내연구에서 다이나믹 테이프의 효과를 제시하고 있지만, 최근에 개발된 만큼 테이프의 효과는 불분명한 상황이다. 특히 키네시올로지 테이핑보다 4배 이상의 가격에 판매되고 있는데, 손가락, 손목 등과 같은 작은 관절을 제외하고 허리, 무릎등과 같이 넓은 부착부위를 요구하는 관절 부위는 생각보다 테이핑에 들어가는 테이프 양이 상당하기 때문에 가격에 대한 효용성은 소비자가 고려할 사항이다.

PART 1 • 테이핑의 기본

4 테이핑 원리

테이핑은 관절이나 근육, 인대, 힘줄 등의 부상을 예방하거나 고정하기 위한 목적으로 사용되며, 통증 감소와 같은 효과를 나타낸다. 많은 사람들이 테이핑에 파스와 같은 효과가 있다고 생각하지만, 이는 잘못된 생각이다.

파스는 비스테로이드성(NSAIDs, non-steroidal anti-inflammatory drugs) 소염진통제 성분이 포함되어 있거나 멘톨이라는 성분이 포함되어 있다. 흔히 쿨파스에 들어있는 멘톨은 피부 냉각점을 자극하여 통증을 완화하는 방식으로 피부의 열을 식히고 혈관 수축을 통해 급성염증의 완화, 부종 감소와 같은 효과를 기대한다. 반면 핫파스는 초산토코페롤과 같은 성분을 통해 혈액과 림프액 순환을 촉진함으로써 통증을 감소시킨다.

일반적인 테이프에는 이런 성분들이 포함되어 있지 않다. 신축성이 있는 탄력 테이프나 신축성이 없는 비탄력 테이프는 적용한 부위의 피부, 근육, 근막, 관절 등에서 지지 및 보호를 통해 인체가 본래 기능을 빨리 회복하거나 기능을 수행할 수 있도록 보조해줌으로써 통증을 경감시킨다. 하지만 최근 테이프에 여러 약효 성분을 더한 테이프들이 개발되고 있으며 일반적인 키네지올로지 테이프에 휴대성 및 접근성을 개선한 제품들이 출시되고 있다.

특히, 탄력 테이핑은 공기가 잘 통하도록 고안되었으며(통기성 우수), 적용 부위 간에 일정하고 부드러운 접착력을 지속적으로 제공한다. 또한, 원래 길이에서 약 75%까지 늘어나며(탄력성), 신장 후 다시 원래 상태로 돌아가려는 성질을 이용하여 인체의 연부조직의 움직임을 보조할 수 있다.

테이핑을 부착하면 적용한 부위에 주름이 생기는데, 이처럼 적용 부위의 피부를 위 방향으로 들어올려줌(리프팅 효과)으로써 피부와 근육 사이 공간을 확장시킬 수 있다. 확장된 사이의 공간에서 혈액 순환이 증가되거나 림프액의 순환을 촉진될 수 있으며, 또한 수명이 다하였거나 손상을 입은 세포, 국소 조직에 정체되어 있던 조직액이 효과적으로 배출됨으로써 해당 부위의 재생 및 치유가 향상될 수 있다.

키네시올로지 테이프는 근육의 지지뿐만 아니라 관절의 고정용 목적으로 적용할 수 있다. 이 경우는 잘못된 자세의 유지로 인해 신체의 바른 정렬을 벗어나 통증이 유발된 관절의 관절수용기나 통각수용기가 자극되는 것을 차단함으로써 통증 중재 효과를 기대할 수 있으며, 또한 부종이나 종창이 발생한 경우 압박을 통해 통각수용기 자극을 감소시키는 효과를 기대할 수 있다.

하지만 키네시올로지 테이프 자체의 탄력성으로 인하여 비탄력 면 테이프처럼 강한 관절 지지나 고정은 기대하기 어려운 제한점이 있다.

키네시올로지 테이핑은 적용 부위에 좋은 부착력과 부착에 대한 이물감이 적고 신축성과 탄력성을 통해 가동성 확보의 장점이 있지만, 지지를 통한 안정성 제공은 어렵다. 반면 고정식 면 테이프는 고정을 통해 높은 안정감을 제공하지만 적용부의 모든 움직임을 제한하고 언더랩을 하지 않는 경우 부착에 대한 불편감과 피부의 민감화를 유발할 수 있다. 그런데 이 효과가 다른 두 가지 테이핑 방법을 동시에 적용할 수 있다면 어떨까? 움직임 보조가 필요한 곳은 보조를 제공하고 동시에 안정이 요구되는 부위는 지지를 적절하게 할 수 있다면 이는 최적의 테이핑 방법이 될 것이다. 이를 추구하는 것이 바로 '락킹 테이핑' 방법이다.

PART 1 • 테이핑의 기본

5 일반적 테이프 재단 형태

키네시올로지 테이프를 이용한 테이핑 목적에 따라 다양한 형태로 잘라서 적용할 수 있다. 여기서 소개할 대표적인 형태는 I, X, Y, Fan 형태이다.

I 형

키네시올로지 테이핑의 가장 기본적인 형태이다.

I형은 근육을 자극하거나, 움직임을 제한하기 위해 주로 사용하게 된다. 근육을 자극하기 위해서 근육의 모양에 따라 적용을 할 수 있다. 또한 특정 방향으로 움직일 때 통증이 나타난다면, 해당 움직임을 제한하기 위해 사용할 수 있다.

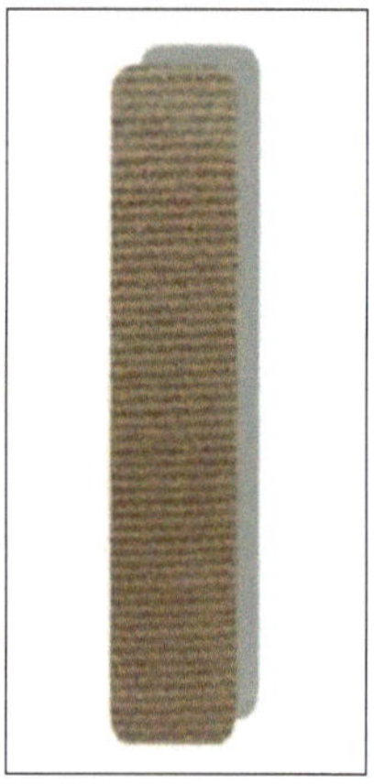

▶ 가장 일반적인 형태로 긴 근육에 테이핑할 때 쓰인다.

X 형

I형에서 중간의 일부를 제외하고 양 가쪽을 반으로 자르는 형태이다.

X형은 여러 관절을 지나는 곳에 주로 사용하고 통증을 감소하는 목적으로 사용한다. 양 갈래가 중앙으로 모아주는 역할을 하다 보니 늘어남으로 인한 불편감을 감소시키는데 도움이 된다.

【예】 손목관절: 손바닥과 전완 부위, 팔꿉관절: 전완과 상완 부위

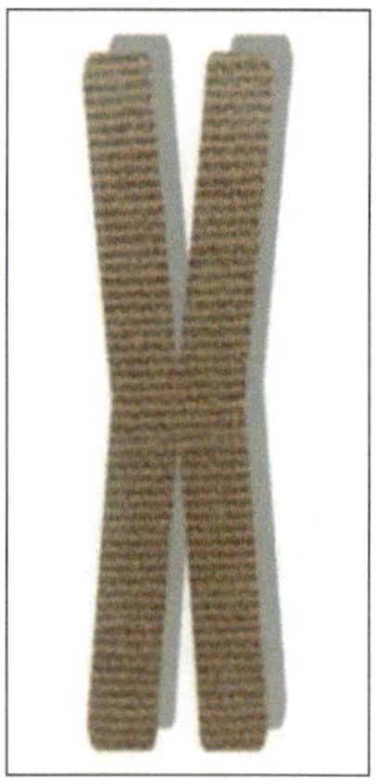

▶ 무릎, 팔꿈치 관절에 사용한다.

Y형

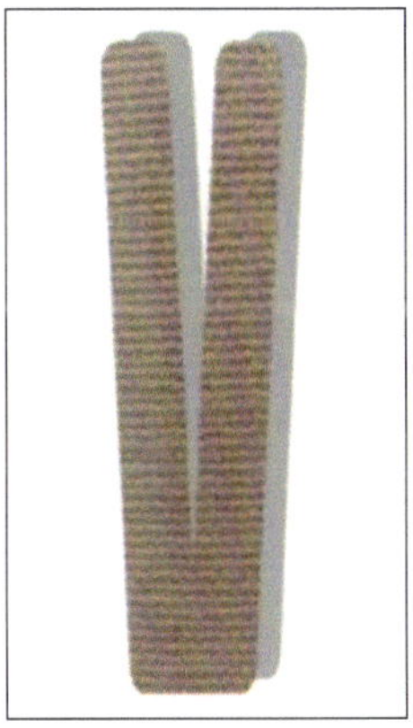

I형에서 한 쪽을 반으로 자르는 형태이다.

Y형은 큰 근육을 잡아 주거나 특정 부위 또는 근육을 감쌀 때 주로 사용한다. 근육의 기능 회복을 위해 사용되고 있다.

【예】 무릎관절: 무릎뼈 주위, 어깨관절: 삼각근 주위

▶ **I형과 함께 보편적으로 사용하는 형태의 테이핑이다.**

Fan형

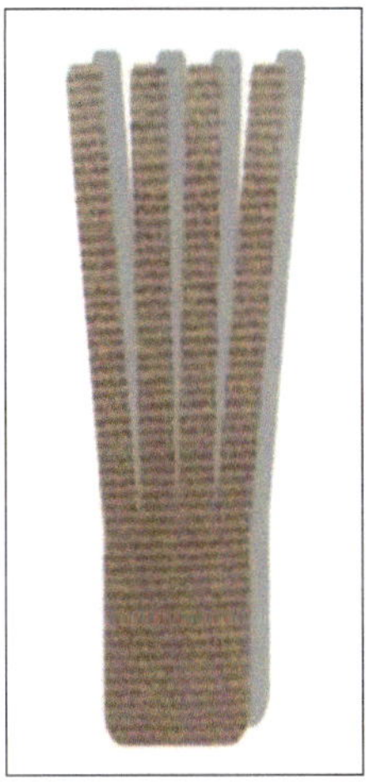

I형을 반으로 접어 자른 후 추가로 반을 더 자르는 형태이다.

Fan형은 부종을 제거하기 위한 목적으로 주로 사용한다.

【예】 부종의 위치

▶ **림테이핑에 사용하는 형태로 부종, 급성기에 사용된다.**

PART 1 • 테이핑의 기본

6 테이핑 효과

일반적인 키네시올로지 테이핑의 효과

키네시올로지 테이핑은 조직 손상에 대한 치료, 약한 조직 및 관절 지지, 근육의 재교육, 부종 제거, 퍼포먼스 향상 등의 목적으로 스포츠, 병원, 센터 등에서 사용되고 있다. 특히 치료의 방법이 약, 주사 등과 다르게 신체 내부의 변화를 주지 않고도 통증의 완화를 가지고 오는 효과로 인해 약물치료에 대한 거부감을 가지고 있는 환자들과 고객들에게 긍정적으로 받아들여 진다.

이러한 효과는 대표적으로 **림프 및 혈류 순환을 촉진, 통증 감소, 관절의 안정화, 2차 손상의 예방**을 통해 이루어지게 된다.

1) 림프액, 조직액 및 혈류 순환을 촉진한다.

앞에서 언급한 '**리프팅 효과**'로 인하여 테이핑이 부착된 부위에 림프와 말초 혈액 순환이 향상될 수 있다.

테이핑은 근육과 피부가 가장 늘어난 상태에서 부착을 하게 된다. 부착 후 신체를 원래 상태로 되돌리면, 적용된 테이프에 의해 피부에 주름이 생기게 된다(리프팅 효과). 이 주름은 피부와 근육 사이의 공간을 넓혀주어, 공간 사이로 혈액과 림프의 순환이 원활하게 한다. 원활해진 순환으로 몸의 치유 기전을 이끌어 낼 수 있게 된다.

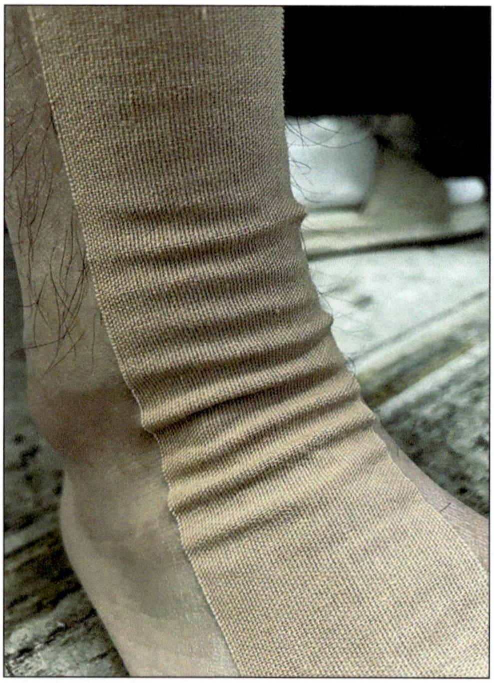

▶ 발목관절에서 테이핑의 리프팅이 유발된 사례

2) 통증을 감소시켜준다.

테이핑에 의해 통증 감소되는 기전은 아직까지 명확하게 밝혀지지 않았지만, 의사, 한의사, 물리치료사, 트레이너 등의 전문가들이 대표적으로 주장하는 이론은 바로 관문 조절설(gate control theory)이다. '관문 조절설'이란, 통증 신호를 전달하는 느린 통각 신경보다 빠른 기계적 감각 신경을 자극하여 감각 신호가 통증 신호의 전달을 차단하는 이론이다.

필자는 '관문조절설'보다는 '**외측 억제(lateral inhibition)**'를 제시한다. 신경생리학적으로 외측 억제란 신체에 강한 자극이 주어지면 측면(외측) 방향으로 인접한 부위의 신경활성을 감소시키는 현상을 나타낸다. 대표적인 예로, 배가 아플 때 배를 비벼주거나 어루만져 주면 통증이 감소되거나("할머니 손은 약손, 아기배는 똥배~"를 경험해보셨을 것이다), 모기에 물려서 가려운 부위의 옆 부분을 누르거나 아프게 하면 가려움이 차단되는 것이 예이다.

즉, 아픈 부위에 테이프의 적용에 의한 기계적 감각 신호는 통증 신호를 차단하는 효과로 인해 통증의 변화를 경험하게 된다. 그로 인해 불편감이 있던 움직임이 가능해져 일상생활 또는 스포츠 활동에 참여를 북돋을 수 있다.

3) 관절을 안정화 시켜줄 수 있다.

테이핑을 적용하게 되면 구조적인 안정감을 가지게 된다. 불안정한 관절에 테이핑을 적용하면 추가적인 압박감을 제공하고 과도한 움직임을 제한하여, 활동 중 안정적인 관절 움직임을 만들어준다. 그와 동시에 심리적인 안정감을 제공한다. 구조물의 안정감은 움직임에 대한 불안감이 감소되어 일상생활과 활동에서의 편안함을 느끼게 된다.

4) 2차 손상을 예방할 수 있다.

많은 스포츠 선수들이 운동 경기 중 테이핑을 신체에 적용한 것을 확인할 수 있다. 조직 손상이 유발된 부위나 손상에 노출이 많이된 부위에 테이핑을 적용함으로써 조직의 기계적 지지를 강화하게 되면 동작 수행으로 인한 2차 손상을 예방할 수 있는 효과를 기대할 수 있다.

과학에서 말하는 키네시올로지 테이핑의 효과

이러한 엄청난 효과에 대해 이전에는 미디어, 책과 같은 자료들에서 확인할 수 있다. 하지만, 최근 국내 및 국외의 많은 헬스 및 피트니스 관련 유튜버들이 키네시올로지 테이핑에 관한 연구들의 결과를 바탕으로 여러 의견을 제시하고 있다. 특히 **키네시올로지 테이핑의 효과에 대한**

의구심을 던지는 유튜버들이 심심치 않게 있으며, 이들은 심하게는 키네시올로지 테이핑이 효과가 없다고 주장한다. 인터넷의 다양한 검색엔진을 통해 키네시올로지 테이핑과 관련해 연구를 찾아보게 되면, 테이핑의 효과에 대하여 긍정적으로 보고한 연구도 있는 반면 다른 테이핑이나 위약 테이핑, 증상을 중재하는 기타 방법에 대비하여 효과가 없다고 말하기도 한다.

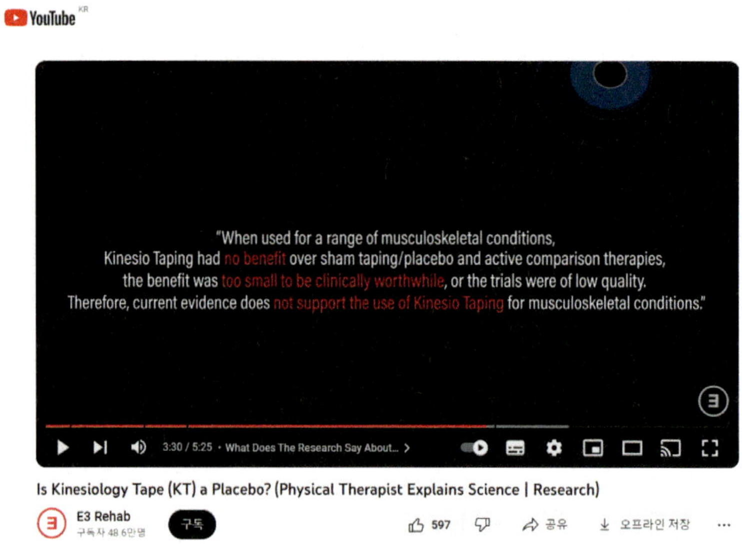

▶ '키네시올로지 테이핑은 효과가 없다'라고 주장하는 유튜브 자료(E3 Rehab)

그래서 우리는 키네시올로지 테이핑의 효과를 명확하게 제시하기 위해 해외의 다양한 의학 논문을 검색해보며 테이핑에 대한 의학적 근거를 찾아보았다. 사실 국내 논문을 통해서도 여러 정보를 찾을 수 있지만, 세계적으로 사용되고, 더 좋은 저널에서 좋은 논문을 찾아서 결과는 반영하는 것이 더욱 양질의 결과 및 결론을 얻을 수 있다고 판단하였다.

따라서 '미국 국립의학도서관, the National Library of Medicine (NLM)'의 저널 인용 데이터베이스인 MEDLINE의 정보를 제공하는 [PubMed]를 이용해 정보를 취합하였다. [PubMed]는 의학, 생명과학, 보건학, 간호학, 치의학, 체육학 분야 5,200여개 학술저널의 정보를 포함하는 검색엔진이며 우리는 현재까지 키네시올로지 테이핑의 효과에 대해 서술한 논문들의 경향성과 최신의 정보들을 취합해 과학에서 말하는 키네시올로지 테이핑은 어떻게 평가받는지 결론을 지어보았다.

모두가 예상하는 것처럼 키네시올로지 테이핑의 효과에 대하여 보고된 논문은 매우 많이 있었다. 2023년까지 테이핑에 대한 효과를 보고한 논문은 약 1,100편이나 되었고 전 세계에서 의사, 치과의사, 한의사, 물리치료사, 스포츠 트레이너 등 많은 전문가들이 테이핑에 대한 목적과 방법, 적용부위, 그리고 질환에 관해 연구한 결과가 있었다.

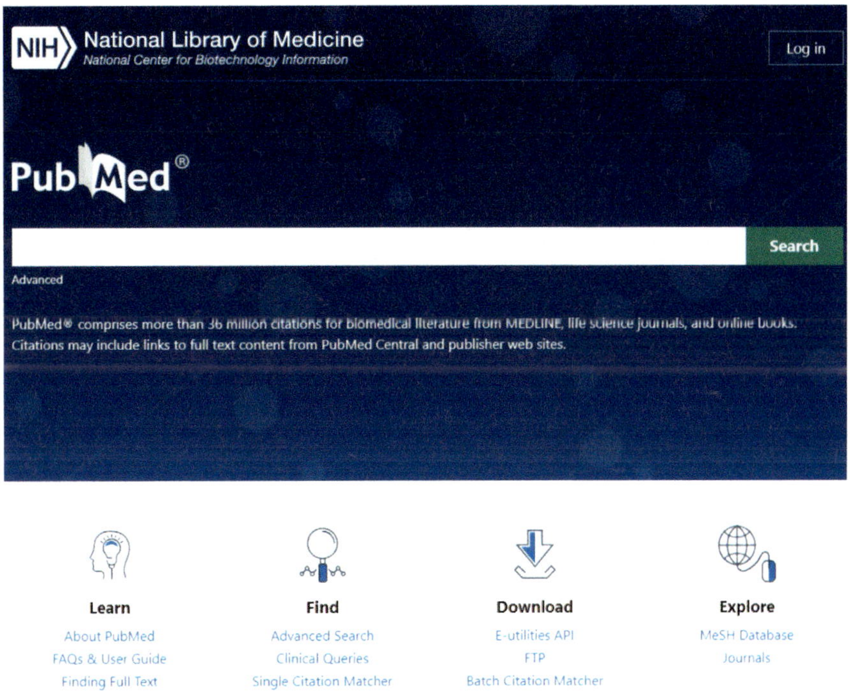

▶ www.pubmed.gov

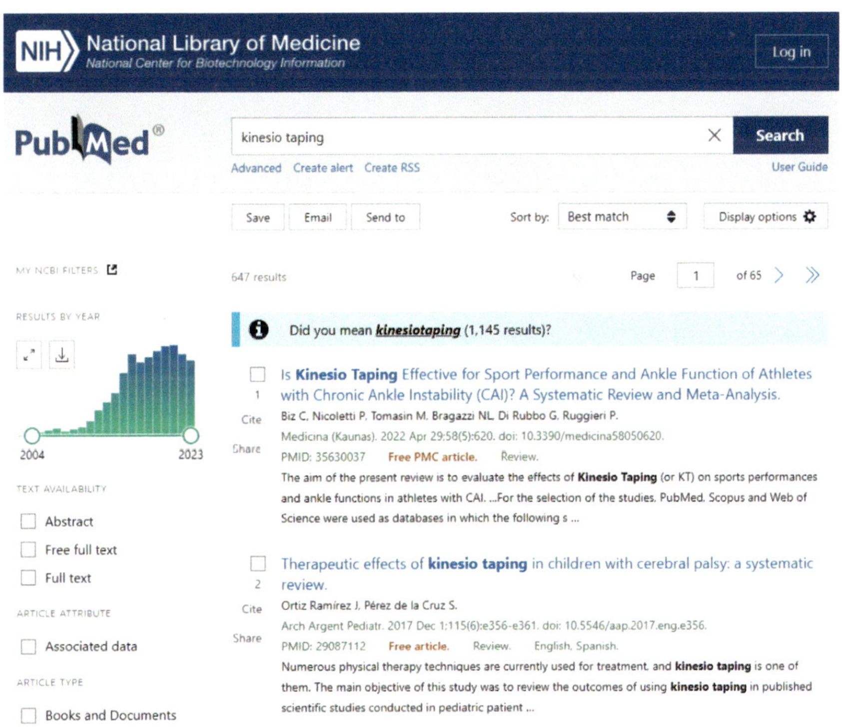

▶ 'Pubmed'에서 [Kinesio taping] 검색 시 1,145편 검색되는 현황

1,100편가량의 논문을 하나하나 읽고 정리한다면 이 책을 완성하는데 약 10년의 시간이 걸릴거라 예상했기 때문에, 이렇게 많은 논문들 중 가장 높은 수준의 문헌적인 정보를 제공하는 [체계적인 문헌고찰 및 메타분석 논문]만 참고하여 분석하였다.

2017년부터 2023년까지 보고된 [체계적인 문헌고찰 및 메타분석 논문]의 결과를 정리하였는데, 이 논문들에서 분석된 논문은 약 50년 전 결과까지 다룬 논문이다. 즉 그간 보고된 키네시올로지 테이핑 논문은 다 참고하였다고 보시면 되는 것이다.

논문에서 말해주는 키네시올로지 테이핑의 효과는 실험에서 어떠한 측정값을 제시하느냐 따라 다양하게 정리가 될 수 있는데, 이 책에서는 '인체의 계통'에 따라 정리하였다.

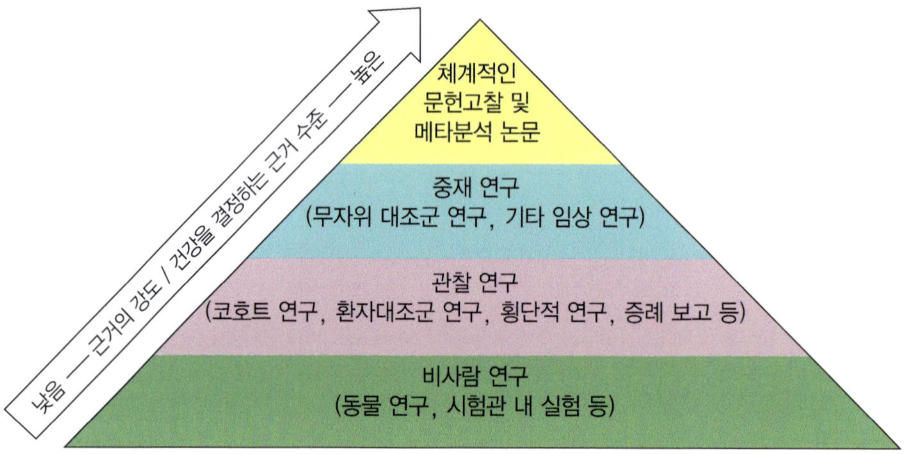

▶ 건강 연구에서 연구 설계의 유형: 근거의 계층적 접근
(Types of study designs in health research: the evidence hierarchy)

1) 근골격계 musculoskeletal system

약 20여편의 [체계적인 문헌고찰 및 메타분석 논문]의 결과를 분석하였고, 다양한 근골격계 질환과 손상에 키네시올로지 테이핑이 미치는 효과는 다음과 같이 요약할 수 있다.

첫째, 근골격계 통증을 감소시킨다.
둘째, 근력 및 관절의 가동범위 개선에 효과적이다.
셋째, 운동기능을 향상시키고 장애를 개선한다.
넷째, 효과는 단기적으로 지속되며, 장기적 효과는 기대하기 어렵다.
다섯째, 물리치료 및 운동과 같은 다른 중재에 비하여 더 효과적이지는 않지만, 다른 중재와 병행 적용 시 개선 효과를 더욱 증가시킨다.

일부 연구에서는 위에서 언급한 내용과 상반된 결과를 제시하였지만, 전체적인 결과의 경향은 위와 같이 요약할 수 있다. 비록 키네시올로지 테이핑을 적용하는 방법이 연구별로 차이가 있었지만 그럼에도 불구하고 근골격계 질환에 의한 다양한 증상을 개선하는 결과를 통해, 키네시올로지 테이핑의 효용성을 알 수 있다.

테이핑을 통해 통증의 경감과 근력 및 운동기능이 중등도 수준이며, 단기간만 향상될 뿐 장기적 효과가 없다는 것이 제한점으로 비춰질 수 있다. 비록 단기간이라고는 하나 통증의 경감은 단순히 삶의 질을 개선할 뿐만 아니라 움직임을 더 수행할 수 있는 기회를 제공하고, 또한 근력이나 운동기능의 향상 역시 더 많은 움직임의 수행과 연관되어 체력이나 기능적 움직임의 향상을 초래할 수 있다. 모두가 잘 아는 것처럼 신체의 부족한 사용은 근골격계뿐만 아니라 심혈관계, 면역계 등 여러 신체 시스템의 저하와 관련이 된다. 키네시올로지 테이핑의 단기적 효과는 인체를 크게 볼 때 결코 작지 않은 효과를 미칠 수 있다고 생각된다.

근골격계 질환은 우리가 일상에서 가장 흔히 접하게 되는 실질적인 문제로서, 나, 가족, 친구, 지인 모두에게 해당되는 밀접한 문제이다. 그런데 키네시올로지 테이프 적용이 이러한 문제에 도움이 될 수 있다는 것은 흥미롭고 유용한 정보가 될 수 있다. 또한 '나는 운동을 해. 괜찮아!', '물리치료 받고 왔어.', '필라테스 하고 왔어. 안해도 될 것 같아.'라고 말하더라도 이러한 중재와 병행해서 적용한다면 더욱 효과적이란 사실은 테이핑의 범 적용성을 의미한다. 독자들 자신뿐만 아니라 가족과 지인에게 키네시올로지 테이핑을 더욱 적극적으로 사용하기를 필자는 기대한다.

더욱 효과적인 테이핑을 위해 어떤 운동을 병행하는 것이 좋은지 궁금할 독자들도 있을 것이다. 생활의 다양한 증상과 상황에 효과적인 운동방법 역시 궁금한 독자를 위하여 이 책에서는 테이핑과 함께 할 수 있는 운동법 들을 소개할 예정이다. 따라서 이 책을 읽는 독자들은 테이핑에서 멈추지 않고 과학적으로 기능과, 근본적인 원인을 해결할 수 있는 운동법을 함께 터득할 수 있을 것이다.

2) 스포츠 수행 sports performance

'보건 및 의학' 영역에 보다 테이핑에 더 관심이 있고, 또한 보편적으로 사용하는 영역이 바로 '스포츠'이다. 프로 스포츠 선수뿐만 아니라 대학, 중고교, 유소년 운동 선수에서도 경기 중 키네시올로지 테이프를 부착하고 경기를 수행하는 것을 볼 수 있다. 또한, 아마추어 선수들이나 우리가 수행하는 생활 스포츠 과정에서도 이를 흔히 접할 수 있다.

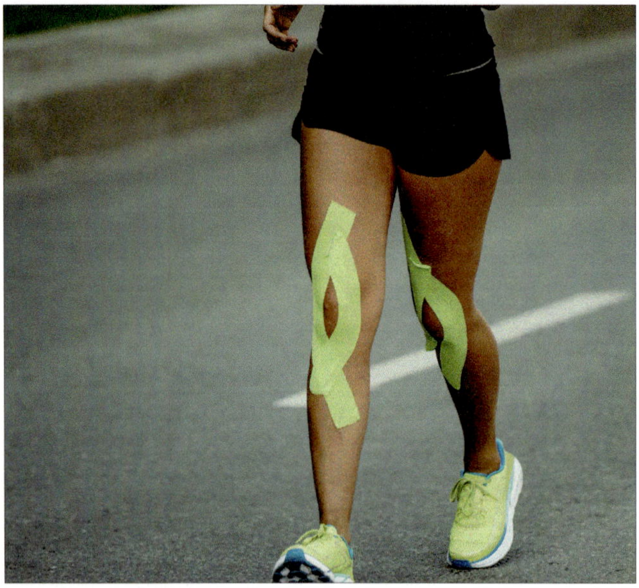

▶ **스포츠 수행** (sports performance)

스포츠 수행에 관련하여 다양한 임상 연구들이 테이핑의 효과를 제시하였으며, 공통된 평가 요소는 다음과 같다:

'하지기능, 하지근력 및 점프력, 스포츠 경기력'

스포츠 수행에 가장 주목하는 부분이 바로 [기능]이다. 경기의 승패는 '누가 더 빨리 뛰고', '누가 더 높이 뛰어오르며', '누가 더 강한 힘을 낼 수 있느냐'이다.

애석하게도 결론은 '**기능 향상과 경기력에 미치는 영향은 명확하지 않다**'는 것이다. 이러한 결과를 통해 '키네시올로지 테이핑은 스포츠에 도움이 안 된다' 라는 것은 섣부른 판단이라고 필자는 생각한다. 일반적으로 스포츠 관련한 연구는 신체 질환이나 손상이 없는 건강한 사람들을 대상으로 연구를 진행하였으며, 테이핑을 적용하는 방법 또한 너무나 천차만별이다. 이는 논문의 결과를 상이하게 만드는 중요한 원인 중 하나이다. **특히, 경기 수행과 관련된 근골격계 통증이 있을 경우 이를 중재하는 테이핑의 효과는 매우 효과적임에도 불구하고 이에 관련된 과학적 연구는 보고되어 있지 않다.**

따라서 필자는 스포츠 경기력과 기능에서의 명확한 결론을 도출하기 위해서 더 다양한 연구와 함께 연구자의 더욱 분명한 분석 컨셉이 적용되어야 한다고 생각한다. 특히, 경기는 건강한 사람만이 수행하는 것이 아니다. 신체의 일부에 손상이나 질환이 있음에도 불구하고 개인적 상황이나 바램에 의해 경기를 수행할 수 있다. 이럴 경우 앞에서 언급한 근골격계 질환에 미치는 테이핑의 효과를 기대할 수 있으며, 이는 경기력 향상과 이어질 수 있다.

3) 신경계 nervous system

근골격계 질환 및 스포츠 영역뿐만 아니라 중추신경계 및 말초신경계 손상 환자의 재활과 관리에서도 키네시올로지 테이프가 사용되고 있다. 신경이 손상받으면 근육의 경직성 또는 이완성 마비가 유발되기 때문에 통증 및 기능장애가 동반되며 이를 중재하기 위한 부수적인 방법을 테이핑 중재가 이용된다. 신경계 손상 환자에 대한 키네시올로지 테이핑의 효과는 다음과 같다.

첫째, 통증과 어깨 아탈구를 감소시킨다.
둘째, 상지기능 및 균형 능력, 장애 그리고 관절가동범위를 효과적으로 개선하였다.
셋째, 경직이나 말초신경 손상에 의해 저하된 관절움직임 개선에는 효과가 없다.

근골격계 질환 및 스포츠 손상에 비하여 접하기가 어려운 신경계 질환에 대하여 소개하는것이 독자들에게 다소 의아하게 받아들여 질 수 있지만, 필자가 주장하고 싶고 테이핑을 통해 궁극적으로 도출하고 싶은 결론이 바로 신경계 손상 환자에게 테이핑을 적용한 논문에서 찾을 수 있다.

신경계 환자를 대상으로 한 대부분의 연구에서 일반 재활운동에 부가적인 테이핑의 효과를 분석하였고, 단기간과 장기간 모두에서 긍정적 효과를 제시하였다. 이러한 결론이 시사하는 바는 '**테이핑과 함께한 운동의 중요성**'이다.

앞에서 근골격계 질환에 키네시올로지 테이프가 통증 경감, 운동기능 개선에 효과적임을 보고하였지만, 이는 다른 중재보다 더 효과적이지는 않았다. 하지만 흥미로운 점은 다른 중재와 병행 적용 시 효과를 더욱 증가시켰다는 점이다. 이는 신경계 질환에도 동일한 효과를 나타냈다. 필자는 독자들에게 테이핑의 이러한 효과를 강력하게 피력하고 싶다. 테이핑은 자체로도 다양한 질환에 효과적이지만, 다른 중재와 병행 중재하는 것 역시 효과적이다. 우리의 일상생활에서 테이핑의 사용을 권장하며, 특히 운동과 병행 중재함으로써 운동의 효과를 더욱 효과적으로 도출하여 사용하기를 희망한다.

키네시올로지 테이프를 사용하는 것이 좋을까?
그렇다면 어떻게 사용하는 것이 좋을까?

"근골격계와 신경계 질환에 키네시올로지 테이핑이 도움이 되는 것 같지만, 스포츠 수행에는 별다른 도움이 되지 않네. 심지어 효과도 오래가지 않는 것 같고, 심지어 다른 중재에 비하여 효과가 좋다고 보기도 어려운데 할 필요가 없을까?"

사용할 필요가 없다면 필자가 이 책을 쓰는 이유가 없을 것이다. 이 책을 집필하는 목적은 독자가 일반적으로 테이핑에 대해 알려진 효과와 최근 연구 데이터들이 제시하는 키네시올로지 테이핑에 대한 효과를 이해하여 테이핑을 적절하게 사용하도록 돕는 것이다. 근거를 통해 독자는 키네시올로지 테이프에 대한 진실을 이해하여 과학적이고 근거있는 테이핑을 적용한다면, 테이핑의 효과를 맹목적으로 신뢰하고 적용하는 것이 아닌 목적에 맞게 대상 혹은 부위에 적절하게 적용할 수 있게 될 것이다.

[**2. 과학에서 말하는 키네시올로지 테이핑의 효과**]에서 확인할 수 있듯이 의학 및 스포츠 과학 분야 선행연구들은 키네시올로지 테이핑이 인체에 미치는 효과를 긍정적으로 제시하였다. 앞에서 언급한 내용을 짧게 요약하면 근골격계 및 신경계 질환에 의한 증상 중재에 낮음~중등도 정도의 효과를 제시하였다. 하지만 필자가 많은 과학적 결과를 분석하고 또한 다양한 환자와 스포츠 선수, 댄서에게 테이핑을 적용해보며, 키네시올로지 테이프 사용의 기대 효과는 다음과 같다.

1) 통증 감소에 매우 효과적이며, 불편하지 않다.

이미 많은 연구가 근골격계 및 신경계 질환 환자에게 키네시올로지 테이핑 적용은 통증 경감에 효과적임을 증명하였다. 비록 낮음에서 중등도 수준의 효과를 제시하기는 하였지만 적용방법에 상관없이 이러한 효과를 제시하였다는 것은 키네시올로지 테이핑의 효용성을 잘 확인할 수 있는 부분이다.

만약 이러한 테이핑의 효과를 극대화 할 수 있다면 어떨까? 일반적으로 알려진 키네시올로지 테이핑의 탄력성을 이용하여 움직임을 보조해주면서, 손상으로 인해 불안정해진 관절이나 다른 조직을 강하게 지지해줄 수 있다면, 테이핑의 효과는 낮음~중등도보다 더욱 높아질 것이라고 생각된다. 키네시올로지 테이핑의 탄력성은 분명히 지지에 제한될 수 있지만 이를 조절하여 적용한다면 부착부위에 충분히 적절한 지지를 제공할 수 있다. 이 것이 필자가 소개하려는 '*락킹 테이핑*' 방법이다.

예를 들어, 발목을 삔 경우 일부 발목 인대가 부분 손상을 받게 된다. 인대는 관절의 안정성 유지에 필수적인 구조물이기 때문에 손상 시 발목 주위 근육들이 강하게 긴장되어 저하된 안정성을 보상하려고 한다. 특히 다양한 발목 움직임 중에서 손상된 인대에 관련된 움직임에는 통증이 동반되고 또한 인대를 자극하는 움직임 역시 제한되는 양상을 보인다. 기존의 키네시올로지 테이핑 적용은 제한된 움직을 보조해주는 적용법을 제공하며 이를 통해 움직임에 대한 부담을 줄여서 통증을 경감할 것이다. 그런데 만약 이러한 효과와 함께 비탄력 테이프와 같이 손상된 관절을 지지해줄 수 있다면 어떨까? 이 두 가지가 같이 될 수 있다면 그 기대효과는 충분히 더 좋을 것이라 생각할 수 있다.

또한, 비탄력 테이프는 적용부위 모든 움직임을 제한하여 강한 지지와 함께 불편함을 제공한다. 반면 락킹 테이핑은 손상이 유발된 인대나 구조물만 제한 및 지지하기 때문에 적용 부위 관절의 다양한 움직임을 제한하지 않는다. 따라서 부착 후 편하고 움직임이 자유로운 장점이 있다.

테이핑의 효과는 비록 단기적이었지만, 이 역시 좋은 정보가 될 수 있다. 테이핑을 적용했을 때가 테이핑을 적용하지 않았을 때보다 통증이 더욱 빨리 감소하고, 그와 함께 관절의 가동범위와 움직임 수행의 즉각적인 개선은 신체활동을 더 적극적이고 수월하게 유지하며 이는 심폐기능 유지와 일상생활 수행에 도움이 될 수 있다.

2) 심리적인 안정감을 제공한다

거시적인 효과에 관한 연구와 더불어 임상에서도 여러 환자/고객들에게 긍정적인 효과를 보였다. 통증 완화 그리고 가동 범위 개선에서 특히 긍정적인 효과를 볼 수 있었다. 불편감을 호소하는 환자들에게 테이핑을 적용하였을 때 움직임에 대한 통증이 줄어 일상생활 및 운동을 하는데 있어 자신감을 가지게 되었다. 이러한 자신감은 근육의 과도한 긴장감을 줄여 움직임의 협응력을 제공하고, 통증-회피 회로(fear avoidance cycle: 통증-회피 회로는 만성 통증이 발생과 연관된 이론으로 통증은 활동의 회피로 연결되고 활동의 회피는 미사용으로 인한 통증에 대한 역치를 낮춰 다시 통증으로 연결되는 꼬리에 꼬리를 무는 현상)를 끊어내는 효과로 이어질 수 있다. 많은 경우 손상 부위가 나았음에도 통증에 대한 두려움으로 인해 기능이 돌아오지 않는 많은 환자들을 만났다. 테이핑으로 움직임에 대한 통증의 극복은 재활의 속도를 증진시킨다.

테이핑의 단기적인 통증 감소, 관절의 압박감은 테이핑을 받은 사람들이 심리적으로 편안함을 느끼게 한다. 그리고 테이핑이 부착된 모습은 이들에게 '치료를 받았다' 또는 '나아졌다'는 느낌을 주기도 하여 움직임에 대한 두려움을 극복하기도 하였다. 비록 연구에서 치료적 효과는 크지 않다고 하지만, 근거로는 증명되지 않은 효과들로 인해 키네시올로지 테이프의 적용은 효과적이다. 생리적인 효과와 더불어 심리적인 효과도 중요한 이유는 우리는 사람이기 때문이다. 심리적인 안정감도 치료의 한 부분이며 이는 급성 통증 그리고 만성통증에도 꼭 고려해야 할 부분이다. 그러니 키네시올로지 테이프에 대한 근거가 아쉬운 부분은 많지만, 테이핑을 적용해 얻을 수 있는 효과를 무시할 필요는 없다.

3) 운동 및 물리치료, 필라테스 등 다른 중재와 같이 사용해도 좋다.

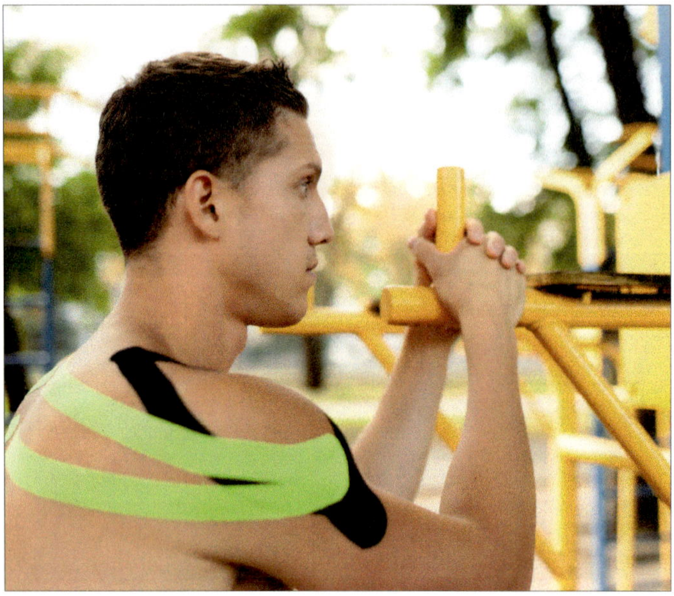

▶ 필라테스나 운동을 더욱 효과적으로 할 수 있다.

많은 사람들이 운동을 하거나 물리치료, 필라테스, 요가 등 건강을 위해 무엇인가를 하고 있다. 이 것을 하고 있다면 물론 잘하고 있는 것이지만, 이를 더 효율적으로 할 수 있는 방법을 우리는 알고 있다.

바로 '키네시올로지 테이핑을 병행'하는 것이다. 앞선 연구들이 보고한 것처럼 테이핑은 다양한 긍정적 효과를 유발하지만, 더욱 흥미로운 사실은 다른 중재와 같이 적용 시 효과를 더욱 증진시킨다는 것이다. '통증 감소', '지지 및 보호' 및 '심리적 안정감 제공'을 통해 더욱 효율적이고 적극적인 움직임이 가능해지면 이는 '기능'의 향상으로 이어질 수 있다.

4) 키네시올로지 테이프는 운동 전, 중, 그리고 후 모두 사용해도 좋다.

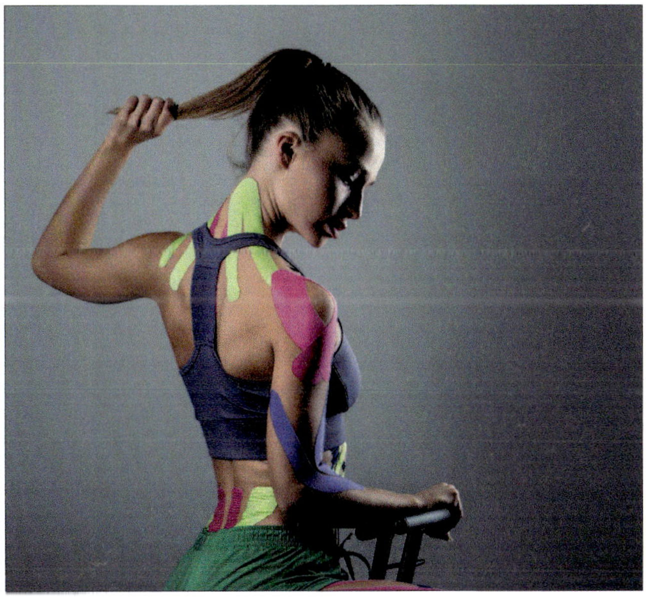

▶ 운동을 위해 테이핑 적용하는 모습.

'테이핑을 운동 전, 운동 중, 운동 후 언제 하는 것이 좋을까?'

세가지 시점 모두 적용해도 된다. '운동 전' 신체를 보호 및 지지하기 위하여 테이핑을 적용할 수 있고, '운동 후' 긴장되었거나 부하가 주어진 신체를 보조 및 보호하기 위하여 사용할 수 있다.

그런데 필자가 제시하는 락킹 테이핑은 '운동 중'에 적용하는 것을 권한다. 보조를 하는 기능도 있지만 지지 목적으로 부분적이지만 강한 압박 역시 주어지기 때문에 운동 중에 적용하는 것이 가장 효율적이기 때문이다. 운동을 시작하기 직전에 자신의 아픈 상태 즉 정도를 점검하고 이에 맞는 정도의 테이핑을 적용하면 운동 중 더욱 효과적인 움직임을 수행할 수 있다.

5) 체계적 문헌고찰과 메타분석의 한계점

Meta 분석은 현재까지 보고된 논문들의 질적 분석을 통해 키네시올로지 테이핑 중재의 임상적 효용성을 분석하고 제시함으로써 실제 효과를 제시하는 가치는 분명히 높지만, 대부분의 메타분석은 다음과 같은 제한점을 나타낸다.

첫째, 분석된 논문의 수가 매우 적다. 이는 편협한 분석에 국한될 수 있음을 나타내는 의미로서, 메타분석을 수행한 모든 연구에서 이 점을 논문의 제한점으로 제시하였다. 참고문헌으로 사용된 논문에서 제시한 정보의 질을 분석하여 결과를 채택 및 분석하는 것이 메타분석이지만 정작 선택 및 분석된 논문이 매우 적다는 것은 매우 편협한 논문의 결과로 키네시올로지 테이핑의 효과를 말하려고 하는 큰 제한점에 봉착하게 된다.

둘째, 연구결과의 불일치성이다. 분석에 선정된 논문이 동일함에도 불구하고, 일부 메타분석 논문의 일부는 테이핑 효과가 있다고 제시한 반면, 일부 연구는 효과가 없다고 기술하였다.

셋째, 대상자의 이질성(heterogeneity)이다. 분석에 사용된 논문도 적은 상태에서 분석에 사용된 논문들의 대상자 간 이질성, 즉 불균질성으로 인하여 분석한 내용을 온전히 그 대상자에게 나타난 효과라고 단정 짓기 어렵다. 연구는 대상자의 동질성을 바탕으로 수행되지만, 연구 간 분석에서는 이를 지키기가 매우 어렵다. 메타 분석은 다양한 논문을 분석하는 논문이기 때문에 대상자 간의 동질성을 지키는 것은 매우 어려우며, 이로 인하여 분석된 논문의 결과를 특정 대상자에게 온전히 미친 결과로 받아들이는 것에 제한이 따른다.

넷째, 테이핑의 중재방법에 따른 분석이 불가능하다. 메타분석은 키네시올로지 테이핑의 적용 유무에만 신경을 쓰지 테이핑의 적용 방법을 고려한 논문은 단 한편도 없다. 키네시올로지 테이핑은 중재 방법이 매우 다양하다. Kenzo Kase의 방법뿐만 아니라 고정용 테이핑도 있다. 또한 이러한 적용법은 방법 간 매우 다른 목적과 효과를 나타낼 수 있다. 하지만 안타깝게도 현재까지 분석된 메타 연구들은 이를 비교한 연구가 단 한편도 없는 실정이다.

5. Conclusions

The present meta-analysis showed that KT or KT plus conventional therapy has significant effects on pain relief and isokinetic but not on isometric muscle strength improvement for patients with knee OA. No significant effects were found in HHD-measured isometric muscle strength improvement, time to complete functional tasks, or ROM increase. The finding of increased isokinetic muscle strength is particularly valuable as muscle strength is very important for knee stability [1]; thus, KT can play an important role in rehabilitation. This study supports KT as an effective tool for clinicians or physical therapists in treating knee OA. However, due to the significant heterogeneity shown in all outcome variables and the different application methods of KT, the findings should be interpreted with caution. Future RCTs can consider using isokinetic muscle strength, the fastest speed for functional tasks, and pain-free ROM for their outcome measurements after treating knee OA patients with KT. Moreover, the method of KT treatment should be described in more detail, e.g., the direction of application and the amount of tension used. The effect of KT on other degenerative musculoskeletal diseases is an issue that warrants further study.

많은 메타 분석 논문에서 다음과 같은 제한점을 제시하고 있으며, 우리는 이를 통해 메타 분석의 결과는 온전한 진실이 아니며, 결과를 맹목적으로 받아들이는 것에 큰 문제가 있음을 발견하였다.

추후 키네시올로지 테이핑 효과를 증명하거나 효과 분석을 위해 고려할 점

키네시올로지 테이핑은 효율성과 안전성 때문에 병원 및 스포츠, 일상생활에서 다양한 목적으로 널리 사용되고 있지만, 그 효능에 대한 직접적인 과학적 증거는 부족한 상황이다. 향후 연구를 계획할 때 의사 및 물리치료사, 선수 트레이너 등은 적절한 표본 크기, 적절한 통계 분석 및 연구 설계에 도달하고 연구의 품질을 향상시키기 위해 명확하고 정확한 결과를 제시해야 한다.

특히, 키네시올로지 테이핑의 효과를 규명하는 연구를 수행하기 위해 메타분석이나 체계적 고찰을 수행하는 연구자 역시 기술적인 분석에 초점을 맞추지 말고, 테이핑의 적용방법이나 적용 부위 등 특별한 목적을 가지고 분석을 수행해야 할 것이다.

독자에게 전하는 키네시올로지 테이핑 효과

테이핑은 적용방법은 다양하며 저자들은 그동안 소개된 테이핑 방법과 다른 우리의 경험과 철학을 바탕으로 한 테이핑 방법을 제시할 것이다. 앞에서 언급한 키네시올로지 테이핑에 대한 효과들을 고려하여, 단순하게 적용 부위의 리프팅을 유도하거나 단순 압박이 목적이 아닌 **'생체역학과 병리학'을 고려한 '락킹 테이핑'**을 제시하였다.

따라서 독자들은 그동안 보고나 출판된 키네시올로지 테이핑 적용방법의 효과보다는 새로운 테이핑 효과를 기대하기 바란다.

Part 2

락킹 테이핑 방법

이 책에서 제시하는 테이핑 방법은 Locking Taping(**락킹 테이핑**) 방식이다. **락킹 테이핑의 목적**은 테이핑의 적용으로 인해 통증이 발생되는 움직임의 불안감을 감소시키고 몸이 스스로 치유할 수 있는 환경을 구성하는 것이다.

PART 2 • 락킹 테이핑 방법

1 락킹 테이핑 철학

이 책에서 제시하는 테이핑 방법은 Locking Taping(**락킹 테이핑**) 방식이다.

락킹 테이핑의 목적은 테이핑의 적용으로 인해 통증이 발생되는 움직임의 불안감을 감소시키고 몸이 스스로 치유할 수 있는 환경을 구성하는 것이다.

락킹 테이핑의 방법은 두 가지 방법을 사용한다. 한 가지는 '***제한 락킹 테이핑***'이고, 다른 한 가지는 '***도움 락킹 테이핑***'이라고 명명하였다.

첫째, '**제한 락킹 테이핑**'은 문제가 발생되어 불안정해진 관절이 안정적으로 움직일 수 있도록 지지하는 방법으로, 움직임으로 인해 유발되는 통증이나 불편감을 테이핑의 지지와 제한을 통해 통증이 발생하는 범위까지 가지 않고 움직일 수 있도록 하여 움직임에 대한 불안감을 줄이는 적용법이다. 근육 및 인대에 부상 또는 위축이 발생하면 해당 부위 관절은 불안정 상태가 되며 통증의 유발 및 운동기능의 감소가 동반된다. 예를 들어, 발목이 접질린(sprain) 경우 뛰거나 걸을 때 발목이 아프다. 그런데 발목의 움직임을 검사해보면 손상받은 인대와 관련된 특정 발의 움직임에서만 통증을 느낀다. '제한 락킹 테이핑'은 이때 손상받은 인대가 자극받지 않도록 인대가 자극되는 움직임이 발생하는 것을 제한하는 방식의 테이핑 적용방법이다.

둘째, '**도움 락킹 테이핑**'은 움직임에 동반되는 보상 움직임을 저하시킴으로써 협동적인 움직임이 나올 수 있도록 가이드를 제시하는 방법이다. 사람의 움직임은 단순히 한 근육의 사용만으로 수행되지 않고 주동근(어떤 동작을 할 때, 가장 많은 힘을 발휘하는 근육) 뿐만 아니라 협력근(힘을 합하여 서로 도와 같은 작용을 하는 근육)의 사용 역시 중요하다. 또한 인체의 동작 역시 한 관절만 움직임만 발생하는 것이 아니라 다양한 관절의 움직임이 동반된다. '도움 락킹 테이핑'은 움직임 시 과하게 유발되는 움직임을 제한하여 움직임이 안정적으로 수행되는 것을 유도하는 방법이다.

필자가 이와 함께 강조하는 것은 '테이핑을 잘 부착을 하였어도 테이핑의 부착에서 끝이나서는 안 된다'는 점이다. 테이핑을 적용하고 나서 필히 운동을 병행하는 것을 제안한다. 많은 선행연구에서 테이핑만을 했을 때보다 테이핑을 한 후 운동을 추가적으로 수행하였을 때 통증 경감에 대한 효과가 크다고 규명하였다. 그뿐 아니라, 이미 형성되었던 움직임에 대한 불안감을 아프지 않은 활동 및 운동 경험을 통해 통증에 대한 민감도의 변화를 이끌어낼 수 있게 된다.

PART 2 • 락킹 테이핑 방법

2 락킹 테이핑 순서(절차)

그렇다면 이 책에서 제시할 테이핑 순서(절차)는 아래와 같다

1. 고정할 관절 범위 설정
2. 테이프 길이 측정
3. 목적에 대한 재단 후 끝처리
4. 붙이기
5. 고정 또는 통증 감소 확인하기
6. 운동하기

PART 2 • 락킹 테이핑 방법

3 락킹 테이프 재단 형태

I 형

락킹 테이핑 테이프 형태는 앞선 키네시올로지 테이핑 형태 중에서 I형을 중점적으로 사용한다.

I형을 사용하는 이유는 확고한 고정을 위함이다.

관절의 큰 움직임을 제한하고 도움을 주기 위해서는 그만큼의 큰 저항감이 필요하다. 손가락과 같은 작은 관절은 I형의 절반을 잘라 사용하는 경우도 있지만, 그 외에 일반적인 경우에는 I형으로 진행한다.

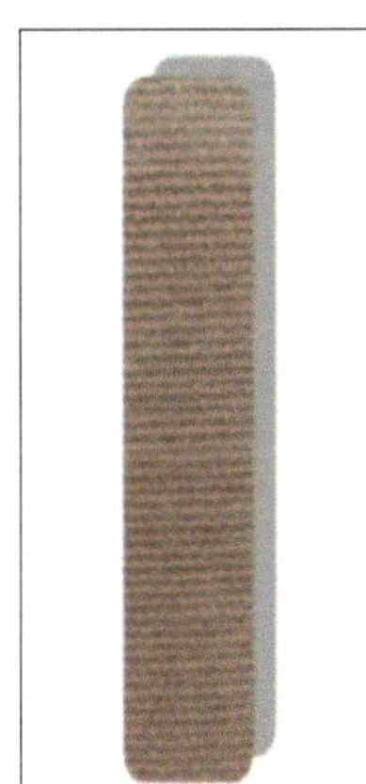

▶ 가장 일반적인 형태로 긴 근육에 테이핑할 때 쓰인다.

테이프 가위

테이프를 자르기 위해서 어떤 종류의 가위를 사용하든지 잘리기만 한다면 사용에 문제는 없다. 하지만 테이핑을 위한 전용 가위를 구매하는 것을 권장한다. 그 이유는, 테이핑을 여러번 자르다 보면 테이프의 접착제가 가위에 묻게 된다. 여러번 사용하게 되면, 끈적이는 접착제로 인해 가위가 무뎌지고 다른 목적을 위해서도 가위를 사용할 수 없게 된다. 테이핑 가위의 경우, 날 부위에 특수한 코팅이 되어 있어 끈적임이 묻어나지 않아 여러번 사용해도 날카로움이 유지된다. 또한, 다른 목적의 사용과 중첩되지 않음으로써 절단에 의해 발생할 수 있는 테이핑의 이물질 부착과 같은 걱정을 하지 않을 수 있다.

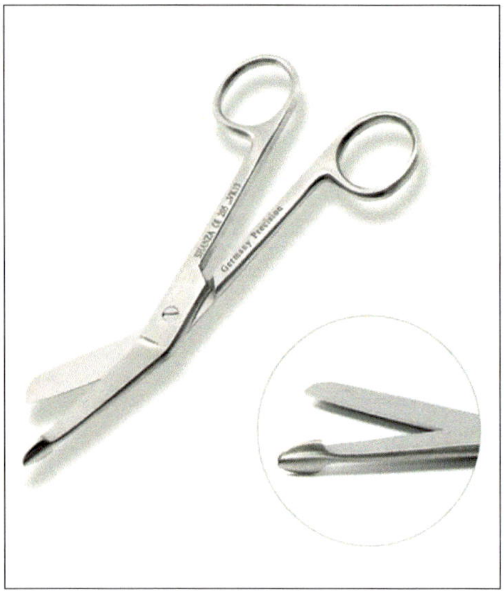

▶ 테이핑 가위 종류 (쿠팡에서 '테이핑 가위' 검색 화면 캡처)

최근에는 적용 부위 및 목적에 맞게 프리 컷(Pre-cut) 형태의 테이프도 많이 나와 있어 굳이 테이핑 가위가 없어도 테이프를 부착하는 데 어려움이 많이 줄어들었다. 프리 컷 제품도 다양하게 있으니, 온라인 마켓에 검색해보면 쉽게 찾아 볼 수 있다.

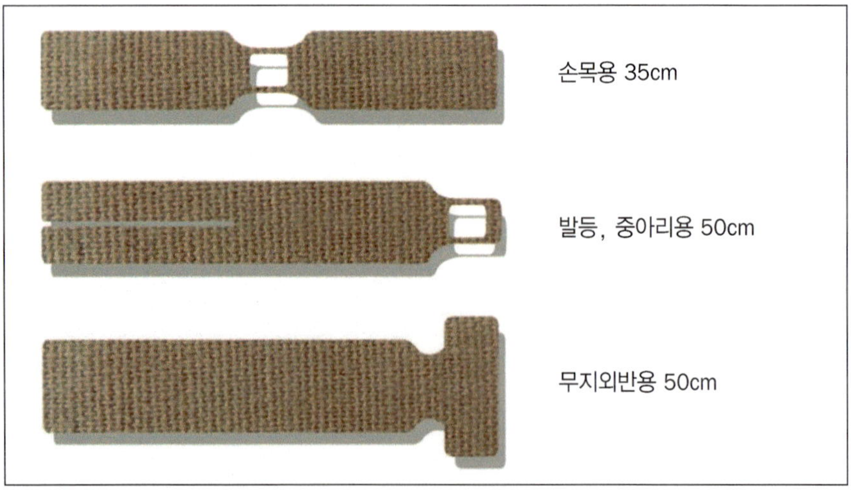

▶ 프리컷 형태의 키네시올로지 테이핑(TS테이핑 사진 참조)

테이프 끝처리

형태는 다양하게 자르게 되지만, 항상 습관을 들이면 좋은 테이핑 마감법이 있다. 바로 '테이프 끝 처리'이다.

테이프 끝 처리란, 키네시올로지 테이프의 끝 부분을 가위로 둥글게 잘라내는 것을 의미한다. 끝 부분을 둥글게 잘라내면, 각진 부위가 사라져 옷이나, 실수로 손으로 건드리는 확률이 줄어들게 된다. 부착한 키네시올로지 테이핑이 한번 떨어지면, 그다음부터는 접착력이 줄어들게 된다. 테이핑을 적용했는데 일상생활 중 외부 도구나 옷에 의하여 테이프의 끝 부분이 떨어진다면, 그 후 부터는 도미노처럼 뜯어지는 부위가 더 커진다. 우리가 제안한 테이프 끝 처리를 해주게 되면, 사용자의 오랜 시간 더 편안하게 적용을 유지할 수 있다.

참고로 키네시올로지 테이핑은 피부에 문제가 없다면, 샤워를 하더라도 1-2일 정도 적용을 유지해도 무방하다. 통기성이 좋아서 건조가 빠르기 때문이다.

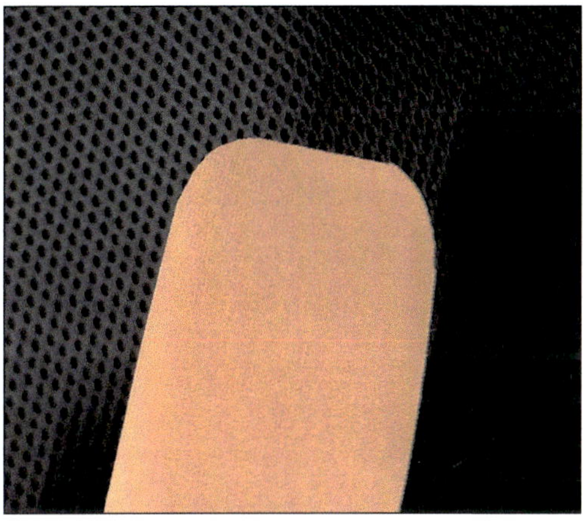

테이프 찢는 법

키네시올로지 테이프면을 뜯을 때는 양면테이프를 사용하듯 테이프 끝에서부터 종이를 떼어내려고 하면 테이프가 한 번에 잘 떨어지지 않는다. 그러다 보니 손톱자국으로 인해 끝 부위의 접착력이 떨어질 수 있게 된다. 또한, 종이를 떼어내더라도 끝 부분이 공기에 노출되거나 다른 곳에 잘못 붙게 된다면, 접착력이 줄어들 수 있다. 그렇기 때문에 테이프의 끝 부위에서 종이와 테이프를 떼어내려고 하기보다 쉽고 '전문가'스러운 다른 방식을 제안한다.

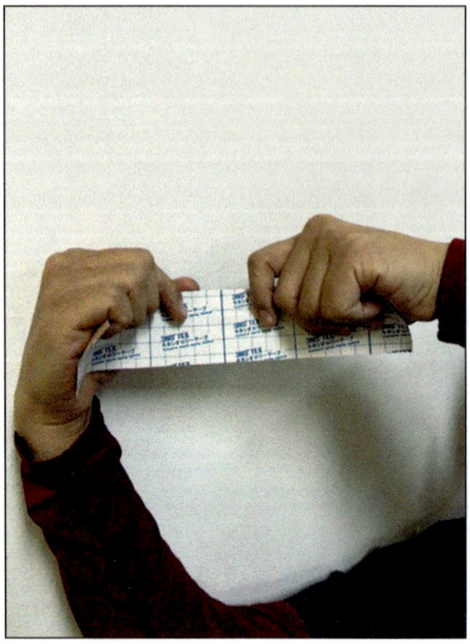

❶ 테이프를 찢기 전

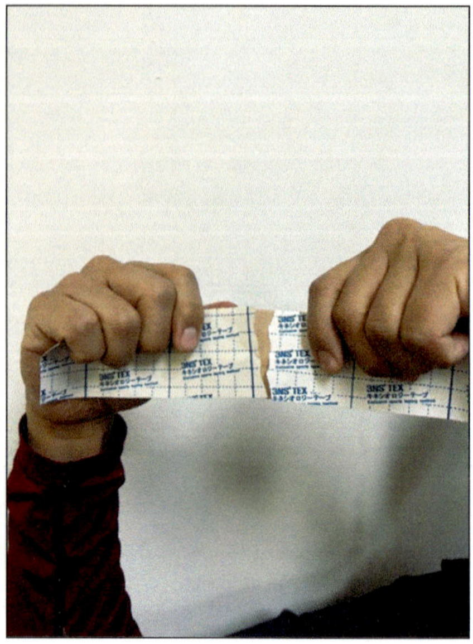

❷ 테이프를 찢기 후

먼저 테이프 끝지점 부터 붙이고자 할 때는 끝 지점의 한 칸 앞쪽에서 양 손으로 테이프를 종이 찢듯 찢으면, 유연한 테이프는 유지되고 종이 면만 찢어지게 된다. 그렇게 되면, 테이프의 끝 부위에 손상을 주지 않고 종이를 떼어낼 수 있으며, 끝 부위가 종이에 붙이기 전까지 붙어있어 접착력이 떨어지는 것을 방지할 수 있다. 그리고 테이핑을 진행하다 보면 중앙에서부터 부착해야할 경우가 많이 있다. 이러한 경우는 앞서 말씀드린 방법과 동일하게 가운데 부위를 종이 찢듯 찢어주고 종이와 테이프를 분리시켜 접착력이 있는 면부위와 종이를 한 손으로 따로 잡아주고 테이핑을 진행한다.

앞서 설명드린 방법으로 테이핑을 진행한다면 처음 테이핑을 접해보는 일반인들도 더욱 전문가스럽게 보여질 수 있다.

테이프 붙이는 법

이 책에서 소개할 테이핑 방법은 "*락킹 테이핑(Locking Taping)*"이다. 앞에서도 간단하게 언급한 것처럼 고정할 부위와 고정하지 않을 부위를 정하고 통증이 유발되는 범위를 제한하며 보상 움직임을 저하시키는 목적으로 테이프를 부착할 것이다.

먼저 "**제한 락킹 테이핑**"은 관절의 움직임과 반대되는 방향에서 시작한다. 예를 들어 팔꿈치를 굽힐 때 불편하다면, 팔꿈치를 펴는 방향의 몸에서부터 먼 쪽에서 테이핑을 시작한다. 그리고 통증이 나타나기 전까지 자세를 만들고 장력을 최대로 하여 관절을 지나 몸에서부터 가까운 쪽에 테이핑을 붙인다. 테이핑을 시작할 때와 끝낼 때에는 장력을 크게 만들지 않는다. 이는 부착부위의 테이프 부착력을 더욱 강하게 하기 때문이다. 확실한 움직임 제한을 만들기 위해 제한 락킹 테이핑 적용 시 테이핑을 관절 먼쪽에 붙이고 당겨 움직임 반대 방향으로 관절의 움직임이 나타날 정도로 당겨주시면 통증을 일으키는 범위를 제한할 수 있다.

"도움 락킹 테이핑"은 관절이 움직일 때 추가적으로 나타나는 과하고 불필요한 움직임의 반대되는 방향에서 시작한다. 예를 들면 어깨에 통증이 있을 때 팔을 들이올리면 날개뼈가 목 쪽으로 움직이는(어깨가 으쓱하고 올라가는) 보상작용이 나타나게 된다. 이때 우리는 어깨가 으쓱 올라가지 못하도록 쇄골 또는 가슴 부위에서 테이핑을 시작한다. 그리고 테이프 장력을 최대로 하여 어깨 으쓱하지 못하도록 움직임과 반대 방향 끝 부위에 테이핑을 붙인다. 여기서도 테이핑의 시작과 끝은 장력을 크게 만들지 않는다.

테이핑을 붙이는 시작과 끝은 장력이 없이 피부에 충분히 넓게 붙여준다. 붙은 범위가 좁으면, 피부가 당겨지는 느낌이 강해 활동 시 피부에 날카로운 통증이 나타날 수 있다.

보다 견고한 고정을 만들기 위해서, 테이프를 추가로 시작 부에 덧붙여 고정을 해주면 추가적인 제한을 만들어낼 수 있게 된다.

락킹 테이프 방법은 카세 겐조방식과 다르게 근육을 기반으로 부착하는 것이 아닌 움직임을 기반으로 부착하고 있다. 그렇다면, 움직임에 대해 시작과 끝을 어떻게 찾을 수 있을까?

각 관절의 움직임을 알기 위해서는 기능 해부학을 공부해 근육의 위치를 아는 것이 최선이다. 하지만, "그냥 테이핑하는 건데 공부까지... "라는 생각이 들 수 있다.

그래서 간단하게 근육을 통한 관절 움직임의 시작과 끝을 찾는 법을 소개한다.

❶ 대부분의 근육은 몸의 중심 가까운 쪽에서 먼 쪽으로 근섬유가 진행된다. 근육에 힘을 줬을 때 몸에서 가까운 쪽이 시작점, 먼 쪽이이 끝점으로 봐도 무방하다.

❷ 근육의 움직임을 보고도 판단할 수 있다. 대부분의 근육의 움직임은 근육의 끝점에서 시작점으로 움직이게 되어있다.

이두박근(위팔두갈래근/ Biceps brachii)의 시작은 어깨(Supraglenoid)이고 끝은 전완 가까운 부위(Radial tuberosity)이다. 어깨는 몸의 가까운 쪽, 전완은 몸의 먼쪽이다. 그래서 이두박근에 힘을 주면 전완부가 어깨부로 움직이게 된다(팔꿈치 굽힘).

이를 토대로 움직임에 대해 간단하게 확인할 수 있다.

테이프를 붙인 후, 테이프 위를 손으로 문질러 열이 나도록 해 테이프가 피부에 잘 붙을 수 있도록 한다.

테이프 장력

락킹 테이핑 방법은 지금껏 사용해 오던 일반적인 키네시올로지 테이프 장력과는 다르게 적용한다. 락킹 테이핑을 조직을 지지하거나 관절을 제한하기위해 사용하기 때문에 고정 부위에 최대한의 장력을 주고 고정점을 벗어난 부위에는 조직의 혈액 순환과 과도한 움직임 제한, 조직의 과도한 당김으로 인한 불편함을 해소하기 위해 테이핑의 장력을 최소한으로 설정해 부착한다.

락킹 테이핑 장력 설정

고정 부위: 최대 장력(100%)

단, 불쾌함이 있을 경우 40~75%내로 진행 (늘리지 않은 상태를 0%로 설정)

다시 한번 말씀드리지만 테이프를 적용할 때, 견고한 접착을 위해 각 끝점은 당김이 없어야 하고 고정하고 싶은 조직 또는 관절 가운데 지점에서만 당김이 있어야 한다.

테이프에 장력을 설정해 부착 시 환자의 관절이 테이프의 장력에 의해 우리가 막고자 하는 움직임에 반대 움직임이 나올 정도의 장력을 부여해 주어야 움직임 시 관절에 정확한 락킹이 가능하다 이점을 항상 테이핑 시 항상 유념해야 한다.

테이프 적용 시간

테이프는 일반적으로 2~3일 정도 부착해도 무방하다. 그 이상 부착해 두면 테이핑의 효과에 대한 적응으로 효과가 감소할 수 있다. 또한, 일상생활 중 분비된 땀과 같은 노폐물은 분비된 부위의 위생에 좋지 않으므로, 테이핑 적용한 시간은 가급적 3일을 넘기지 않는 것을 권장한다.

테이핑을 다시 적용하고자 한다면, 테이핑한 피부가 예민할 수 있으니 하루 이상 피부를 쉬게 하고 그 후에 적용하자.

키네시올로지 테이프를 적용하고 목욕을 하거나 스포츠 활동으로 땀을 흘려도 바로 떼어낼 필요는 없다. 테이핑에는 방수성과 통풍성이 있어, 젖었더라도 건조를 하면 계속해서 부착되어 있다. 하지만 착용 중 끝 부분이 떨어지게 될 수 있다. 이럴 경우 해당 부분을 가위로 잘라낸다면, 추가 기간 동안 사용할 수 있게 된다.

테이프 떼는 방법

피부에 직접적으로 테이프를 붙이다 보니 피부를 다치지 않고 테이프를 떼는 것이 중요하다. 테이프를 그냥 떼어낼 경우 피부의 예민도가 올라가게 되어 통증이 나타날 수도 있기 때문에, 테이프를 잘 떼어내는 것이 중요하다. 테이프를 피부에서 안 아프게 떼기 위해 몇 가지 방법을 제시한다.

가장 좋은 방법은 물을 묻혀 떼어내는 방식이다. 샤워를 할 때 떼어낼 수 있어 간편하다. 그리고 운동이 끝난 후 샤워를 하게 되니 자연스럽게 뗄 수 있는 환경이 마련된다. 테이핑을 털이 많은 부위에 적용했다면, 털이 나는 방향으로 테이프를 뜯어내면 상대적으로 덜 아프게 떼어낼 수 있다. 또한, 테이프를 당겨 떼어내는 것이 아닌 테이프에 붙은 피부를 떼어내는 방법으로 피부를 테이프에서 떼어 내면, 덜 아프게 뗄 수 있게 된다.

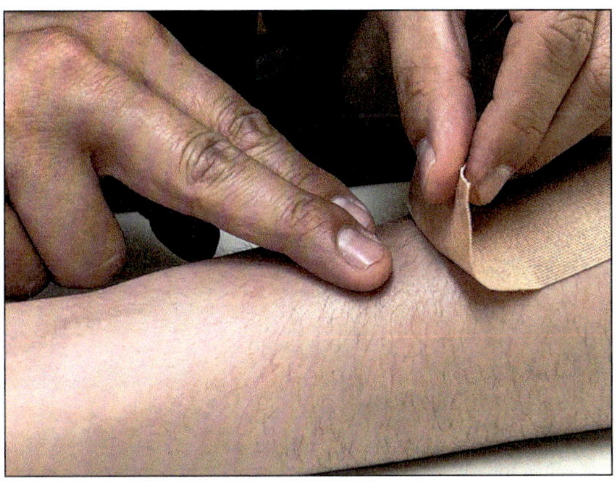

❶ 테이프를 제거하기 위하여 피부를 당기기 전.

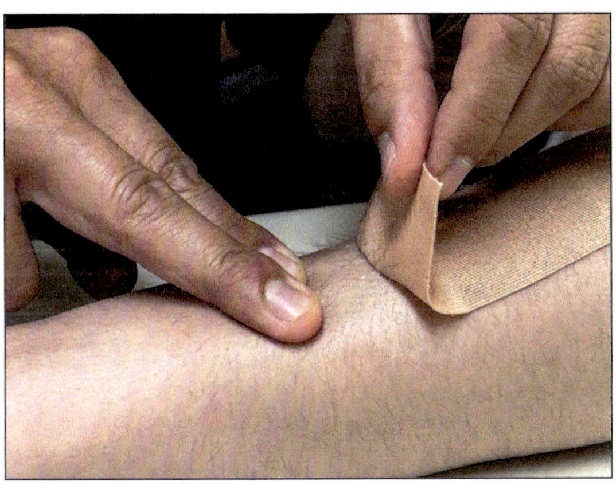

❷ 테이프에서 피부를 왼쪽으로 당긴다.
완전히 제거될 때까지 계속 이를 반복한다.

PART 2 • 락킹 테이핑 방법

4 락킹 테이핑시 주의점

1) 상처 부위는 적용을 금하는 것을 제안한다. 그리고 털이 많은 부위는 테이프가 피부 부착이 어렵기 때문에 고정이나 리프팅 효과를 유발하기 어렵다. 이럴 경우 사전에 테이프를 부착할 부위의 면도나 제모를 권한다.

2) 피부가 예민할 경우 적용 후 불편감을 느낄 수 있다. 이럴 경우 떼어내고 피부가 진정된 후에 다시 붙여보는 것을 권한다.

3) 피부가 약한 사람들은 적용 후 가려움을 느낄 수 있거나, 피부가 빨개질 수 있다. 이럴 경우 사용을 금하는 것이 좋다.

4) 부착 전 로션 및 오일 등을 바르면 테이프 부착이 잘되지 않으므로 사용을 주의해야 한다.

5) 테이프는 파스가 아니다! 따라서 통증이 있는 부위에 붙이는 것이 아니라 적용 목적에 부합되는 근육이나 관절의 시작점과 정지점에 정확하게 부착하는 것을 권한다.

6) 강력한 포퍼먼스와, 동작을 요하는 스포츠 동작에서 락킹 테이핑의 장력을 너무 높게 설정할 경우 근육 또는 관절이 테이핑의 장력을 이겨내기 위해 과활성화 되어 무리가 가는 경우가 있기 때문에 테이핑 후 환자들과 피드백 후 장력을 잘 설정해 주어야 한다.

락킹 테이핑 적용에 관련된 꿀 to the TIP

❶ 테이프는 붙이려고 재단한 길이보다 살짝 짧게 자르는게 좋아요!

테이핑을 붙이다 보면 실제 재단한 길이보다 약간 길어지는 경우가 많다. 테이프를 잘 부착하기 위하여 살짝 당기면서 발생하게 되는데, 이를 고려하여 재단한 길이보다 살짝 짧게 자르면 좋다. 재단한 길이에 2~30% 짧은 길이가 가장 적당한 길이이다.

❷ 테이프는 붙이고 길이가 남았다면 더 길게 붙이세요!

테이프를 재단 후 붙이다 보면 종종 붙이는 부위에서 테이프가 남는 것을 경험한다. 이럴 때는 자르는 것도 좋지만, 그냥 더 길게 붙이는 것을 권한다. 길이를 맞추기 위해 자르다 보면 접촉면의 공기노출시간의 증가 및 이물질이 묻게 되어 접착력이 감소될 수 있다. 또한, 길게 붙이면 접착부의 고정이 증가되어 더 강한 부착이 가능하다.

❸ 테이핑 후 끝처리를 한 부분에 덮거나 고정해주는 보강 테이핑을 해 주세요!

테이핑 끝처리를 하면 분명히 테이프가 덜 떨어진다. 하지만 고정 부위가 더욱 오래가고 싶다면 테이핑을 한 끝 부분에 이를 덮는 테이핑을 보강한다. 테이핑이 더욱 안정적으로 유지되는 것을 경험할 수 있다.

❹ 테이핑은 여러번 겹쳐서 붙여 주세요!

관절과, 근육에 들어가는 락킹 테이핑 시 한번의 테이핑으로는 우리가 원하는 장력을 주어줄 수 없다! 따라서 락킹을 위해서 반드시 기본 2회에 4회까지 반복적으로 테이핑을 진행해 주어야 우리가 원하는 만큼의 락킹을 진행할 수 있다.

Part

3

부위별 락킹 테이핑 방법

이번 장에서는 부위별 관절을 도와주거나 움직임에 제한을 줄 수 있는 테이핑 방법에 대해 소개하는 장입니다.
이 책을 읽는 독자 분들은 각 파트별로 나와 있는 제한, 또는 도움 락킹 테이핑을 통해 본인이 해당하는 통증 부위 그리고 통증 양상에 해당하는 효과적인 테이핑 법을 적용시킬 수 있습니다.

목

굽힘 – 제한 락킹 테이핑

1) 적용 대상

목을 과도하게 움직이거나 편타성 손상에 의해 목 굽힘 통증 시 목 뒤쪽에 통증이 발생할 때 굽힘을 제한하기 위해 사용한다.

2) 테이핑 전 확인할 사항

목을 앞으로 굽힘시킬때 어디에서 부터 통증이 시작되는지 확인한다.

3) 테이프 재단 방법

❶ 목 굽힘 시 통증 범위 전에서 움직임을 멈춘다.

❷ 귀 뒤쪽 튀어나온 뼈(유두돌기, mastoid process)에서 반대편 날개뼈 상각(scapular superior angle)까지 길이 설정한 후 2개의 테이핑을 준비한다.

4) 테이핑 적용 방법

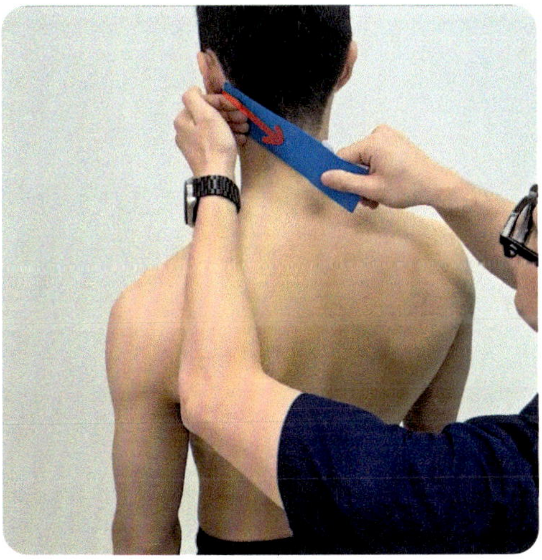

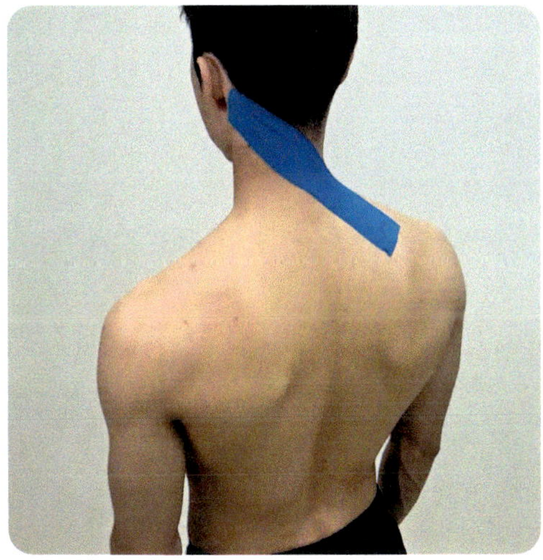

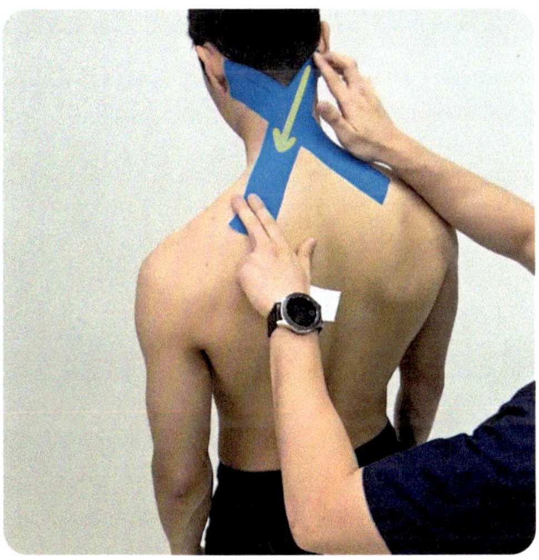

시작점: 귀 뒤 가장 튀어나온 뼈(유두돌기, mastoid process)에서 시작한다.

진행방향: 반대편 어깨뼈 위 모서리(날개뼈 상각, scapular supra angle) 방향으로 진행한다.

테이핑 장력 설정 방법: 시작점에 부착 후 통증이 있기 전까지 목을 굽힘 시킨 후 반대편 날개 방향으로 장력을 주며 테이핑을 진행한다.

고정용 테이핑: 없음

목

돌림 – 제한 락킹 테이핑

1) 적용 대상

자고 일어난 후 목에 담이걸려 목을 돌리기 불편하거나 과도한 작업을 통한 근육통이 발생했을 때 목 돌림을 제한하기 위해 사용한다.

2) 테이핑 전 확인할 사항

목 돌림 시 통증 범위 확인한다.

3) 테이프 재단 방법

❶ 목 돌림시 통증 범위 전에서 움직임을 멈춘다.

❷ 귀 뒤쪽 튀어나온 뼈(유두돌기, mastoid process) 에서 반대편 날개뼈 상각(scapular superior angle)까지 테이프 길이를 설정한다.

4) 테이핑 적용 방법

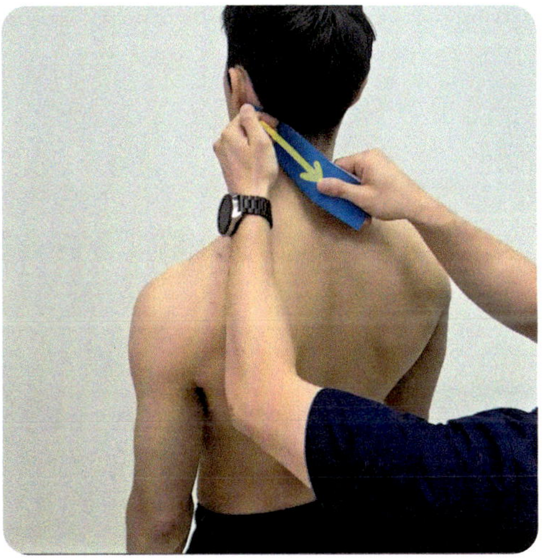

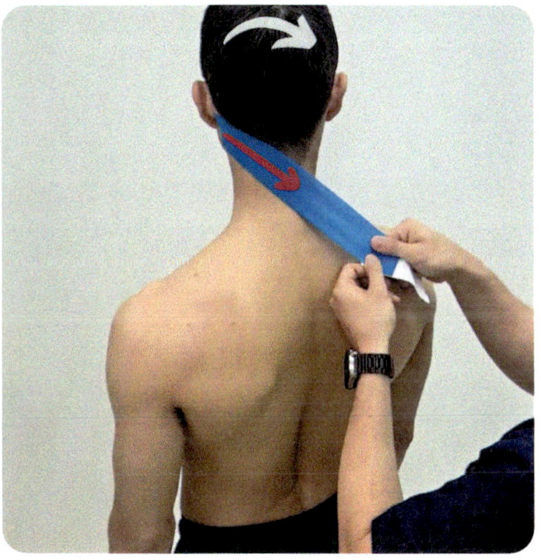

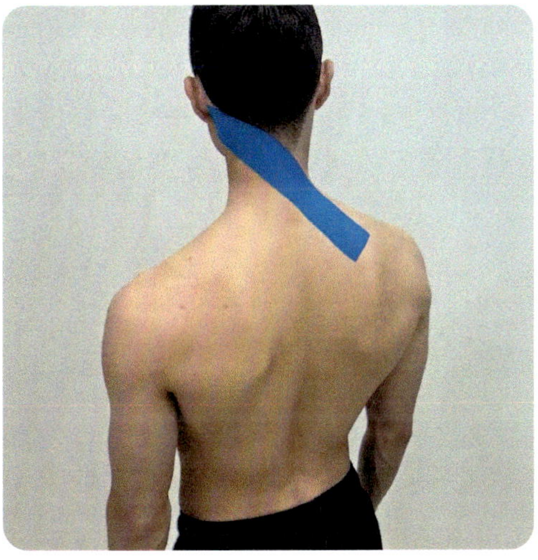

시작점: 목을 돌림 시킬 때, 통증이 발생하는 방향 반대에 부착하며, 귀 뒤 가장 튀어나온 뼈(유두돌기, mastoid process)에서 시작한다.

진행방향: 반대편 어깨뼈 위 모서리(날개뼈 상각, scapular supra angle) 방향으로 진행한다.

테이핑 장력 설정 방법: 귀 뒤 가장 튀어나온 뼈(유두돌기, mastoid process)에 부착 후 통증이 있기 전까지 목을 돌림 시킨 후 반대편 날개뼈 상각 방향으로 장력을 주며 테이핑을 진행한다.

고정용 테이핑: 없음

목

돌림 - 도움 락킹 테이핑

1) 적용 대상

목 돌림 시 상부 승모근과 어깨 올림근 쪽에 통증이 있을 때 목 근육의 과도한 활성화를 막아주기 위해 사용한다.

2) 테이핑 전 확인할 사항

목 돌림 통증 시 해당 측의 상부승모근 또는 어깨 올림근의 과도한 활성화로 인해 발생하는지 체크한다.

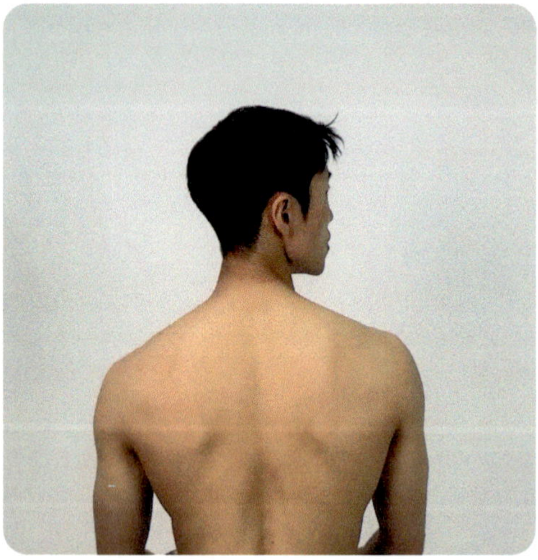

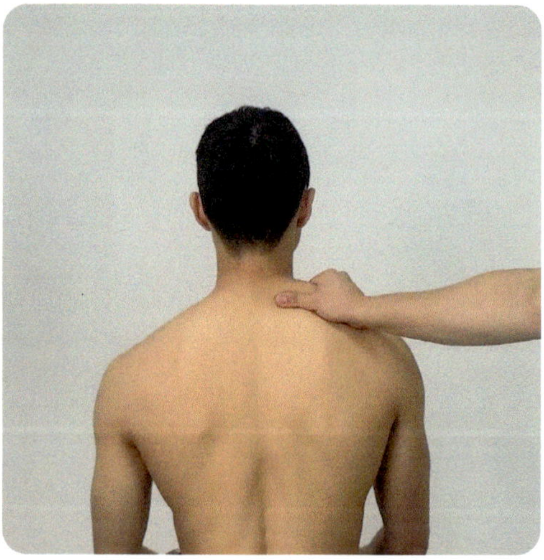

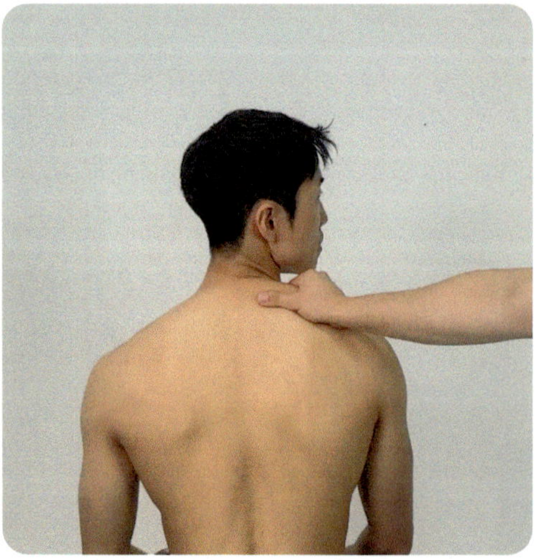

❶ 고개를 돌렸을 때 어느 쪽 목 부위에 통증이 발생하는지 확인한다.
❷ 통증이 있는 방향의 상부승모근과, 어깨 올림근을 살짝 집게손가락으로 잡는다.
❸ 그 상태에서 목 돌림 시 통증이 감소하거나 목이 더 잘 돌아가는지 확인해 본다.

3) 테이프 재단 방법

몸쪽에 있는 쇄골 부위부터 어깨높이의 척추뼈 중앙부위까지(Shoulder level spinous process) 재단한다.

4) 테이핑 적용 방법

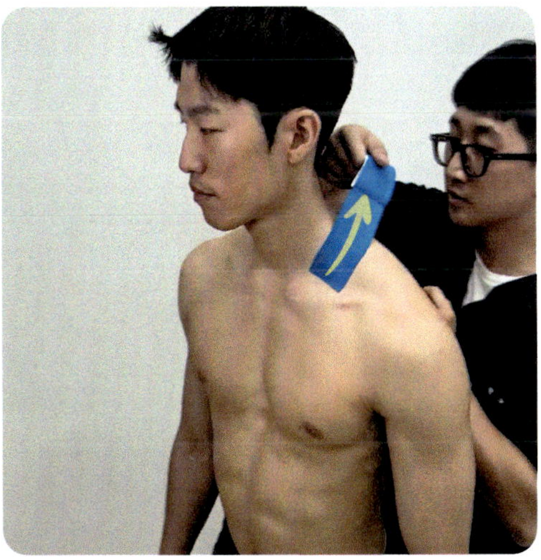

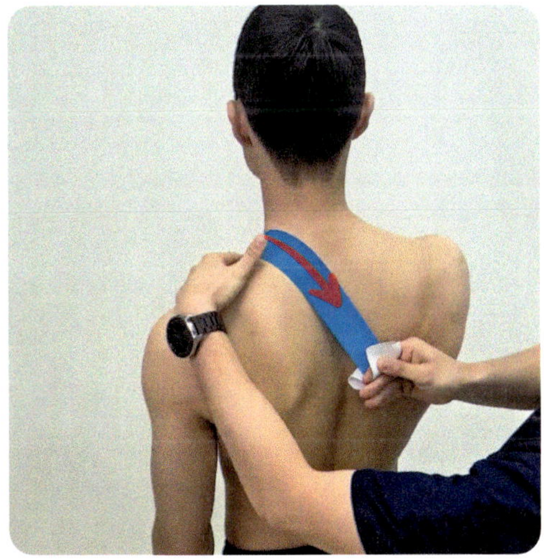

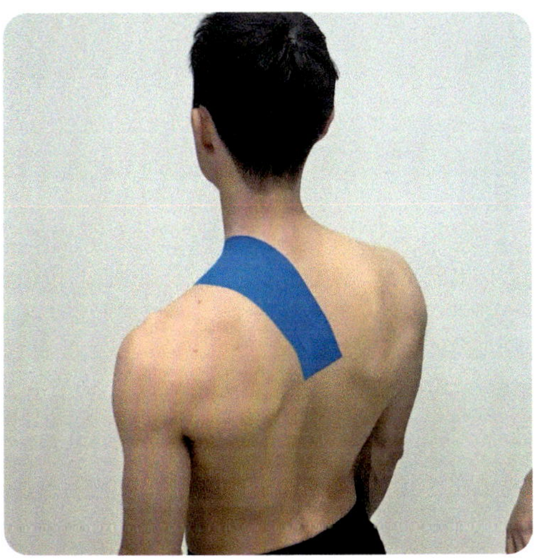

시작점: 쇄골의 몸쪽 가장 가까운 부위 바로 위에서 시작한다.

진행방향: 상부승모근을 타고 뒤로 넘어와 척추뼈 중앙으로 진행한다.

테이핑 장력 설정 방법: 통증이 유발되기 전까지 목을 돌림 시킨 후 상부승모근을 타고 뒤로 넘어왔을 때 최대 장력을 주고 척추뼈 중앙에서 마무리한다.

추가 또는 고정용 테이핑 방법: 테이프를 중간 정도 겹처 최소 2회에서 3회 정도 테이핑을 추가한다.

어깨

벌림 및 굽힘 – 벌림 락킹 테이핑

1) 적용 대상

어깨 삼각근의 과도한 활성화는 어깨 벌림 또는 굽힘 시 관절 내 충돌과 회전근개 불균형을 만들어 어깨 가쪽 부위에 통증을 방사시킬 수 있다. 이때 삼각근의 과도한 활성화와 어깨 벌림 움직임을 막아주기 위한 락킹 테이핑 방법이다.

2) 테이핑 전 확인할 사항

어깨 벌림 통증 시 해당 측의 어깨 삼각근의 과도한 활성화가 있는지 확인한다.

❶ 어깨 벌림 시 통증이 있는 방향에 어깨 삼각근을 눌렀을 때 통증이 있는지 확인한다.

❷ 어깨 삼각근을 집게손가락으로 꾹 누른 상태에서 어깨 벌림 시 통증이 감소됨을 확인한다.

3) 테이프 재단 방법

앞쪽 어깨 겨드랑이 바로 위부터 어깨 세모근을 덮어 뒤쪽 날개뼈 중앙까지 재단한다.

4) 테이핑 적용 방법

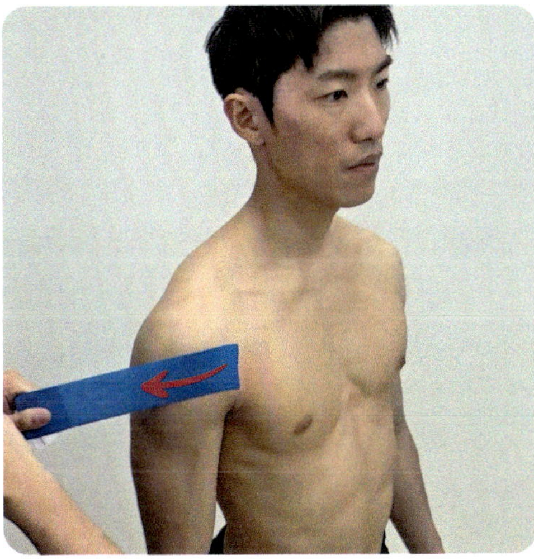
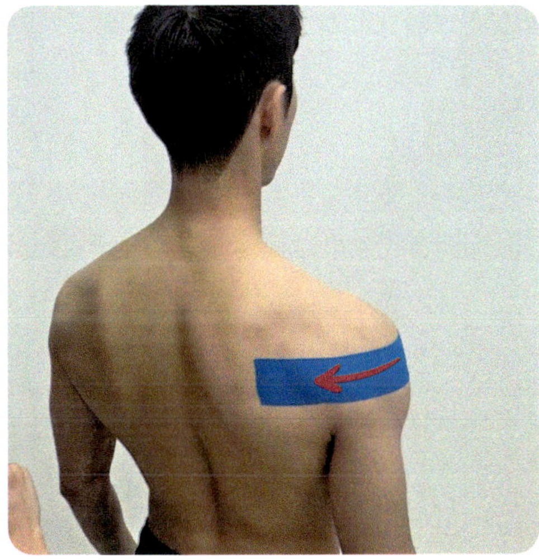
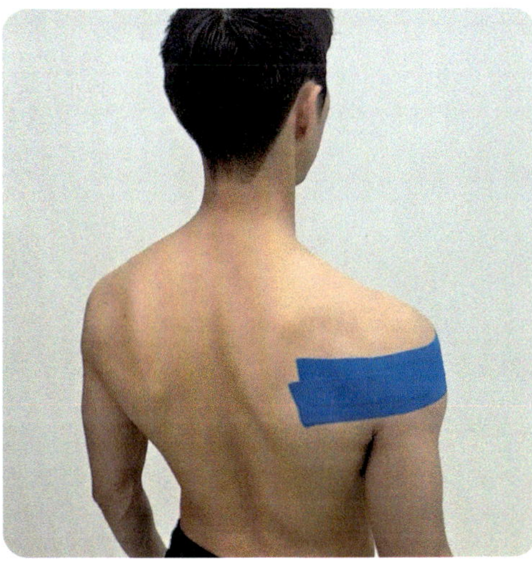

시작점: 전면 삼각근 섬유 중앙에서 시작한다.

진행방향: 삼각근 섬유와 수직으로 테이핑 방향을 설정한다.

테이핑 장력 설정 방법: 부착 후 최대 장력을 주어 어깨뼈 중간까지 진행한다.

추가 또는 고정용 테이핑 방법: 중간 정도 겹쳐 2회 반복 진행한다.

어깨

상부 승모근 – 도움 락킹 테이핑

1) 적용 대상

어깨 벌림 시 상부 승모근의 과도한 활성화로 인해 어깨 벌림 또는 굽힘 시 관절 내 충돌과 회전근개 불균형을 만들며 이는 어깨 통증을 유발 시킬 수 있다. 따라서 이 테이핑은 과도한 상부승모근의 활성화를 막아주기 위한 테이핑이며, 어깨 충돌환자 혹은 오십견 환자분들도 어깨 통증 시 사용하면 좋은 테이핑 법이다.

2) 테이핑 전 확인할 사항

어깨 벌림 시 해당 측의 상부승모근의 과도한 활성화가 있는지 확인한다.

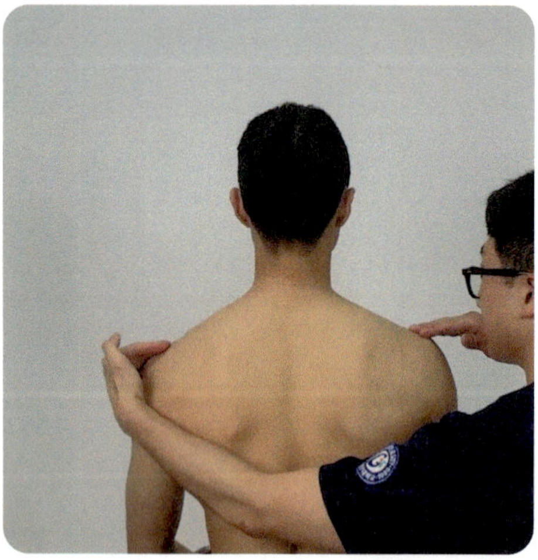

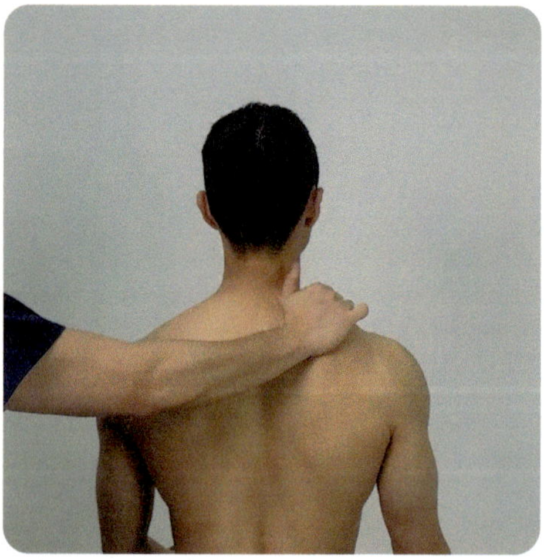

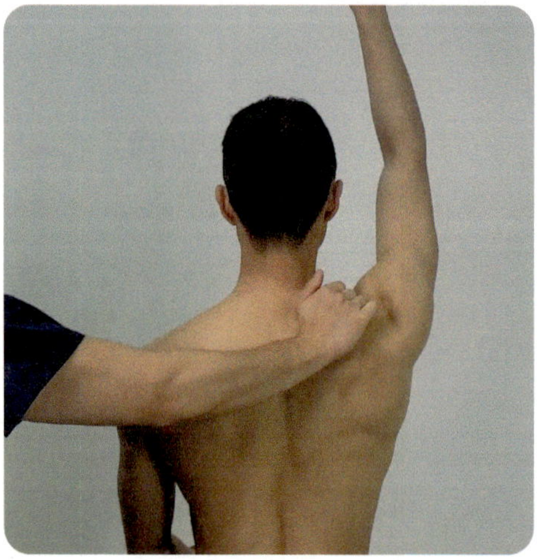

❶ 어깨가 반대쪽에 비해 올라가 있는지 확인한다. 이때 어깨 라인에서 가장 튀어나온 견쇄관절을 촉진해서 확인해 본다.

❷ 어깨를 아픈 방향으로 벌림 또는 굽혔을 때 상부 승모근에 뻐근한 느낌이 느껴지는지 확인한다.

❸ 상부 승모근을 누른 상태에서 어깨를 벌림 또는 굽힘 시켜 본 후 어깨 벌림 통증의 감소를 확인한다.

3) 테이프 재단 방법

몸쪽에 있는 쇄골 부위부터 어깨높이의 척추뼈 중앙부까지(Shoulder level spinous process) 재단한다.

4) 테이핑 적용 방법

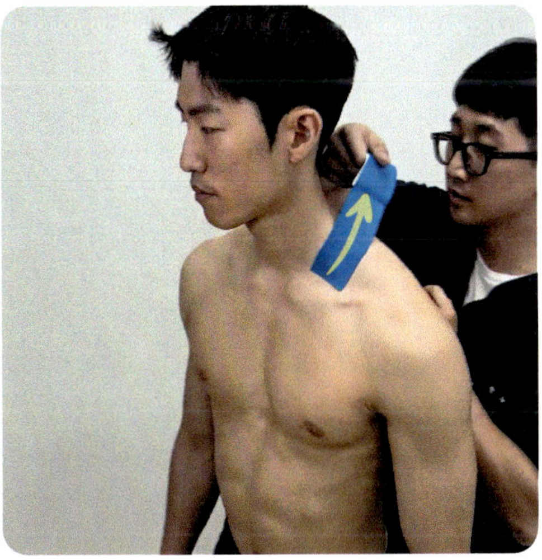

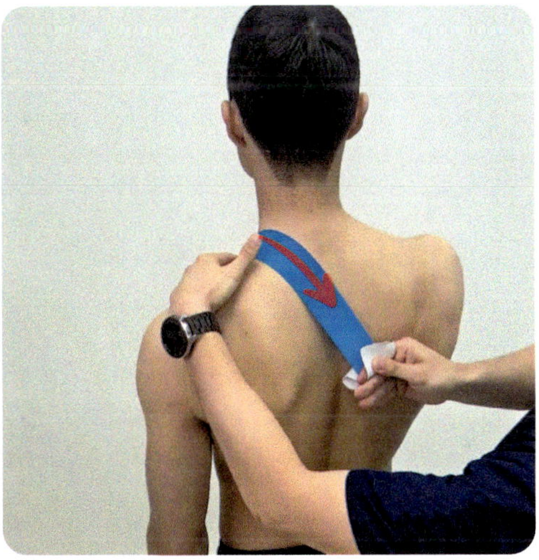

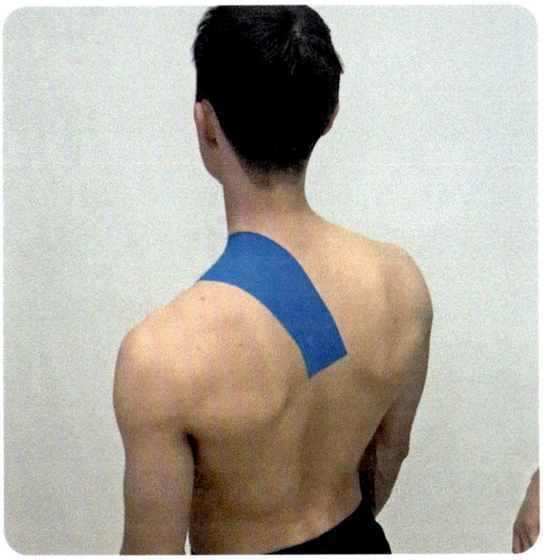

시작점: 쇄골의 몸쪽 가장 가까운 부위 바로 위에서 시작한다.

진행방향: 상부승모근을 타고 뒤로 넘어와 척추뼈 중앙으로 진행한다.

테이핑 장력 설정 방법: 통증이 유발되기 전까지 팔을 벌림 시킨 후 상부승모근을 타고 뒤로 넘어왔을 때 최대 장력을 주고 척추뼈 중앙에서 마무리한다.

추가 또는 고정용 테이핑 방법: 테이프를 중간 정도 겹쳐가며 최소 2회에서 3회 정도 테이핑을 추가한다.

어깨

위팔뼈 하방 글라이딩 – 도움 락킹 테이핑

1) 적용 대상

어깨 관절의 과도한 뻣뻣함으로 관절낭의 이상이 생긴 오십견 환자나 회전근개의 불균형으로 인해 위팔뼈가 관절 안에서 정확한 움직임이 불가능한 어깨 충돌 증후군 환자에게 적용한다. 특히 날개뼈의 하방 글라이딩이 나오지 않을 때 사용한다.

2) 테이핑 전 확인할 사항

위팔뼈하방 글라이딩 시 통증의 감소와 가동범위 증진을 확인한다.

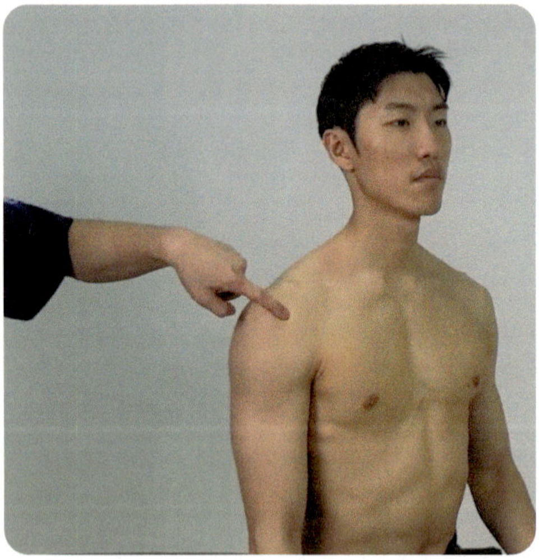

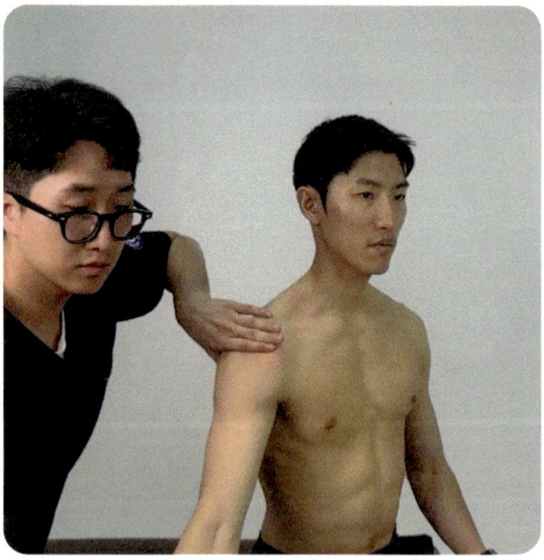

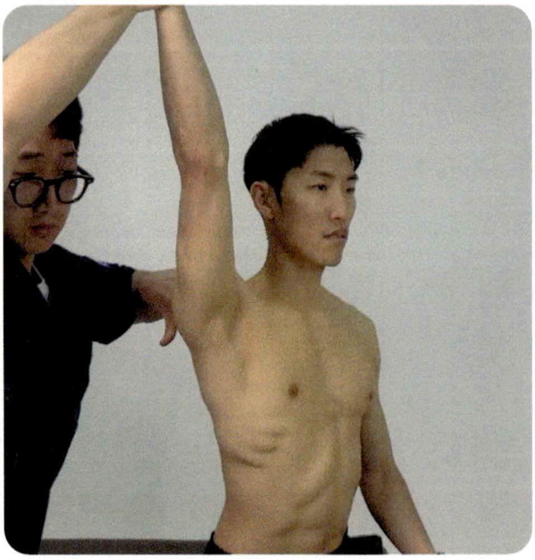

시작전: 어깨 벌림 시 통증 범위를 먼저 체크한다.

❶ 견쇄관절 아래 위팔뼈 머리를 촉진한다.

❷ 위팔뼈 머리를 두번째 손가락 손날로 아래 방향으로 누르고 대상자의 손목을 잡는다.

❸ 위팔뼈 머리를 잡은 손날은 아래 방향으로 계속 누른 상태에서 대상자의 손목을 잡고 어깨를 벌림 시킨다.

❹ 이때 평소보다 어깨 벌림 통증이 줄어들거나 가동범위가 증가되는지 확인한다.

3) 테이프 재단 방법

❶ 앞쪽 겨드랑이 시작점에서 뒤쪽 겨드링이 시작점까지 어깨 삼각근을 덮을 만큼의 길이를 재단한다.

❷ 테이프를 가로로 절반을 잘라 이용하며 3~4장 정도 준비한다.

4) 테이핑 적용 방법

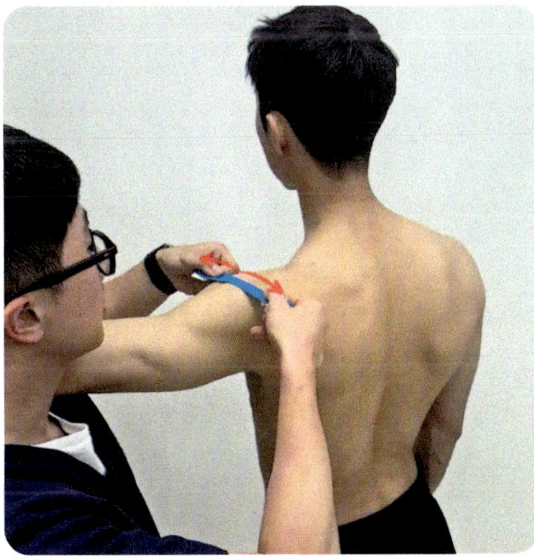

시작점: 대상자의 팔을 시전자 어깨에 올려 둔 후 견봉 바로 옆 위팔뼈머리를 촉진해 테이프 중앙을 부착한다.

진행방향:

❶ 앞쪽 사선방향으로 내려가 가슴 앞쪽 겨드랑이 옆으로 부착한다.

❷ 뒤쪽도 사선방향으로 등쪽 겨드랑이 옆으로 부착한다.

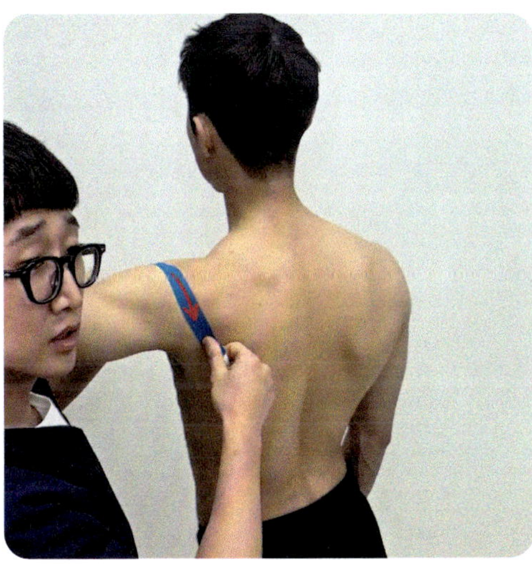

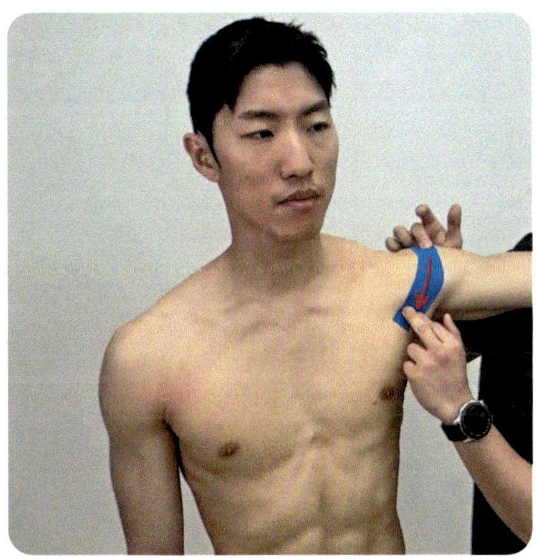

테이핑 장력 설정 방법: 테이프 시작부위 부터 장력을 주어 아래쪽으로 당겨서 내린다.

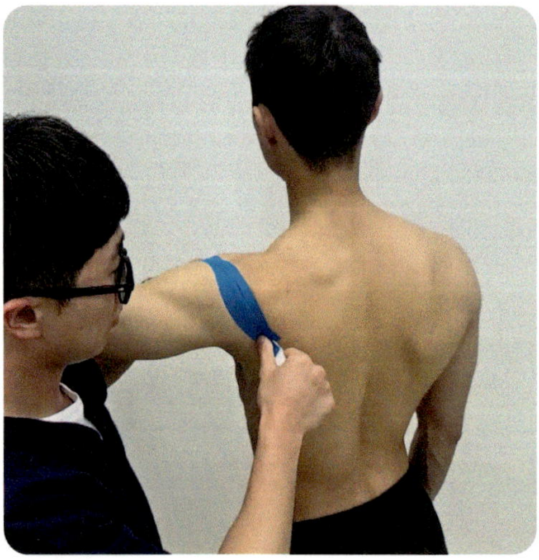

추가 또는 고정용 테이핑 방법: 테이프를 절반 정도 겹쳐 가며 3회에서 4회 반복해 테이핑을 진행한다.

어깨

위팔뼈 후방 글라이딩 - 도움 락킹 테이핑

1) 적용 대상

어깨 관절의 과도한 뻣뻣함으로 관절낭의 이상이 생기거나 회전근개의 불균형으로 인해 위팔뼈가 관절 안에서 정확한 움직임이 불가능한 오십견 환자 혹은 어깨 충돌 증후군 환자에게 적용한다. 특히 어깨뼈의 후방 글라이딩이 부족할 때 사용한다.

2) 테이핑 전 확인할 사항

위팔뼈 후방 글라이딩 후 대상자가 어깨 굽힘 시 통증이 감소하거나 가동범위가 증진되는 것을 확인한다.

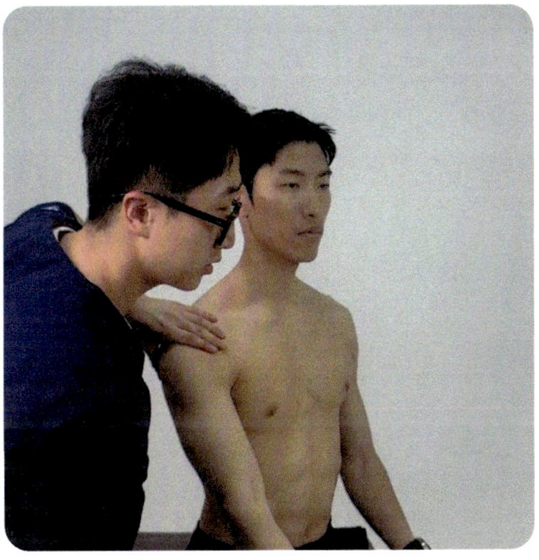

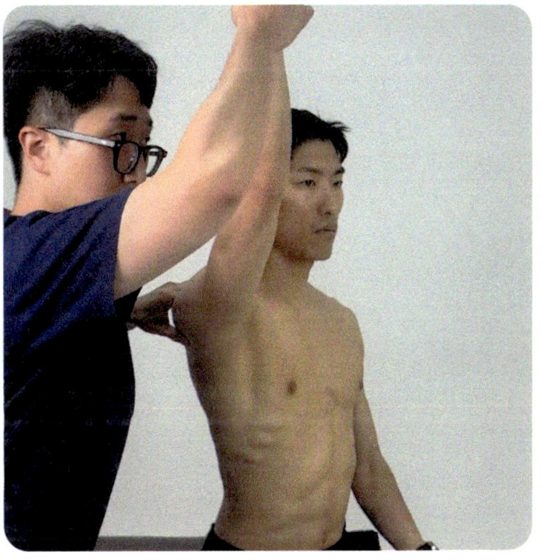

시작전: 어깨 굽힘 시 통증범위를 확인한다.

❶ 견쇄 관절 앞쪽에 있는 위팔뼈 머리 앞쪽부위를 촉진한다.

❷ 위팔뼈 머리 앞쪽을 손가락을 이용해 뒤, 아래쪽으로 내리는 힘을 주며 대상자의 팔목을 잡고 어깨 굽힘시킨다.

❸ 대상자의 어깨를 굽힘 시킬 때 위팔뼈 머리를 잡은 손은 뒤, 아래쪽으로 내리는 힘을 유지시킨다.

❹ 이때 평소보다 어깨 굽힘 통증이 줄어들거나 가동범위가 증진되는 것을 확인한다.

3) 테이프 재단 방법

쇄골의 중앙 아래에서 시작해 부리돌기(쇄골이 끝나는 지점 바로 아래) 지나 날개뼈 가시 중간부위까지 재단한다.

4) 테이핑 적용 방법

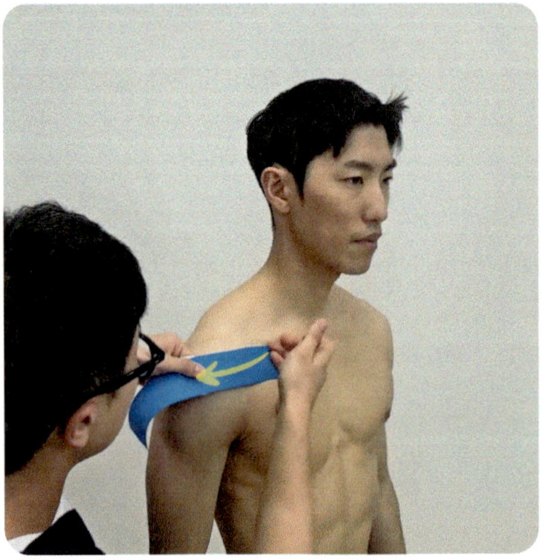

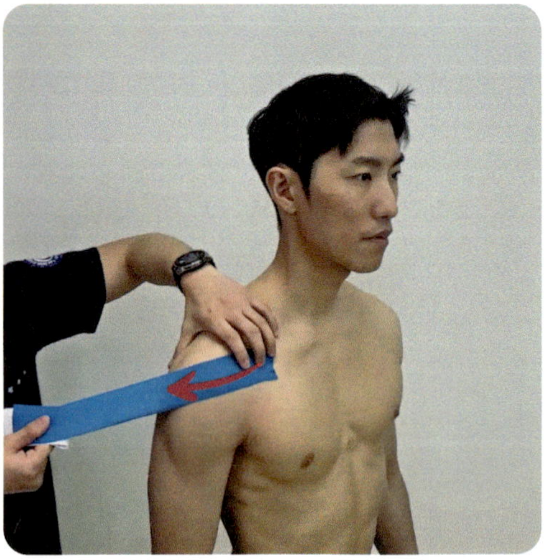

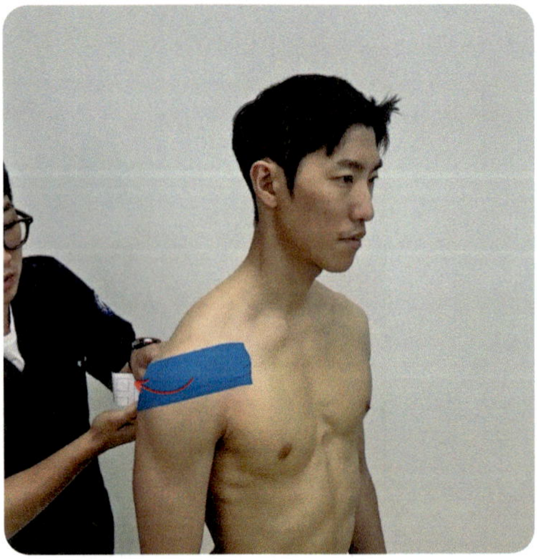

시작점: 쇄골 중앙 아래에서 테이핑을 시작한다.

진행방향: 사선 아래 방향으로 진행하며 견봉뼈 바로 아래 위팔뼈를 감싼 뒤 날개뼈 중앙 방향으로 진행한다.

테이핑 장력 설정 방법: 팔을 아래로 내려주고 테이프가 위팔뼈를 지나갈 때 최대 장력을 준다. 뒤로넘어가서 마무리 할때는 장력을 줄여준다.

추가 또는 고정용 테이핑 방법: 2회 반복해 위팔뼈를 감싸준다.

어깨

어깨 외회전 – 제한 락킹 테이핑

1) 적용 대상

어깨를 가쪽으로 돌림하는 동작을 취할 때 어깨 앞쪽 혹은 어깨 뒤쪽으로 통증이 느껴지는 분들에게 어깨 외회전 동작을 막아주는 테이핑 방법이다. 주로 공을 던지거나, 골프, 테니스와 같이 스윙 시작 또는 마지막 단계에 통증을 느낄 때 이용한다.

2) 테이핑 전 확인할 사항

❶ 어깨 외회전 시 앞쪽에 통증이 있는지 확인한다.
❷ 어깨 외회전 시 통증이 있는 범위를 확인한다.

3) 테이프 재단 방법

상완 가쪽, 아래 부위(팔꿈치 가쪽 바로 위)부터 시작해 한 바퀴 둘러서 쇄골 중앙까지 재단한다.

4) 테이핑 적용 방법

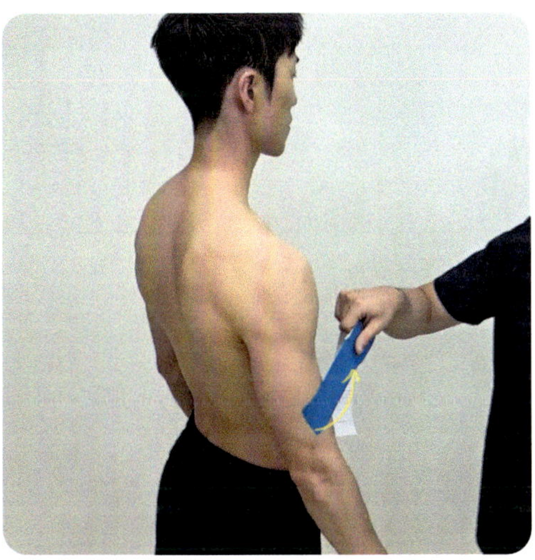

시작점: 팔꿈치 관절 바로 위 상완의 옆면 중앙에서 시작한다.

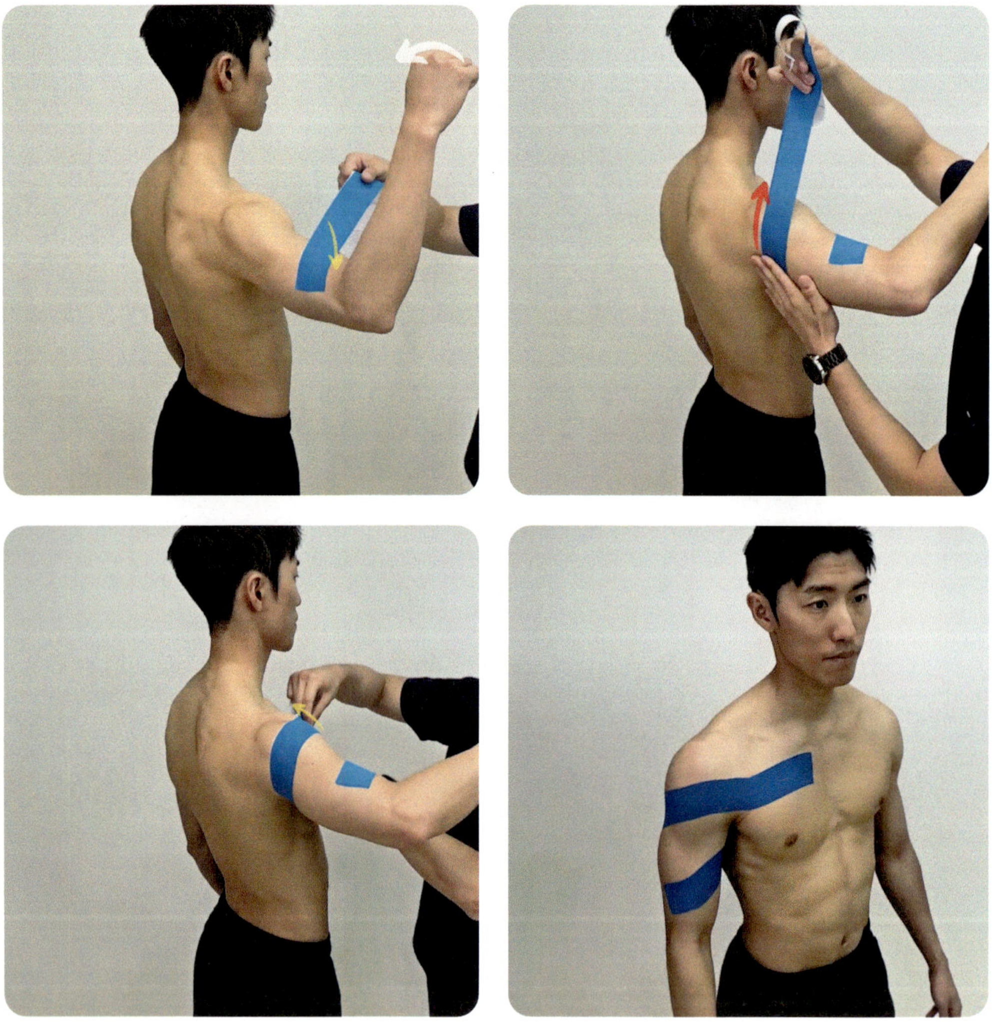

진행방향: 테이프를 앞쪽으로 돌려 겨드랑이 안쪽을 지나 뒤쪽 겨드랑이를 지나 쇄골 부위로 올라온다.

테이핑 장력 설정 방법: 대상자는 통증이 유발되기 전까지 외회전을 진행하고, 테이프는 겨드랑이 뒤쪽에서 올라와 어깨 삼각근을 지날 때 최대 장력을 주고 쇄골 아래에서 부착할 때는 장력을 줄여준다.

추가 또는 고정용 테이핑 방법: 강한 제한이 필요하다면 2회 반복한다.

어깨

어깨 내회전 – 제한 락킹 테이핑

1) 적용 대상

어깨 내회전 동작 시 어깨 앞쪽에 주로 통증을 느껴질때 과도한 어깨 내회전을 방지하기 위해 사용한다. 공을 던지고 마지막 코킹 동작에 통증을 호소하거나, 라켓 스포츠 경우 스윙 마지막 단계에서 통증을 호소하는 경우 이용할 수 있는 테이핑 방법이다.

2) 테이핑 전 확인할 사항

❶ 어깨 내회전 시 통증이 있는 범위를 확인한다.

❷ 어깨 내회전 시 앞쪽에 압통이 있는지 확인한다.

3) 테이프 재단 방법

상완 안쪽 아래(안쪽 팔꿈치 바로 위)부위부터 시작해 상완을 한 바퀴 둘러서 어깨뼈 방향까지 재단한다.

4) 테이핑 적용 방법

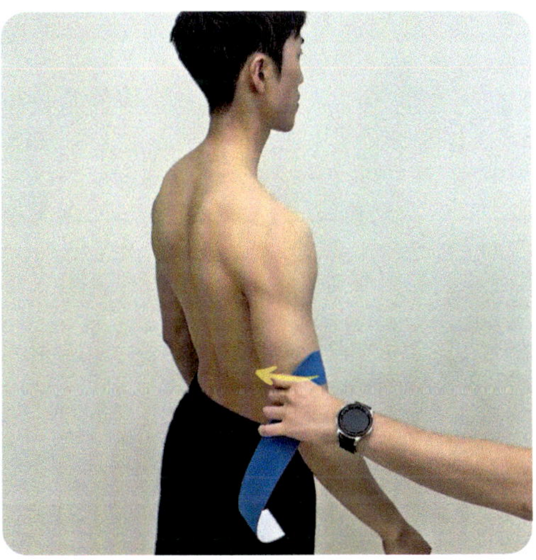

시작점: 팔꿈치 관절 바로 위 상완의 옆면 중앙에서 시작한다.

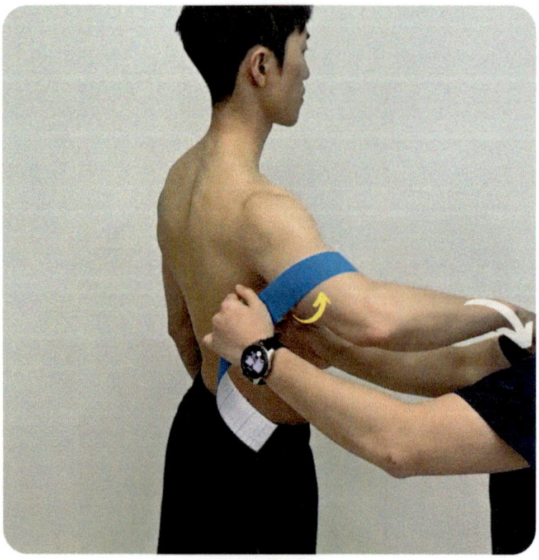

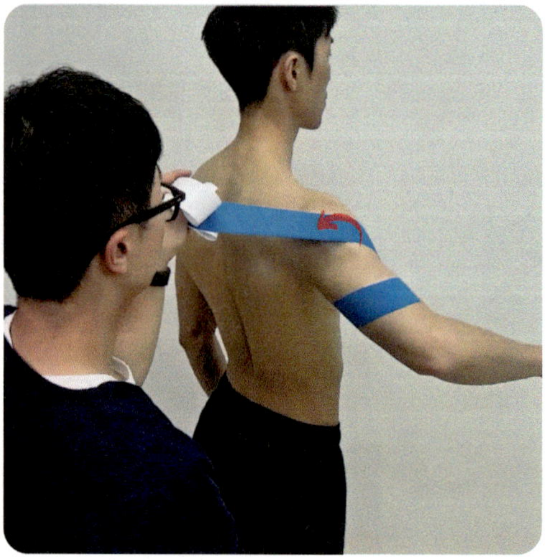

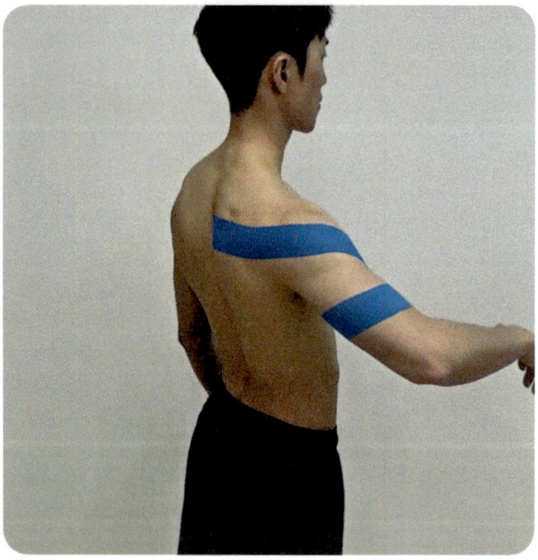

진행방향: 테이프를 뒤쪽으로 돌려 겨드랑이 안쪽을 지나 앞쪽 겨드랑이를 지나 어깨뼈 부위로 올라온다.

테이핑 장력 설정 방법: 대상자는 통증이 유발되기 전까지 내회전을 진행하고, 겨드랑이 앞쪽에서 올라와 어깨 삼각근을 지날때 최대 장력을 주고 어깨뼈 중앙에서 테이프를 마무리한다.

추가 또는 고정용 테이핑 방법: 강한 제한이 필요하다면 2회 반복한다.

어깨

어깨 수평 모음 – 제한 락킹 테이핑

1) 적용 대상

어깨, 팔을 몸통 쪽으로 움직이는 수평 모음동작 시 어깨 앞쪽에 통증을 호소하는 사람들에게 모음 동작을 제한하기 위해 사용할 수 있고 또한 위팔뼈의 움직임을 보조하는 역할을 함께 하기 때문에 어깨 굽힘 또는 벌림 도움 테이핑으로도 이용할 수 있다.

2) 테이핑 전 확인할 사항

❶ 어깨 모음 시 통증이 있는 범위를 확인한다.
❷ 어깨 내회전 시 앞쪽에 어깨 충돌(날카로운) 통증이 있는지 확인한다.

3) 테이프 재단 방법

❶ 전면 삼각근 먼쪽 끝부위서 부터 어깨뼈 가시 중간까지 재단한다.
❷ 동일한 방법으로 2~3장 준비한다.

4) 테이핑 적용 방법

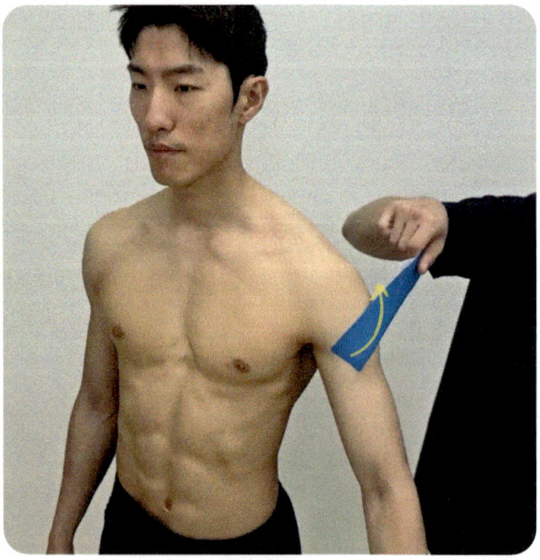

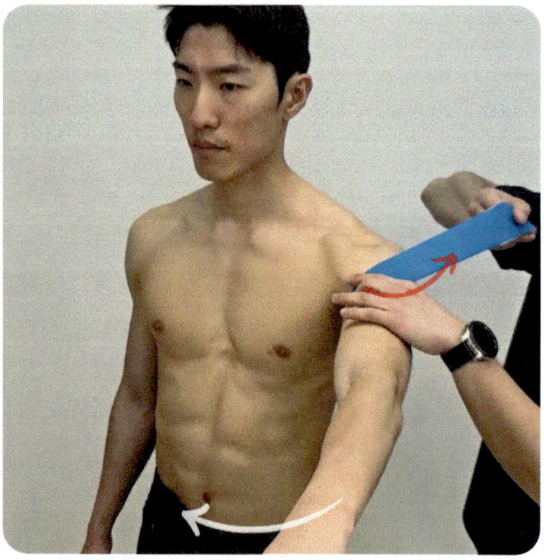

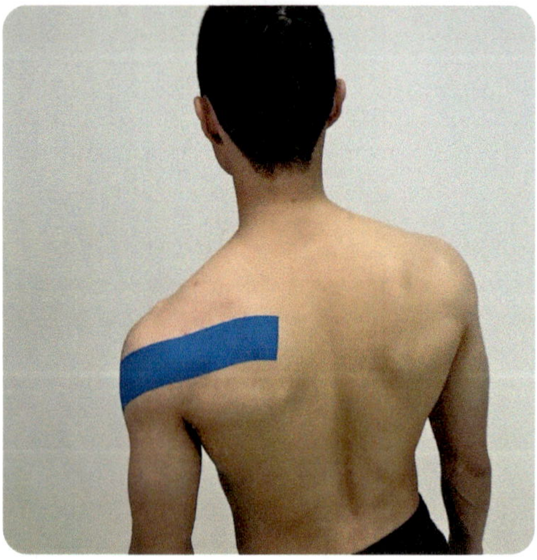

시작점: 전면 삼각근 가장 먼 쪽에서 시작한다.

진행방향: 삼각근을 가로질러 어깨뼈 중간 부위로 진행한다.

테이핑 장력 설정 방법: 시작점에 부착 후 대상자는 어깨 통증이 있기 전 범위까지 어깨를 모음 시킨다. 이 때 테이프에 최대 장력을 주어 어깨뼈 중간부위에서 마무리한다.

추가 또는 고정용 테이핑 방법: 2회 정도 반복한다.

팔꿈치

손목폄 – 도움 락킹 테이핑

1) 적용 대상

빨래를 짜거나 무언가를 꼭 쥐는 동작에서 팔꿈치 바깥쪽에 있는 전완 부위에 통증이 느껴지는 사람들과 테니스 스윙 시 백핸드 동작과 같은 손목을 폄 시키는 자세에서 근육에 통증이 느껴지는 분들이 적용하는 테이핑 방법이다.

2) 테이핑 전 확인할 사항

❶ 손목을 굽힘과 폄을 반복해보며 움직여 팔꿈치가 불편한 곳을 확인한다.

❷ 손으로 직접 눌려 압통 부위를 찾아본다.

3) 테이프 재단 방법

아픈 부위에서 테이프를 한 바퀴 감아 측정 후 재단한다.

4) 테이핑 적용 방법

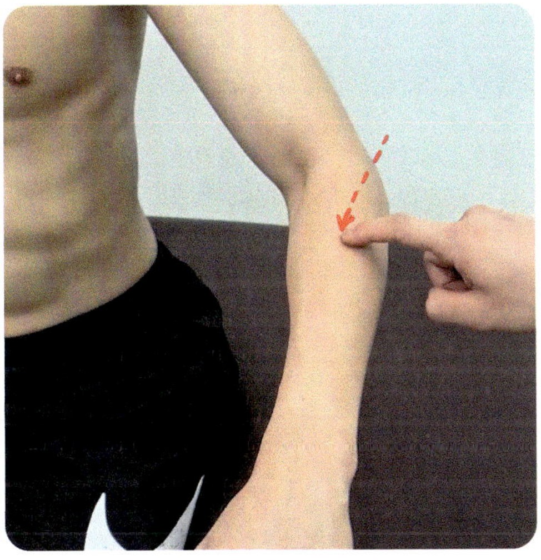

시작점: 압통 부위 반대편에서 테이프를 시작한다.

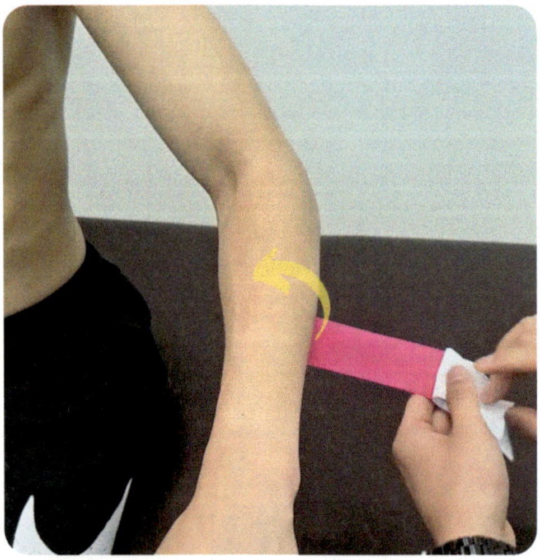

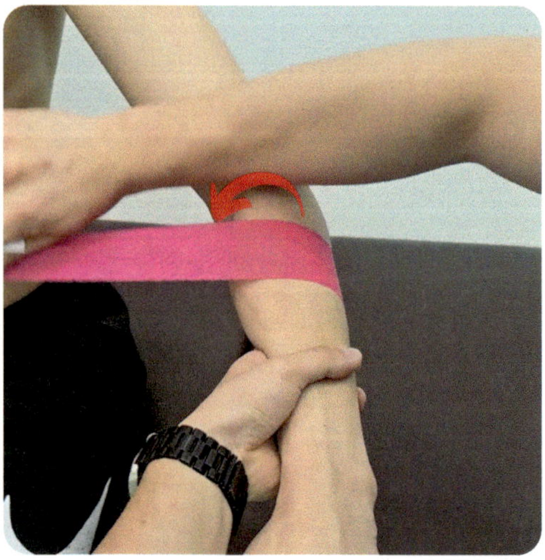

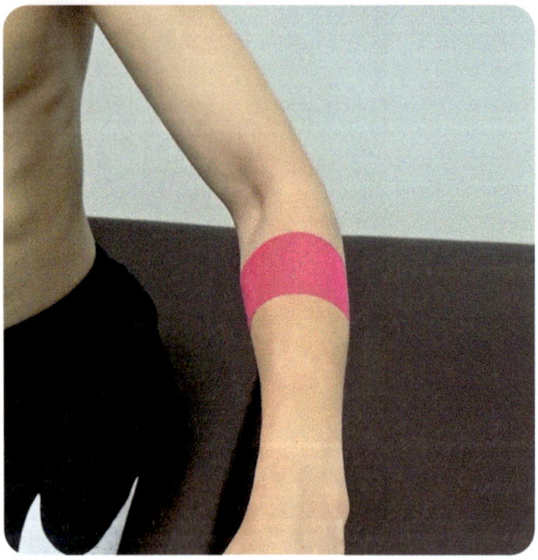

진행방향: 방향은 시전자가 편한 방향으로 진행한다.

테이핑 장력 설정 방법: 테이프를 한 바퀴 돌려 압통부위를 지나갈때 테이프에 최대 장력을 주고 압통 부위를 지나가면 테이프에 장력을 줄여 조직 순환에 방해가 가지 않도록 한다.

추가 또는 고정용 테이핑 방법: 2회 반복해 부착한다.

팔꿈치

손목 굽힘 - 도움 락킹 테이핑

1) 적용 대상

무언가를 꼭 쥐는 동작에서 팔꿈치 안쪽에 있는 관절과 전완 부위에 통증이 느껴지는 사람들 또는 무거운 것을 들거나, 손목을 굽힘 시킬 때 팔꿈치 안쪽에 통증을 느끼는 분들이 적용하는 테이핑 방법이다.

2) 테이핑 전 확인할 사항

❶ 손목을 굽힘과 폄을 반복하며 움직여 팔꿈치 안쪽 부위에 불편한 부위를 찾는다.

❷ 직접 압통이 느껴지는 부위를 찾아도 좋은 방법이다.

3) 테이프 재단 방법

아픈 부위에서 테이프를 한 바퀴 감아 측정 후 재단한다.

4) 테이핑 적용 방법

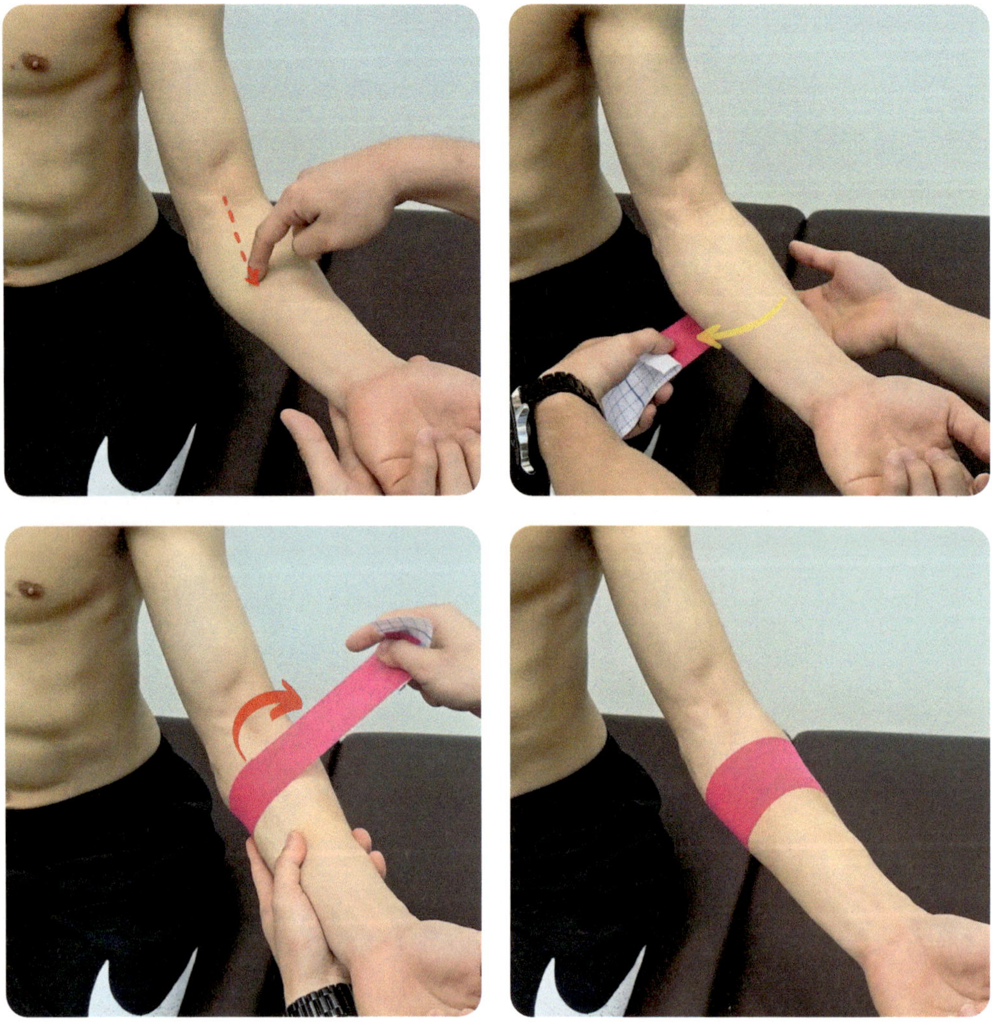

시작점: 압통 부위 반대편에서 테이프를 시작한다.

진행방향: 방향은 시전자가 편한 방향으로 진행한다.

테이핑 장력 설정 방법: 테이프를 한 바퀴 돌려 압통부위를 지나갈 때 테이프에 최대 장력을 주고 압통 부위를 지나가면 테이프에 장력을 줄여 조직 순환에 방해가 가지 않도록 한다.

추가 또는 고정용 테이핑 방법: 2회 정도 반복해 부착한다.

손목

손목 움직임 - 도움 락킹 테이핑

1) 적용 대상

손목을 굽힘 시키거나 폄 시키는 동작을 할때 어딘지 모르게 불편한 느낌 오는 분들이 적용하면 좋은 테이핑 방법이다.

2) 테이핑 전 확인할 사항

손목 움직임 시 콩알뼈의 움직임 보조 시 통증과 가동범위에 증진이 있는지 확인한다.

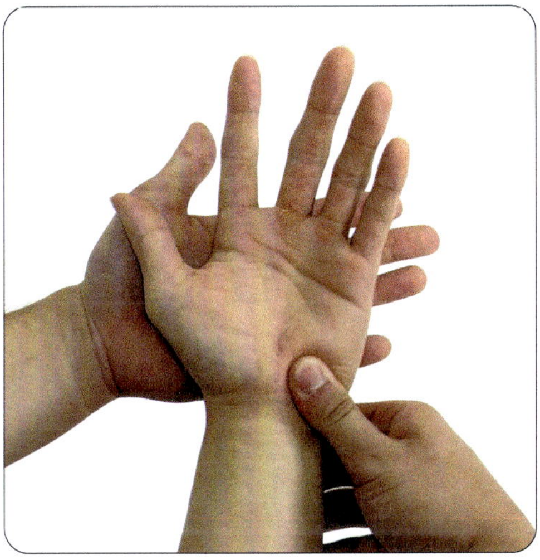

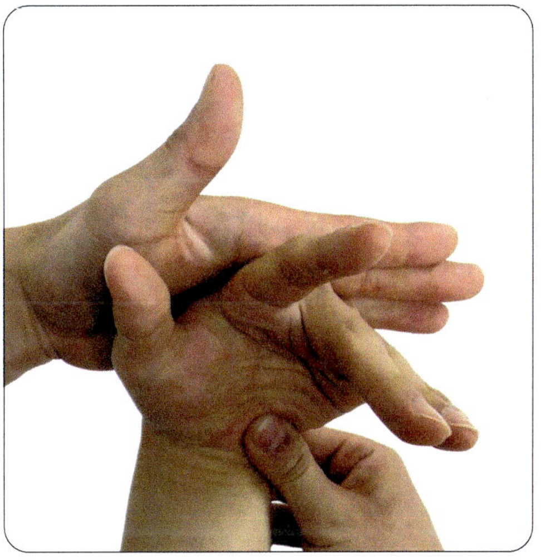

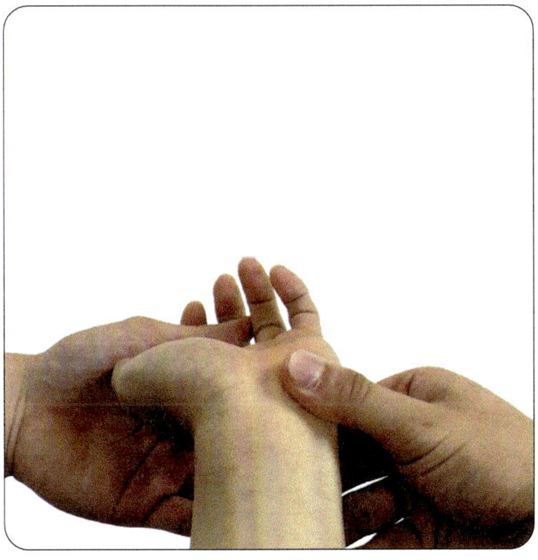

시작전: 손목 굽힘, 폄 움직임에서 제한이 있는지 확인한다.

❶ 새끼손가락에서 수직으로 내려와 손목 주름 있는 부위에 튀어나온 콩알뼈를 촉진한다.

❷ 콩알뼈를 수직으로 누른 상태에서 손목을 굽힘 시켜보거나 폄 시켜 본 후 손목 움직임시 통증의 정도와 가동범위의 증진이 있는지 확인한다.

3) 테이프 재단 방법

❶ 손바닥의 엄지 두덩에서 시작한다.
❷ 반대쪽으로 감아 시작부와 같은 위치의 손등까지 측정 후 재단한다.
❸ 마무리 테이핑으로 손목을 한 바퀴 감을 수 있을 정도 재단한다.

4) 테이핑 적용 방법

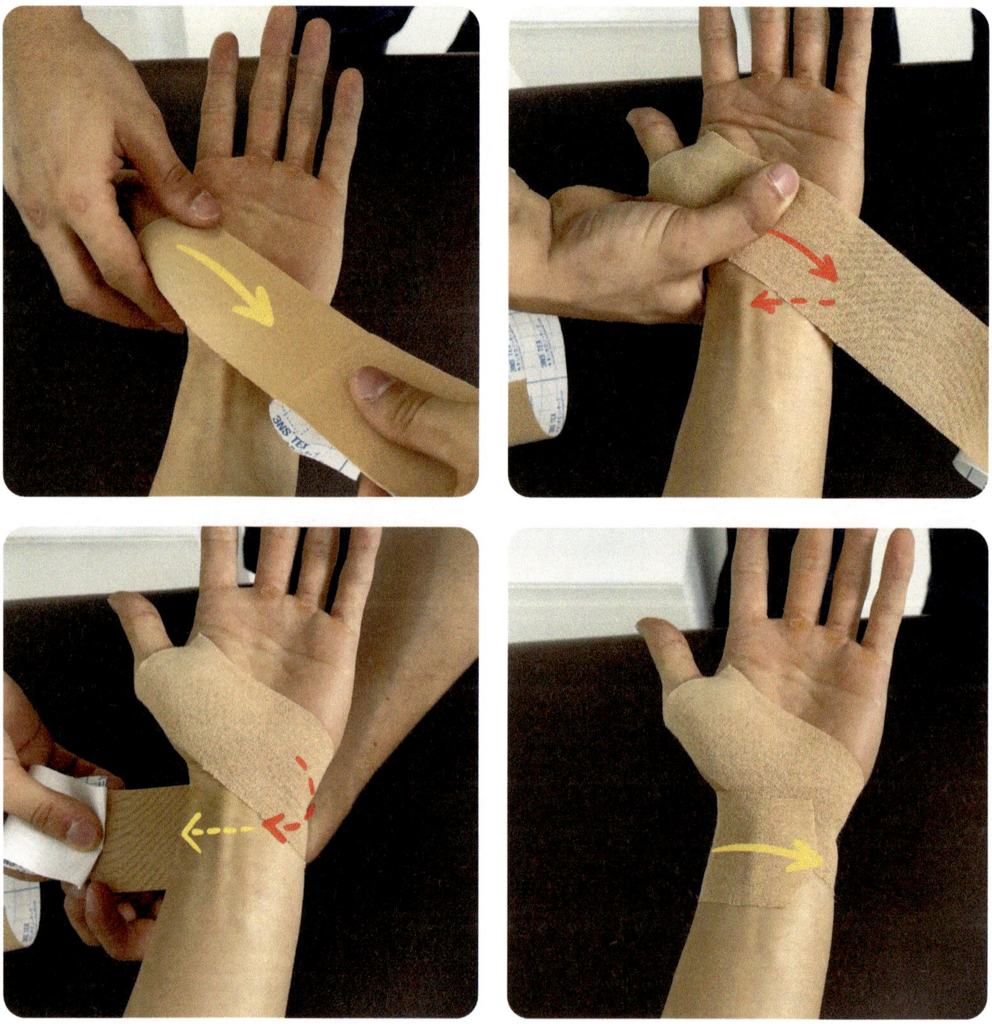

시작점: 엄지 두덩에서 테이프를 시작한다.
진행방향: 시작점에서 새끼손가락 방향에 있는 팔목관절을 둘러 팔목관절 아래를 덮어준다.
테이핑 장력 설정 방법: 새끼손가락 방향 팔목을 돌릴 때 최대 장력을 주고 손등방향의 팔목으로 넘어간다. 이때 테이프에 중앙에는 새끼손가락 방향에 있는 콩알뼈를 감싸주어야 한다.

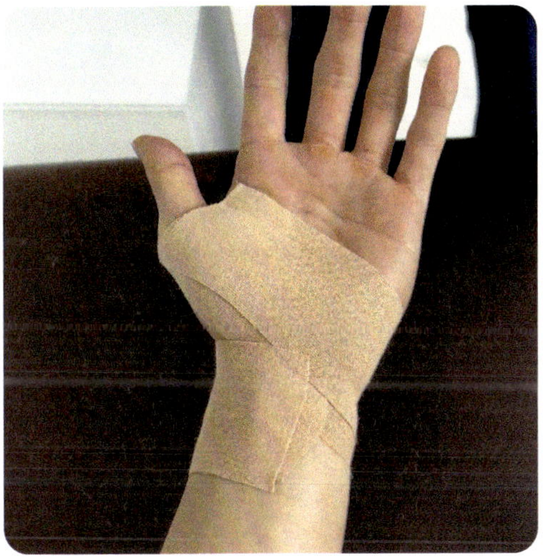 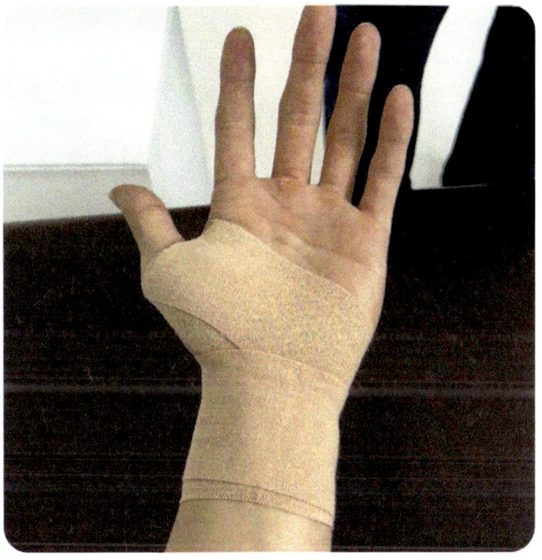

추가 또는 고정용 테이핑 방법: 2회 반복해주고, 손목에서 마무리 테이핑을 한번 감아준다.

손목

손목 폄 – 제한 락킹 테이핑

1) 적용 대상

손목을 짚고 넘어지거나, 손목을 접질려 손목을 펼 때 통증이 느껴지는 분들이 적용하면 좋은 테이핑 방법이다.

2) 테이핑 전 확인할 사항

손목 움직임 시 통증범위 확인(폄)한다.

3) 테이프 재단 방법

❶ 손목관절 위 손등 부위에서 테이프 중앙부위를 설정한다.
❷ 양쪽으로 감아 손바닥 아래 손목관절 쪽을 감을 만큼 재단한다.
❸ 보강용 테이핑은 손목을 한 바퀴 감을 정도를 준비한다.

4) 테이핑 적용 방법

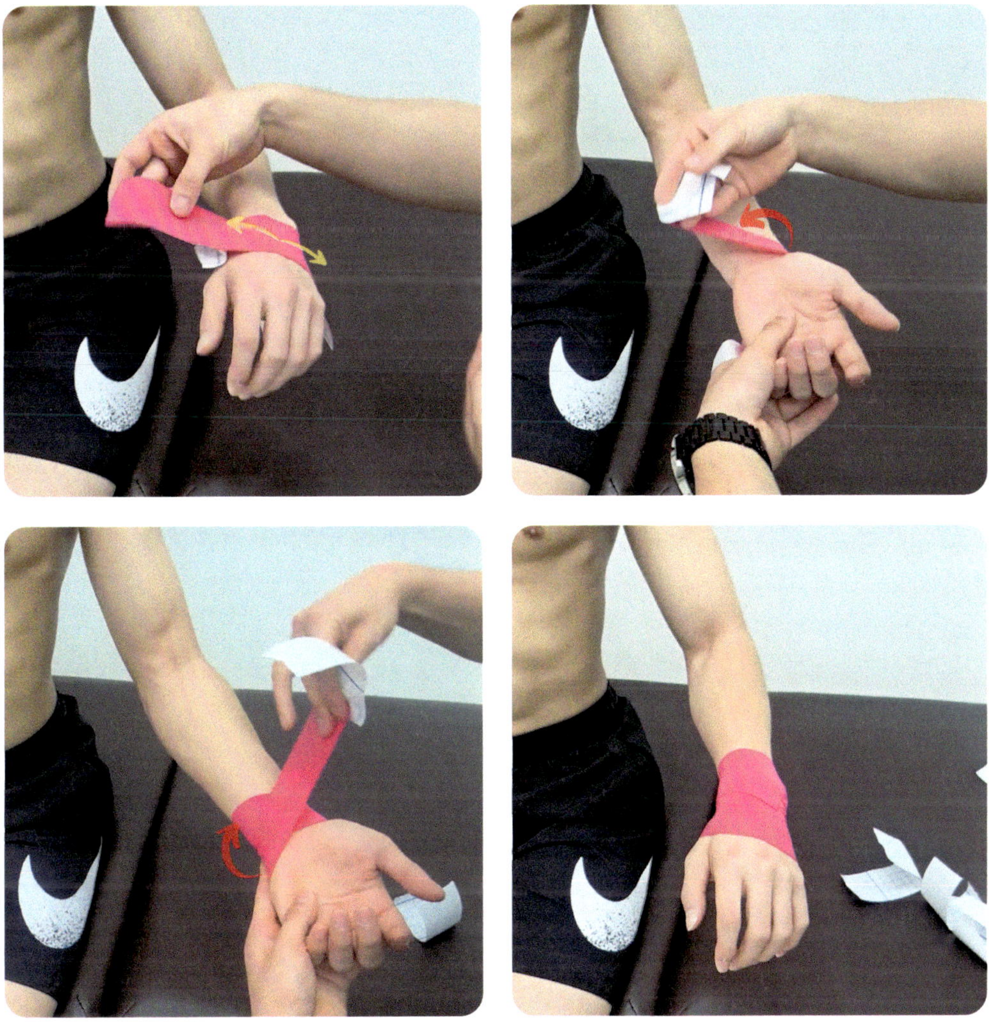

시작점: 손목관절 바로 위 손등 부위에 테이프 중앙을 부착한다.

진행방향: 양쪽 모두 손등에서 손목 아래 방향으로 테이프를 감아준다.

테이핑 장력 설정 방법: 대상자는 손목 통증 전 범위를 유지하고 테이프가 손목 옆 방향을 지나갈 때 테이프의 장력을 주어 손목 아래 방향에 부착한다.

추가 또는 고정용 테이핑 방법: 2회 반복 부착시키며 손목에 마무리 테이핑을 진행한다.

손가락

엄지손가락 손허리손가락 관절 굽힘 – 제한 락킹 테이핑

1) 적용 대상

운동을 하다가 혹은 일상생활을 하다가 엄지손가락이 뒤로 과도하게 꺾여 손허리 손가락 관절에 통증을 느껴질 때 사용한다.

2) 테이핑 전 확인할 사항

엄지손가락 굽힘 시 통증 범위 확인한다.

3) 테이프 재단 방법

❶ 엄지손가락 중간 부위에서 한쪽은 손등 쪽으로, 한쪽은 엄지 두덩 쪽을 덮을 만큼 재단한다.
❷ 손가락의 다관절 적용을 막기 위하여 테이프 높이의 중간에서 반으로 잘라 적용한다.
❸ 마무리 테이핑으로 손목을 한 바퀴 감아줄 수 있을 만큼 재단한다.

4) 테이핑 적용 방법

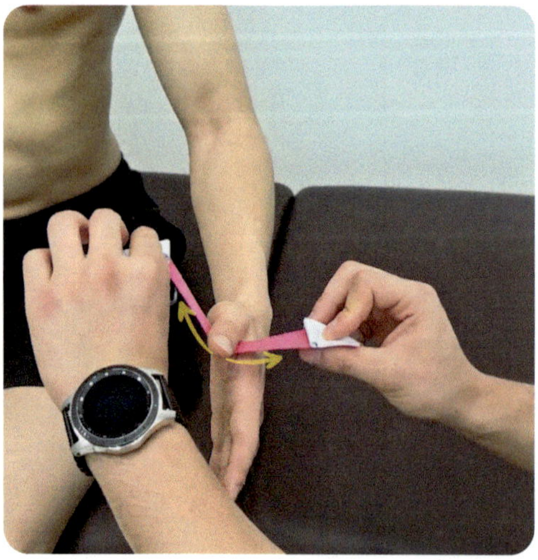

시작점: 손바닥 쪽 엄지손가락 첫 번째 마디에서 테이프 중앙을 부착한다.

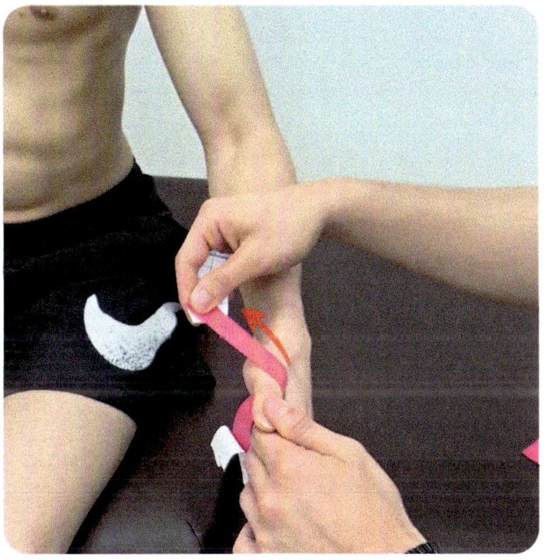

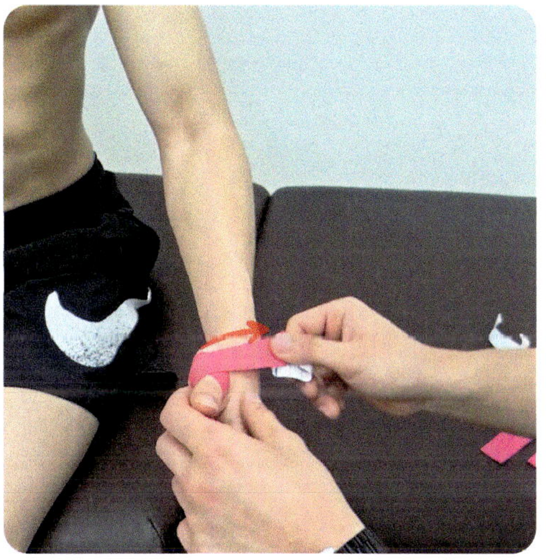

진행방향: 한쪽은 엄지 관절을 감싸 엄지 두덩 쪽으로 진행하며, 다른 한쪽은 손등 쪽으로 넘어간다.

테이핑 장력 설정 방법: 엄지관절을 감쌀 때 장력을 주고 마무리할 때는 장력을 줄여준다.

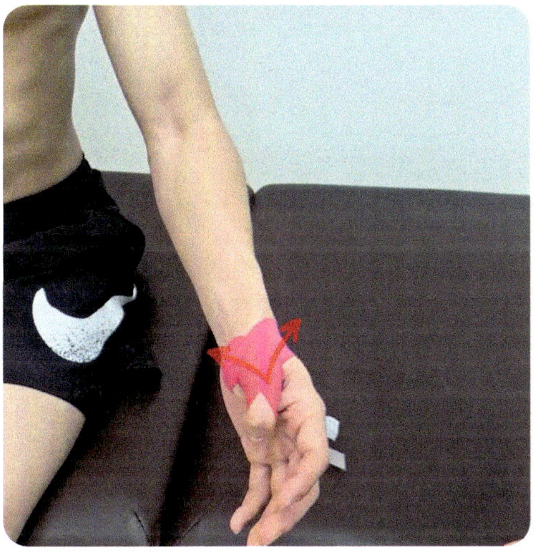

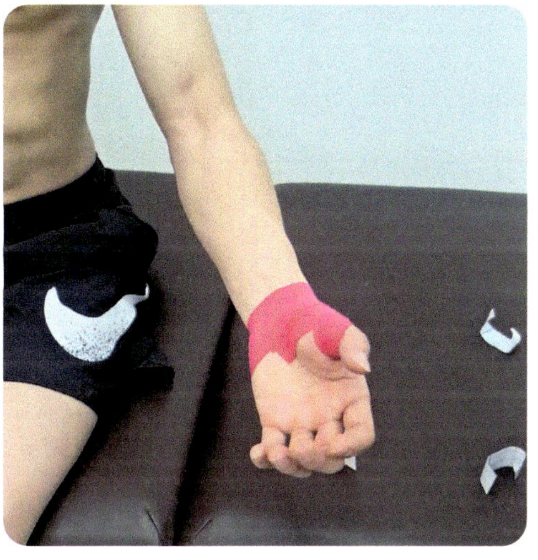

추가 또는 고정용 테이핑 방법:

2회 반복해 부착한 후 손목관절에서 마무리 테이핑을 진행한다.

손가락

원위부 손가락사이관절 굽힘 - 제한 락킹 테이핑

1) 적용 대상

손가락 끝에 있는 원위부 손가락 사이 관절이 과도한 움직임에 의해 통증이 발생한 경우 사용한다. 주로 농구를 하다가 잘못된 리시브 동작 또는 유도, 주짓수와 같이 손가락을 많이 사용하는 격한 운동에서 손가락 끝 관절에 부상이 유발되는 것을 예방하기 위하여 사용할 수 있다. 이 테이핑은 통증이 있는 모든 원위부손가락 사이관절에 동일하게 적용할 수 있다.

2) 테이핑 전 확인할 사항

❶ 원위부 엄지손가락 사이 관절의 굽힘 시 통증을 확인한다.
❷ 원위부 엄지손가락 사이 관절의 불안정성을 확인한다.

3) 테이프 재단 방법

테이프 가운데를 잘라 얇게 사용하며 손바닥 쪽 먼쪽 손가락에서부터 시작해 원위부 손가락 관절을 지나 손바닥 쪽 중위부 손가락으로 테이핑을 재단한다.

4) 테이핑 적용 방법

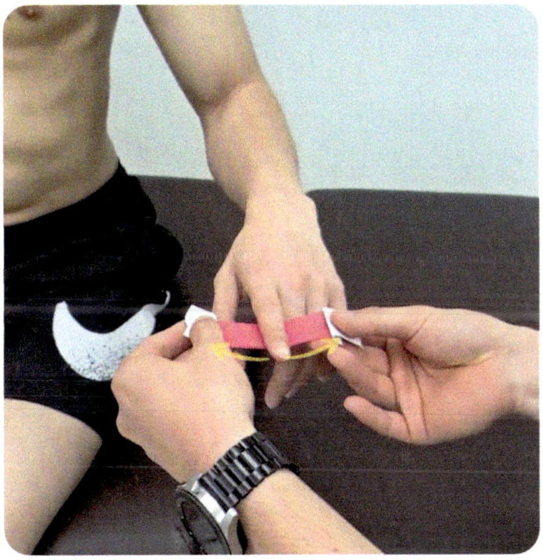

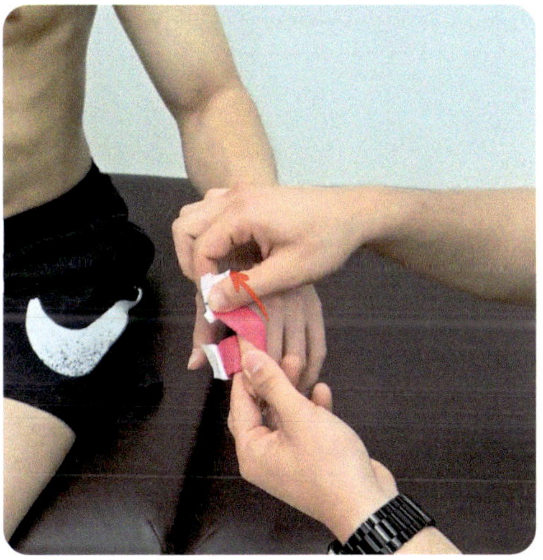

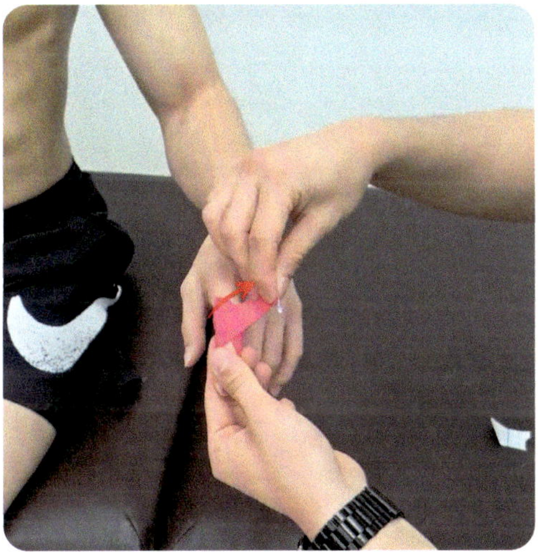

시작점: 통증이 있는 손가락 관절 위에 마디에서 진행하며 손바닥 방향에 테이프 중앙을 부착한다.

진행방향: 통증이 있는 관절 부위를 감싸 내려오며 테이핑을 진행한다.

테이핑 장력 설정 방법: 통증이 유발되기 전까지 손가락을 굽힘 시키고 관절 부위를 감쌀 때 장력을 넣어주고 관절을 지나 아래 마디에서는 장력을 줄여준다.

추가 또는 고정용 테이핑 방법: 통증 강도에 맞춰 2회 반복해 부착한다.

손가락

원위부 손가락사이관절 폄 - 제한 락킹 테이핑

모든 원위부 손가락뼈사이관절에 동일하게 적용이 가능하다.

1) 적용 대상

손가락 끝에 있는 원위부 손가락 사이 관절이 과도한 움직임, 또는 외부적인 충격에 의해 손가락에 부상이 생겼을 경우 보호 목적으로 사용할 수 있다.

2) 테이핑 전 확인할 사항

❶ 원위부 엄지손가락 사이 관절을 펼 때 통증을 확인한다.

❷ 원위부 엄지손가락 사이 관절의 불안정성을 확인한다.

3) 테이프 재단 방법

테이프 가운데를 잘라 얇게 사용하며 손바닥 쪽 먼쪽 손가락에서 부터 시작해 원위부 손가락 관절을 지나 손바닥 쪽 중위부 손가락으로 테이핑을 재단한다.

4) 테이핑 적용 방법

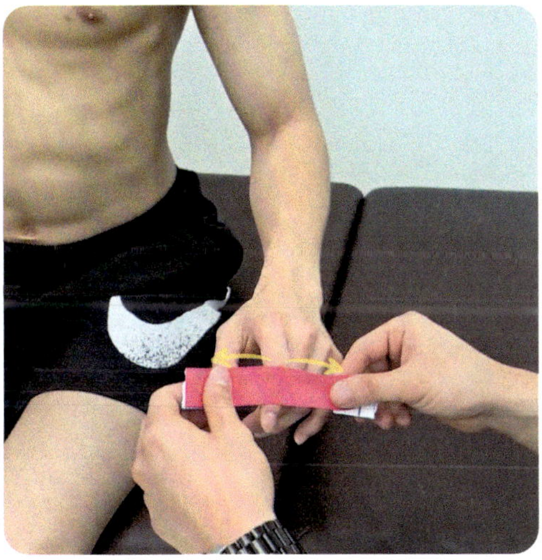

시작점: 통증이 있는 손가락 관절 위에 마디에서 진행하며 손등 방향에 테이프 중앙을 부착한다.

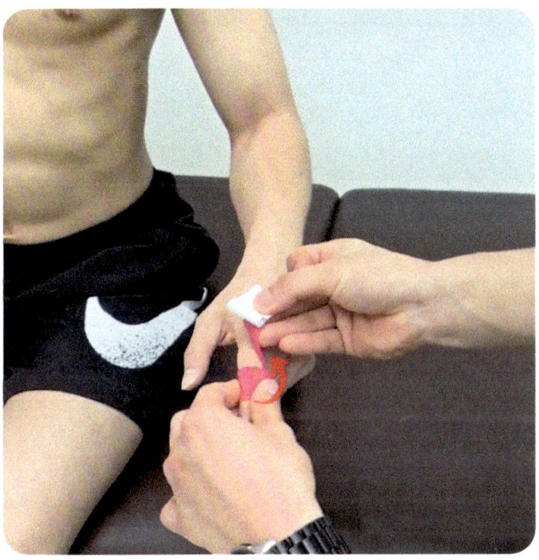

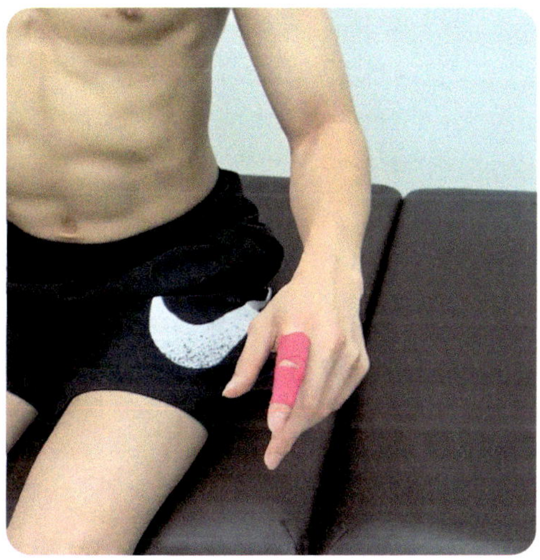

진행방향: 통증이 있는 관절 부위를 감싸 내려오며 테이핑을 진행한다.

테이핑 장력 설정 방법: 통증이 있는 관절 부위를 감쌀 때 장력을 넣어주고 관절을 지나 아래 마디에서는 장력을 줄여준다.

추가 또는 고정용 테이핑 방법: 통증 강도에 맞춰 2회 반복해 부착한다.

몸통, 허리

몸통 움직임의 이해

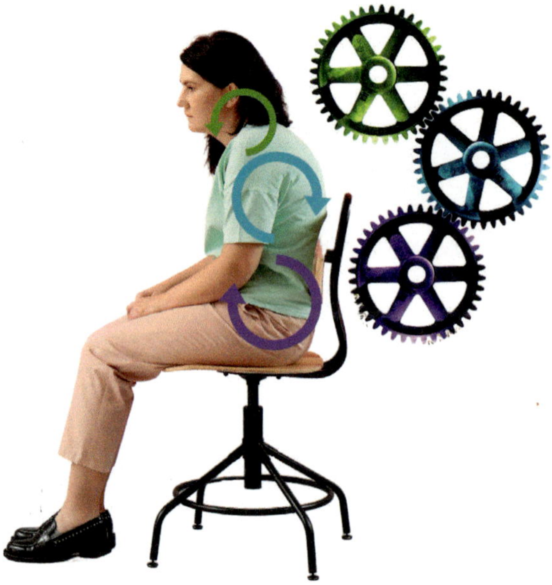

걷고, 뛰고, 던지거나 다양한 동작을 할 때 몸통은 이러한 동작을 원활하게 하기 위해 자연스럽게 펴고, 구부리고, 옆으로 움직이고, 회전한다. 이러한 움직임을 수행할 때 척추는 목(경추), 등(흉추), 허리(요추) 중 한 부위만 움직이는 것이 아니라 모두 함께 움직임에 참여한다. 이는 위 그림과 같이 척추가 목에서 골반에 이르기까지 서로 연결되어 있기 때문이다.

요통은 척추의 특정 부위(일반적으로 L3-5 수준)의 불안정성으로 인해 발생하는 경우가 많으며, 흔히 통증과 불편감, 운동기능의 저하를 유발한다. 이상적으로는 척추의 모든 부분이 조화롭게 움직여야 하지만 개개인의 생활 패턴과, 근육의 불균형, 개인화된 패턴으로 인해 불균형이 발생하면 특정 부위는 덜 활용되고 다른 부위는 과도하게 긴장되어 문제를 일으킬 수 있다.

몸통 락킹 테이핑은 불안정성과 통증이 발생하는 부위를 파악하고 안정성을 제공하여 몸통의 굴곡, 구부림, 옆으로 이동 및 회전을 원활하게 하는 것을 목표로 하는 응용 기술이다. 이는 통증 레벨 혹은 불안정성이 있는 레벨에 정확하게 테이프를 붙임으로써 척추의 안정성을 높이고 자연스러운 움직임을 촉진한다.

몸통 회전

제한 락킹 테이핑

1) 적용 대상

과도한 몸통 회전 동작으로 인하여 허리에 부상이 생기거나, 반복적인 회전동작을 통해 몸통 동작 시 특정 허리 부위에 통증이 발생하는 경우 사용할 수 있는 테이핑 방법이다.

2) 테이핑 전 확인할 사항

몸통을 돌렸을 때 통증 및 불편감이 유발되는 범위와 척추 레벨을 확인한다.

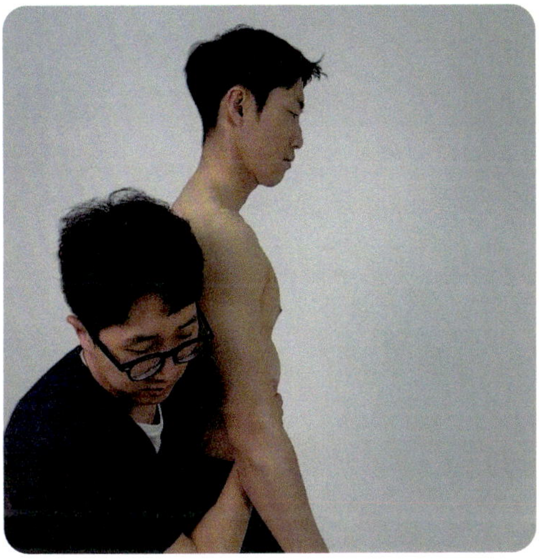

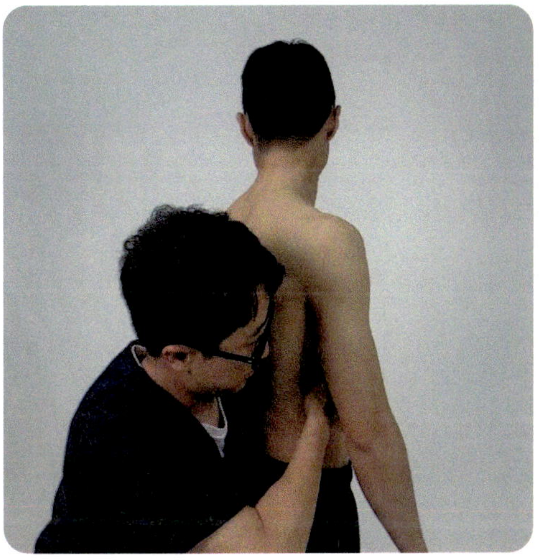

통증 레벨 확인 방법

시작전: 대상자 허리 회전 시 대략적인 허리 통증 위치를 확인한다.

❶ 시전자는 대상자 등 뒤에서 어깨로 대상자의 척추 라인을 고정하고 양팔로 고정시킨 레벨의 앞쪽을 손으로 고정한다.

❷ 고정 후 대상자는 허리를 천천히 회전한다.

❸ 통증이 발생하지 않았다면 한 레벨 올라가거나, 내려가 반복해서 허리 회전을 하며 통증 유발 레벨을 찾는다.

❹ 허리 통증 발생 시 어깨로 고정한 해당 레벨을 확인하고 통증이 유발되는 레벨보다 조금 위에서 테이핑 적용을 시작한다.

3) 테이프 재단 방법

❶ 허리 중앙에서 부착부위 반대방향으로 반 뼘 정도 길게 설정한다.

❷ 옆구리를 가로질러 복부 중심선까지 재단한다.

❸ 2장 준비한다.

4) 테이핑 적용 방법

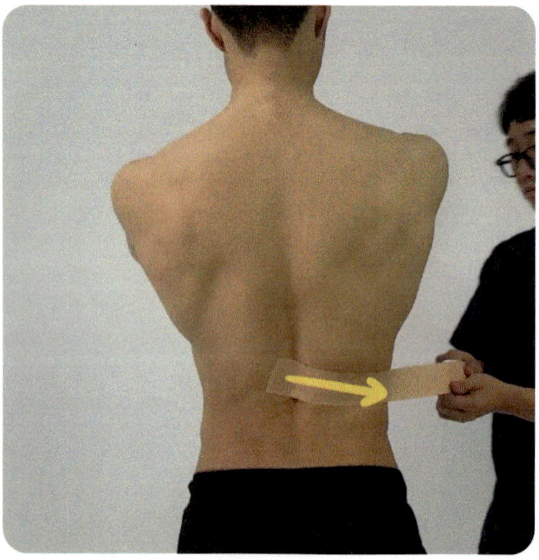

시작점: 해당 통증 레벨보다 한 레벨(척추뼈 한마디) 높은 부분의 척추 가시돌기를 살짝 넘어 시작한다.

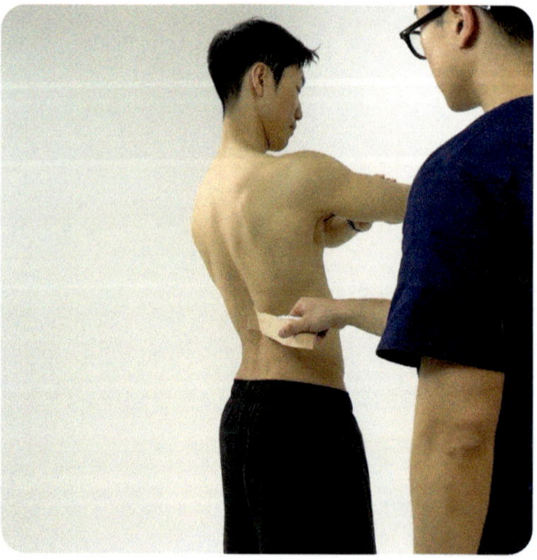

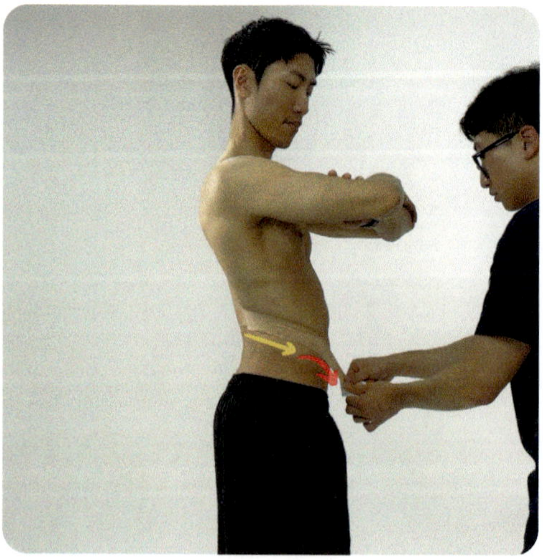

진행방향: 흉추 같은 경우 해당 갈비뼈 진행 방향으로 사선 아래로 내려가 옆구리를 지나 복부 쪽으로 내려가며 요추 같은 경우 대략 30도 정도 아래 방향으로 옆구리를 지나 복부 방향으로 향해 내려간다.

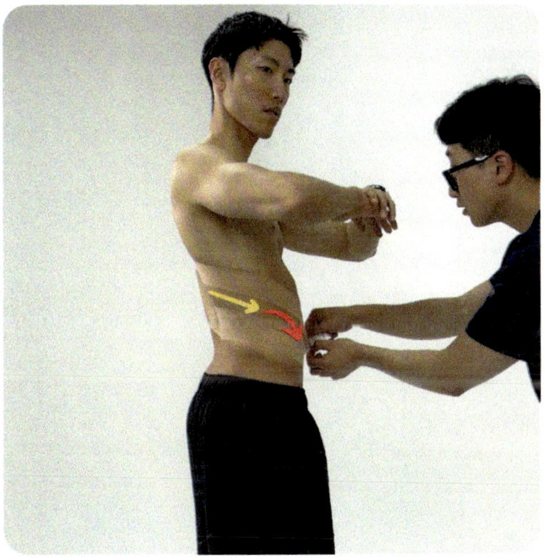

테이핑 장력 설정 방법: 옆구리까지는 장력 없이 내려가며 옆구리를 지난 후 대상자는 허리 통증 발생 전까지 허리를 동측으로 회전시킨다. 이때 대상자의 몸통 회전이 끌려올 정도로 테이프에 최대 장력을 주어 복부 쪽으로 진행해 테이프를 마무리한다.

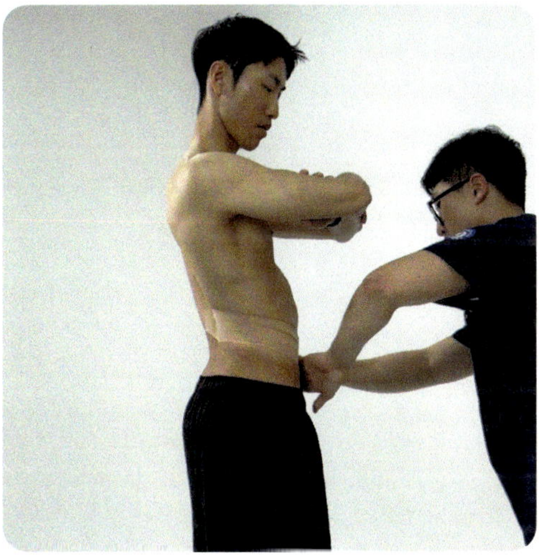

추가 또는 고정용 테이핑: 2회 정도 반복해 진행하며 고정용 테이핑은 따로 하지 않는다.

허리 폄

제한 락킹 테이핑

1) 적용 대상

몸통을 폄 시킬 때 특정 허리 부위에 뻐근하게 아프거나, 찌릿한 통증을 느껴지는 분들이 사용할 수 있는 락킹 테이핑 방법이다. 또한, 허리 폄에서 통증이 있는 분들은 고관절 전방경사 락킹 테이핑을 함께하는 것을 추천한다.

2) 테이핑 전 확인할 사항

몸통을 천천히 아래서부터 천천히 폈을 때 불편감이 발생하는 수준을 확인하거나 통증 발생 레벨을 확인한다.

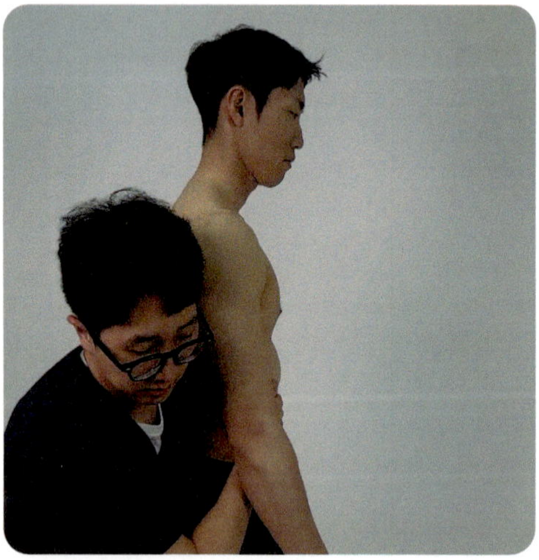

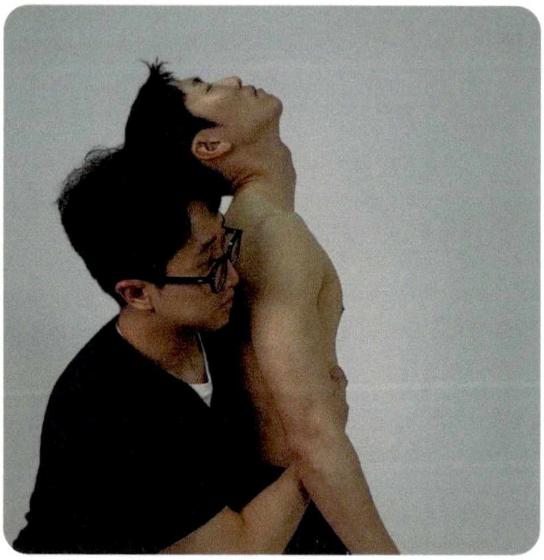

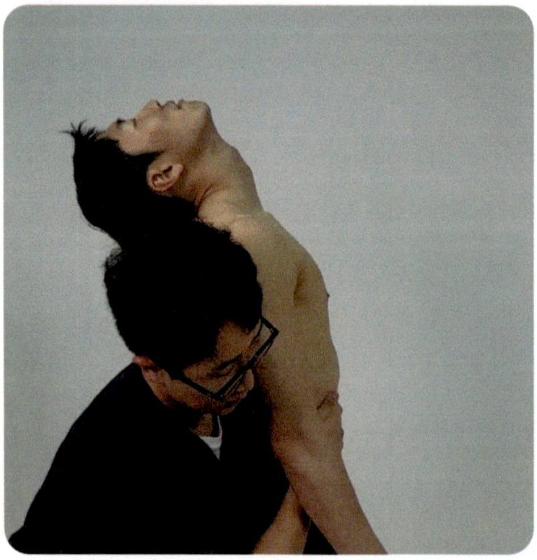

시작전: 허리를 펴보며 대략적인 통증의 유발 레벨(위치)을 파악한다.

❶ 어깨로 대상자의 대략적인 통증 발생부위 척추 라인을 막아준다.

❷ 대상자는 목에서부터 천천히 척추를 폄 시킨다.

❸ 어깨로 막은 해당 부위까지 폄 시켰을 때 통증이 발생하지 않는다면 아래 레벨로 내려가며 허리 폄시 통증 부위를 찾는다.

❹ 척추 편 통증이 발생하면 어깨로 고정한 레벨을 테이핑에 적용한다.

3) 테이프 재단 방법

❶ 통증 레벨 척추 중앙을 테이프 중앙으로 설정한다.
❷ 몸통을 한 바퀴 둘러 테이프를 재단한다.
❸ 2장 준비한다.

4) 테이핑 적용 방법

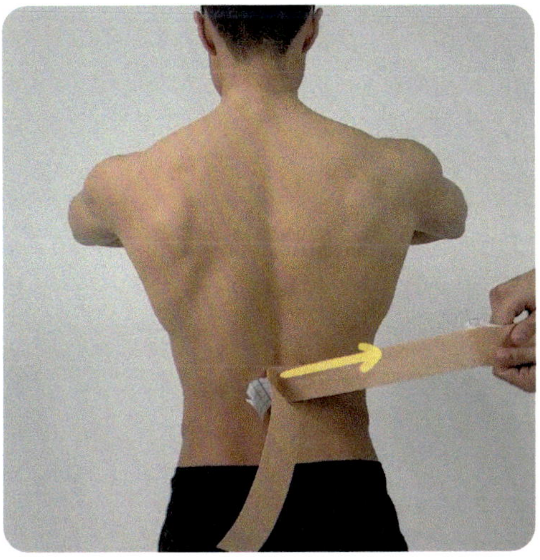

시작점: 허리 편 통증보다 한 레벨 위쪽에서 테이프 중앙을 붙여 준다.
진행방향: 위쪽 사선 30~45 각도 방향으로 진행하며 앞쪽 복부 중앙을 넘어서 마무리한다.

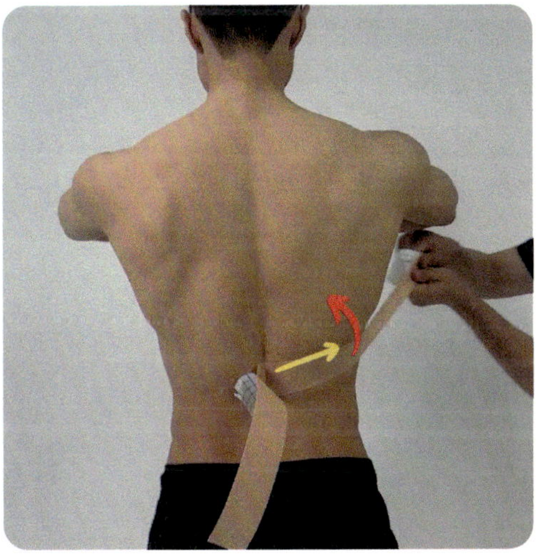

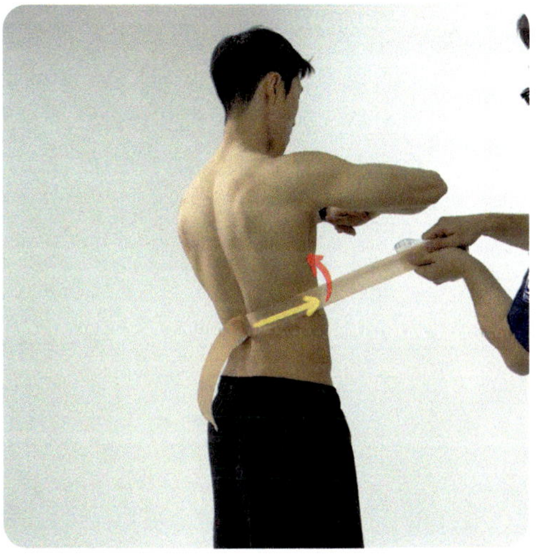

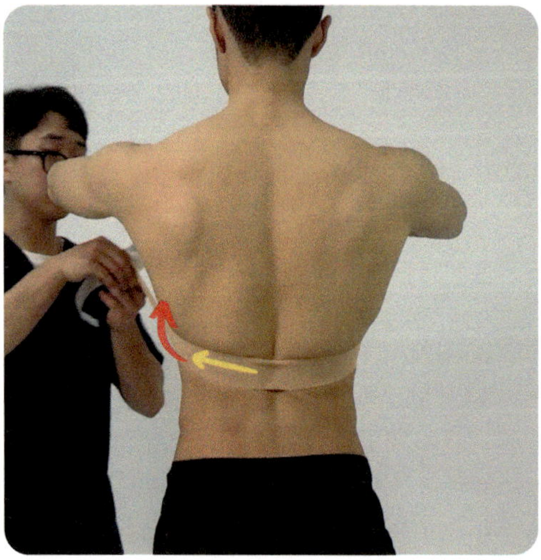

테이핑 장력 설정 방법: 옆구리까지는 장력 없이 진행하다가 옆구리 넘어서 최대 장력을 주어 동일하게 복부 중앙 넘어서 마무리한다.

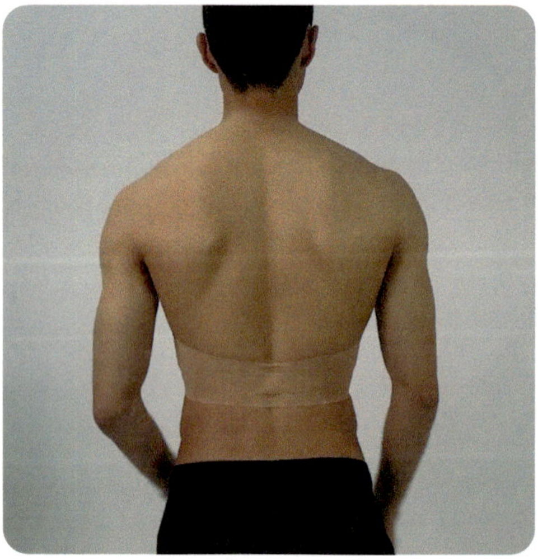

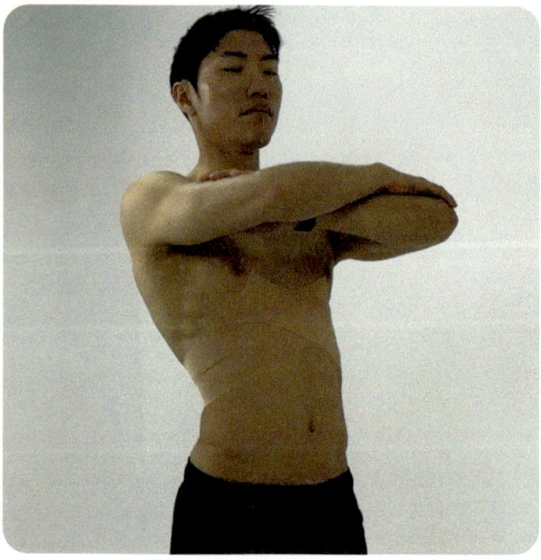

추가 또는 고정용 테이핑: 2장 정도 진행하며 각각의 테이핑을 각도를 살짝 다르게 설정해 진행해 준다.

허리 굽힘

제한 락킹 테이핑

1) 적용 대상

허리를 삔(염좌) 후 몸통을 구부리면 통증이 발생한다. 과도한 몸통의 굽힘 움직임을 제한하여 허리 굽힘 동작에 의한 통증을 완화하기 위하여 사용하는 테이핑 방법이다. 이는 골반의 후방경사 락킹 테이핑과 함께 사용하면 도움이 될 수 있다.

2) 테이핑 전 확인할 사항

대상자에게 목부터 허리까지 천천히 단계적으로 굽히도록 지시하며, 통증이 발생하는 신체 부위를 확인해야 한다.

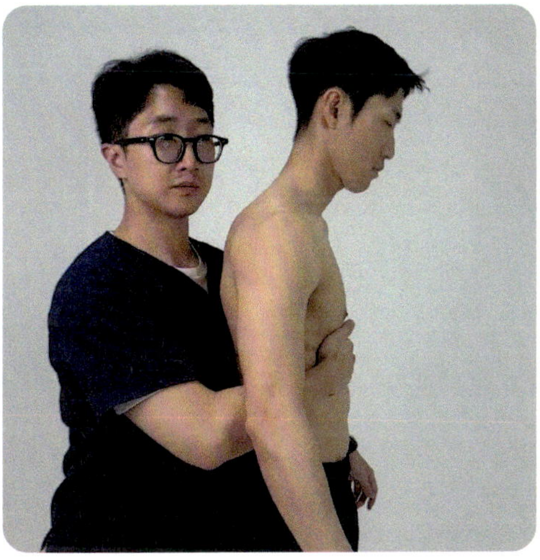

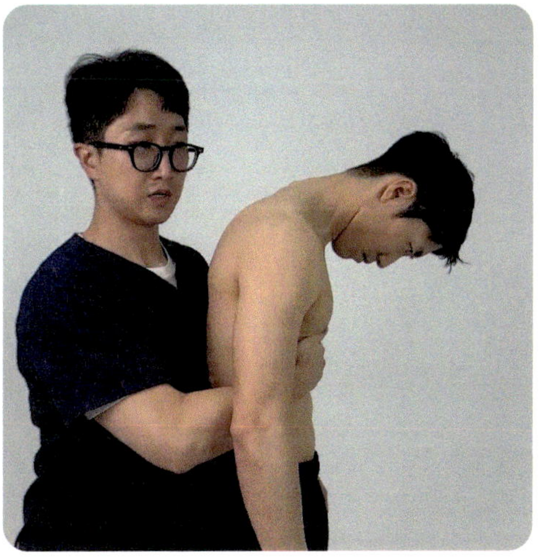

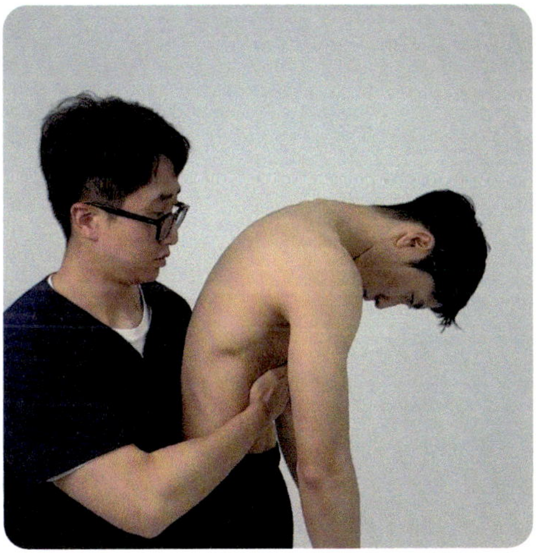

시작전: 대략적인 굽힘 통증 레벨을 찾아본 후 테스트를 진행한다.

❶ 어깨로 대상자의 대략적인 통증 발생부위 척추 라인을 막아주고, 손은 동일한 레벨의 앞쪽을 막아준다.

❷ 대상자는 목에서부터 천천히 척추를 굽힘 시킨다.

❸ 어깨로 막은 해당 부위까지 굽힘 시켰을 때 통증이 발생하지 않는다면 아래 레벨로 내려가며 허리 굽힘 시 통증 부위를 찾는다.

❹ 척추 굽힘 통증이 발생하면 어깨로 고정한 레벨을 테이핑에 적용한다.

3) 테이프 재단 방법

❶ 허리 중앙에서 부착부위 반대방향으로 반 뼘 정도 길게 설정한다.
❷ 옆구리를 가로질러 복부 중심선까지 재단한다.
❸ 4장 준비한다.

4) 테이핑 적용 방법

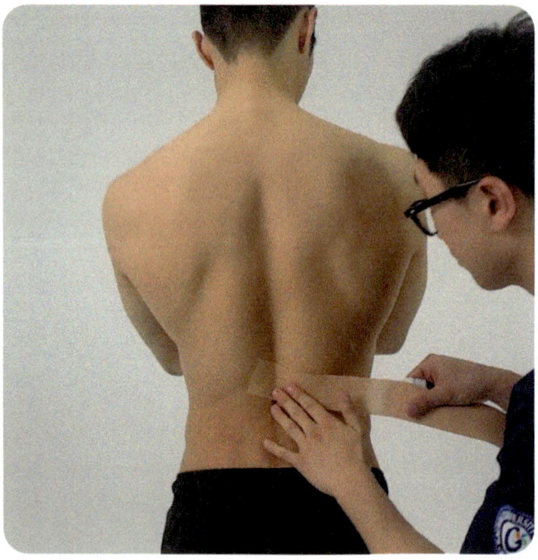

시작점: 허리 굽힘 통증보다 한 레벨 위쪽에서 테이프 중앙을 붙여 준다.

진행방향: 아래 사선 30~45 각도 방향으로 진행하며 앞쪽 복부 중앙을 넘어서 마무리한다.

테이핑 장력 설정 방법: 옆구리까지는 장력 없이 부착하다가 옆구리를 넘어서부터는 전면방향으로 최대 장력을 주어 동일하게 복부 중앙 넘어서 마무리한다.

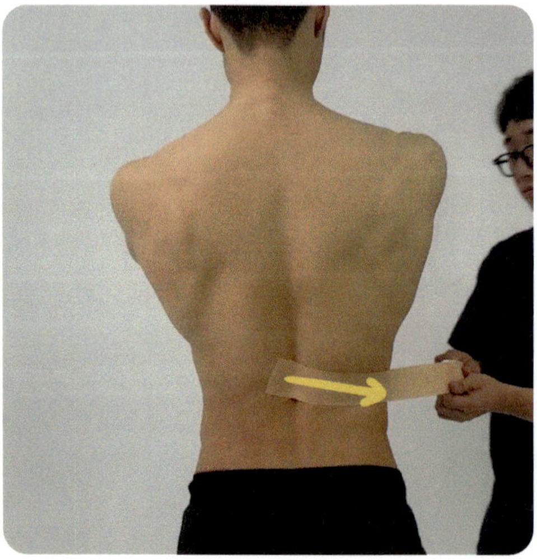

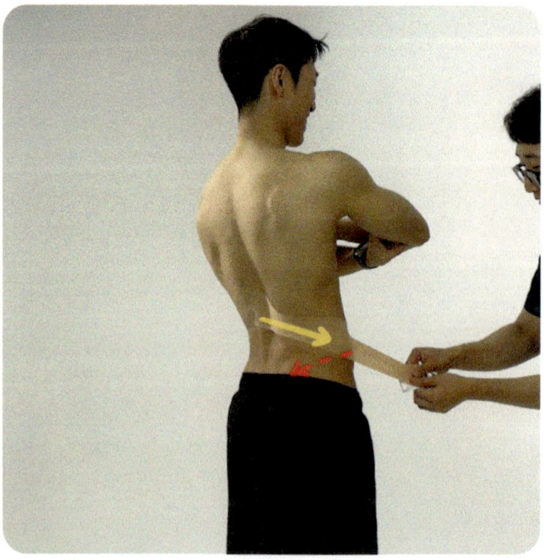

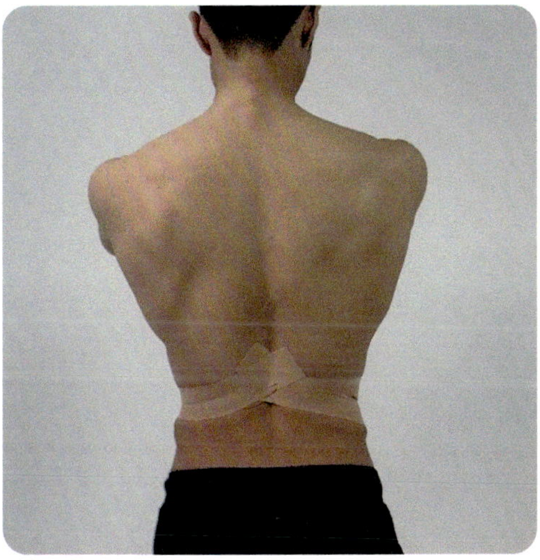

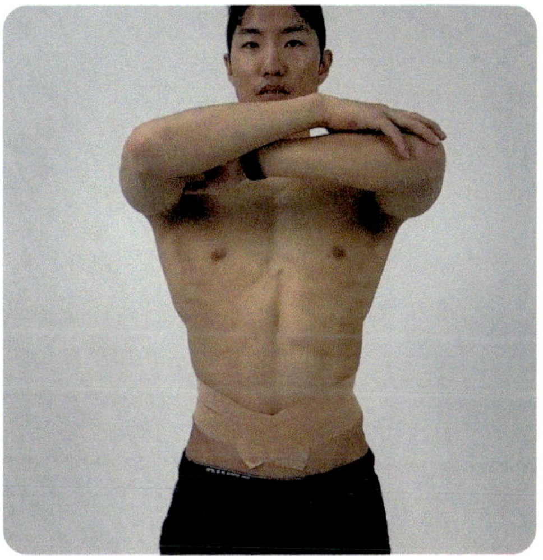

추가 또는 고정용 테이핑: 반대쪽도 동일하게 진행하며 각 2장씩 준비한다. 굽힘 시 저항 강도가 부족하면 사선의 각도를 조금 더 높게 설정하면 높은 강도의 락킹을 적용할 수 있다.

허리 옆굽힘

제한 락킹 테이핑

1) 적용 대상

허리 움직임에서 허리를 옆으로 구부릴 때 통증이 발생하는 분들이 사용하면 좋은 테이핑 방법이다.

2) 테이핑 전 확인할 사항

옆으로 굽힘 시 통증이 발생하는 척추 레벨을 파악한다.

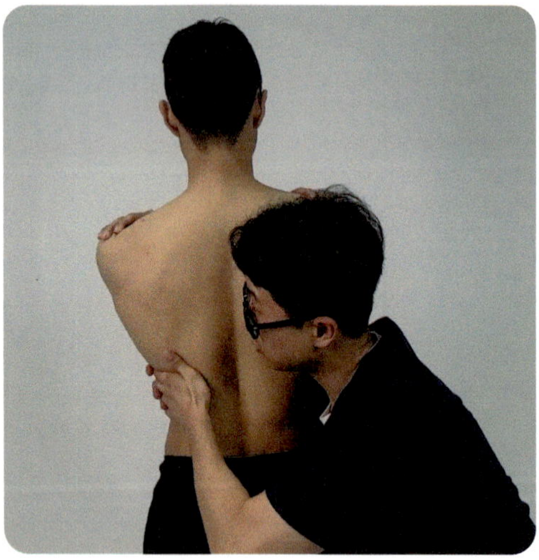

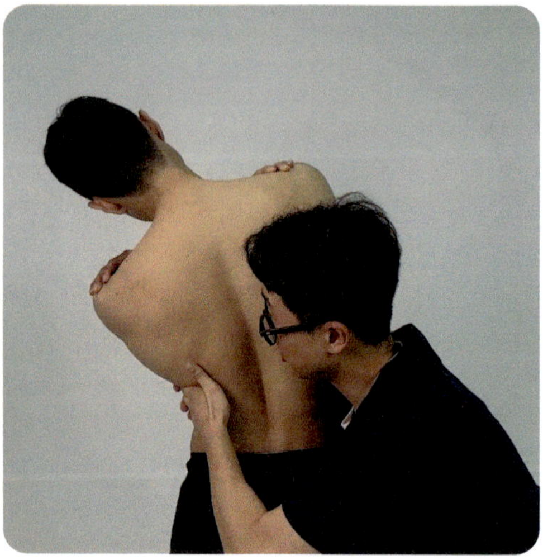

시작전: 대략적인 옆 굽힘 통증 레벨을 찾아본 후 테스트를 진행한다.

❶ 어깨와 손으로 대상자의 대략적인 통증 발생부위 척추 라인을 막아준다.
❷ 대상자는 목에서부터 천천히 척추를 옆굽힘 시킨다.
❸ 손과, 어깨로 막은 해당 부위까지 옆굽힘 시켰을 때 통증이 발생하지 않는다면 아래 레벨로 내려가며 척추 옆 굽힘 시 통증 부위를 찾는다.
❹ 척추 옆 굽힘 통증이 발생하면 발생 위 레벨을 적용자의 손이나 어깨로 고정하며 락킹 테이핑을 적용한다.

주의할 점: 흉추 부위는 갈비뼈가 있어 척추의 움직임을 제한하기에 유리하지만, 허리 부위는 연부 조직이 많아 주의해야 한다.

3) 테이프 재단 방법

❶ 허리 중앙에서 부착부위 반대방향으로 반 뼘 정도 길게 설정한다.
❷ 옆구리를 가로질러 복부 중심선까지 재단한다.
❸ 2장 준비한다.

보조 테이핑

❶ 반 뼘 정도의 테이프 2장을 준비한다.

4) 테이핑 적용 방법

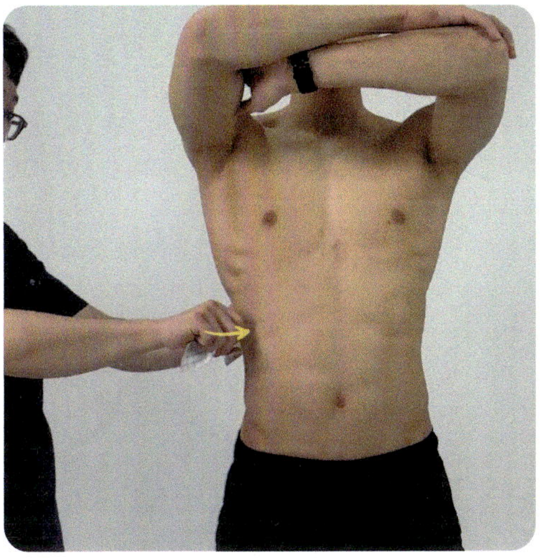

시작점: 통증이 발생하는 움직임 반대 방향의 해당 통증 레벨에서 시작하며 테이프의 중앙을 부착한다.

진행방향: 복부 쪽 방향은 사선으로 30~45도 위 방향으로 부착한다.

등쪽 방향은 사선으로 30~45도 아래 방향으로 부착한다.

테이핑 장력 설정 방법: 사선방향으로 올려 부착할 때 최대 장력을 주며, 복부 쪽과 등 쪽 모두 최대 장력으로 부착한다.

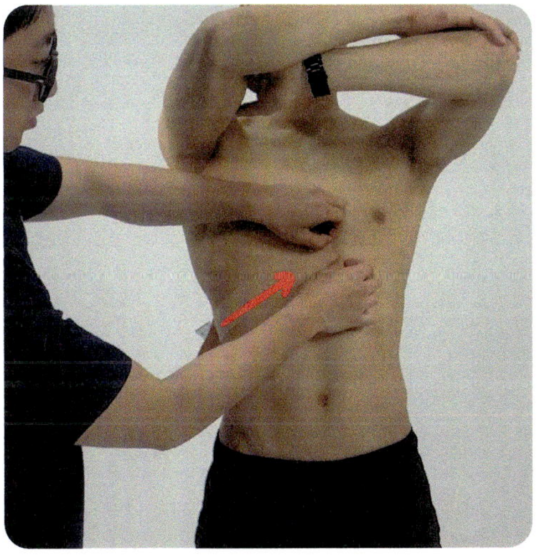

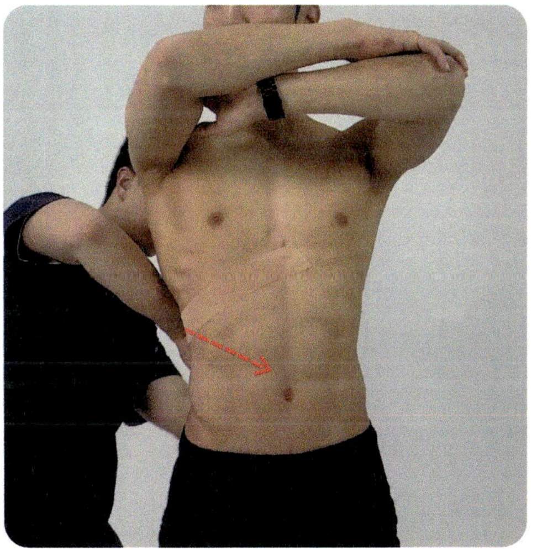

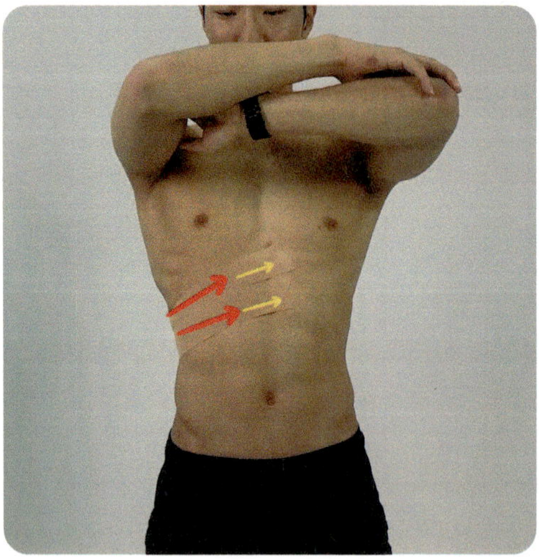

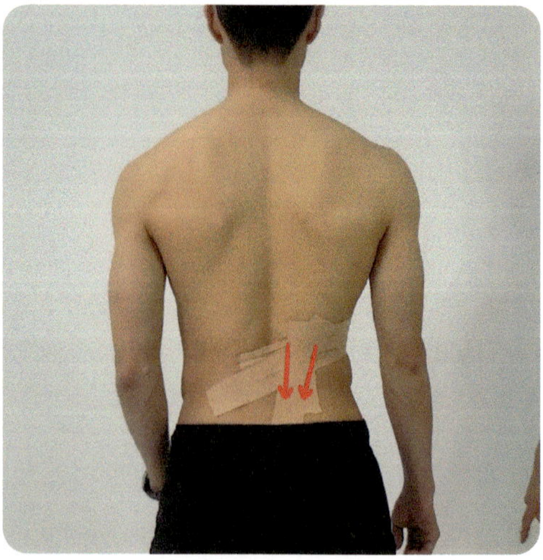

추가 또는 고정용 테이핑: 2장 추가해 부착시키며 허리 기립근 부위에 보조 테이핑을 장력을 주어 2장 적용시킨다.

골반

골반 정렬과 허리 통증과의 연관성

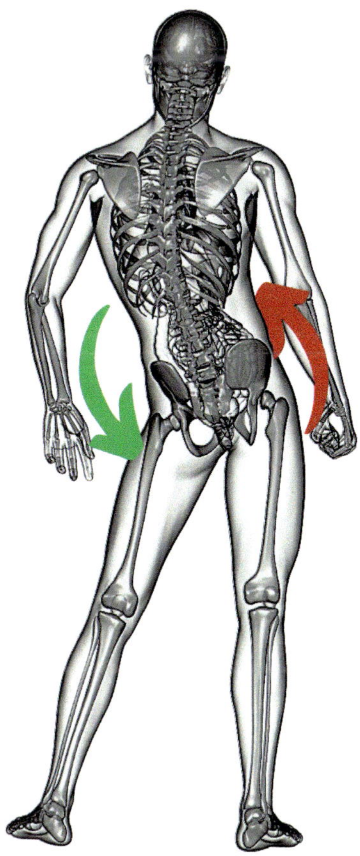

골반의 정렬은 허리 통증과 깊은 연관이 있다. 정상적인 골반 정렬은 척추와 하지에 대한 균형을 유지하며, 이를 통해 허리의 안정성을 유지한다. 그러나 골반의 비대칭이나 불균형은 허리 근육과 척추에 부하를 줄 수 있으며, 이로 인해 허리 통증이 발생할 수 있다.

예를 들어, 골반의 한 쪽이 다른 골반에 비해 상대적으로 높은 위치에 있다면, 척추는 그 방향으로 치우쳐져서 자세가 비틀어질 수 있다. 이로 인해 허리 근육에 불균형한 부하가 생기며, 오랜 기간 동안 이러한 자세가 지속되면 허리 통증이 발생할 가능성이 높아진다. 또한, 골반의 비대칭은 척추의 굴곡이 변형될 가능성을 높이며, 이는 허리 디스크의 손상을 초래할 수도 있다.

반면에, 골반의 정렬이 적절하다면 척추는 효과적으로 더욱 안정적인 위치에 놓이며, 허리 근육들은 균형적인 부하를 받게 된다. 이는 허리 통증을 예방하고, 효과적인 자세와 운동 패턴을 유지하는 데 도움이 된다.

따라서, 골반의 정렬과 허리 통증 사이에는 깊은 연결성이 있으며, 골반의 비대칭이나 불균형이 있는 경우, 이를 개선하는 것이 허리 통증 예방과 치료에 중요하다. 이를 위해서는 전문가의 도움을 받아 골반 정렬을 평가하고, 이를 개선하는 효과적인 운동과 치료 방법을 적용하는 것이 필요하다.

골반 후방 경사

제한 락킹 테이핑

1) 적용대상

골반의 과도한 후방 경사로 인한 주변 근육의 불균형과 허리의 불안정성이 허리 통증을 유발시키는 경우가 많이 있다. 주로 허리를 구부릴 때 허리통증이 있는 분 중 자신이 주로 비스듬하게 앉아 있는 좌식생활을 하거나 자세정렬에 문제가 있는 경우 이러한 골반 테이핑 방법이 유효하다.

2) 테이핑 전 확인할 사항

골반이 과도한 후방 경사로 인해 허리통증이 발생하는지 확인한다.

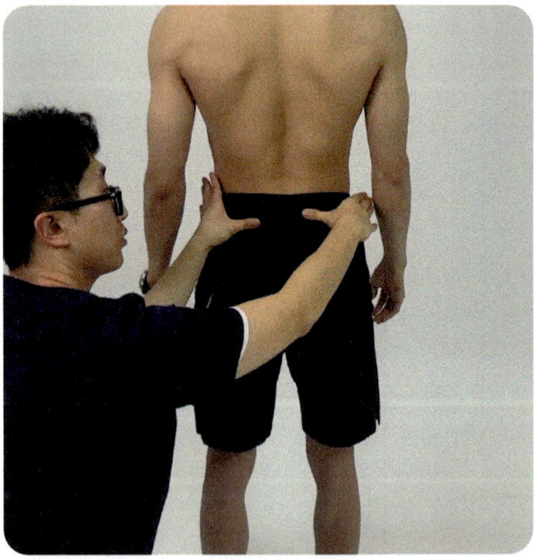

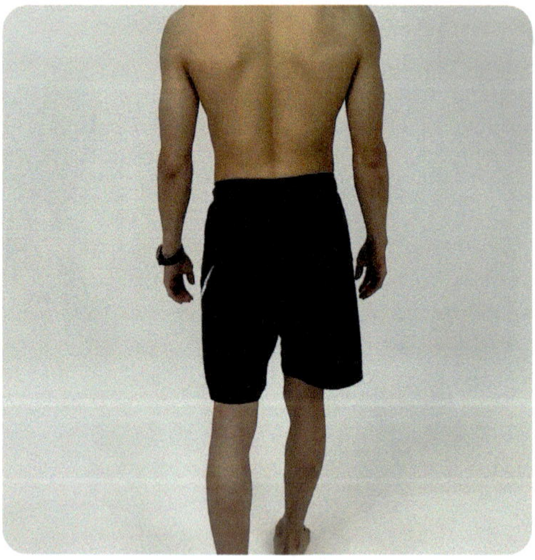

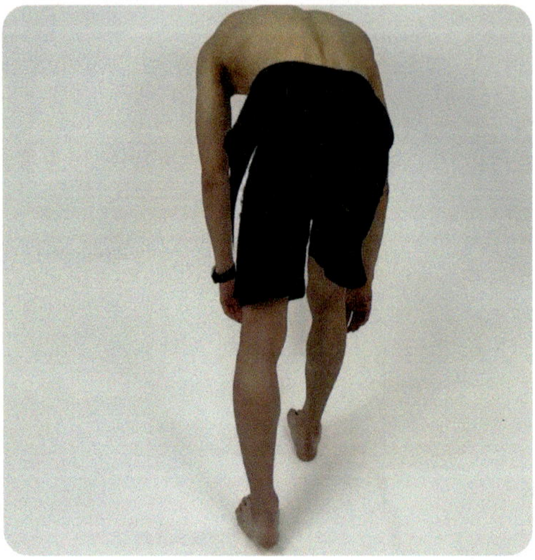

시작전: 허리 굽힘 시 통증이 발생하는 범위를 확인한다.

❶ 양쪽 위뒤장골가시(PSIS, posterior superior iliac spine) 레벨을 확인해 아래로 내려간(후방경사된) 골반 부위를 확인한다.

❷ 아래로 내려간 골반 부위의 다리를 뒤로 살짝 빼준다.

❸ 이 상태에서 허리를 굽힘시킨 후 통증의 경감과 가동범위를 확인한다.

3) 테이프 재단 방법

❶ 허리 뒤쪽 위뒤장골가시(PSIS, posterior superior iliac spine) 레벨 중앙에서부터 시작해, 골반능을 타고 내려와 허벅지 안쪽까지 재단한다.

❷ 2장 준비한다.

4) 테이핑 적용 방법

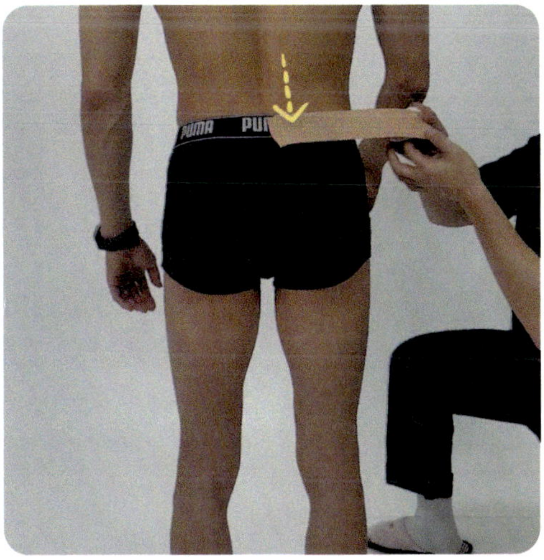

시작점: 아래로 내려간 위뒤장골가시(PSIS, posterior superior iliac spine)에서 시작한다.

진행방향: 위뒤장골가시(PSIS, posterior superior iliac spine)에서 앞쪽 골반능을 타고 내려가 대퇴골두 앞을 지나 허벅지 전면과 안쪽을 향해 진행한다.

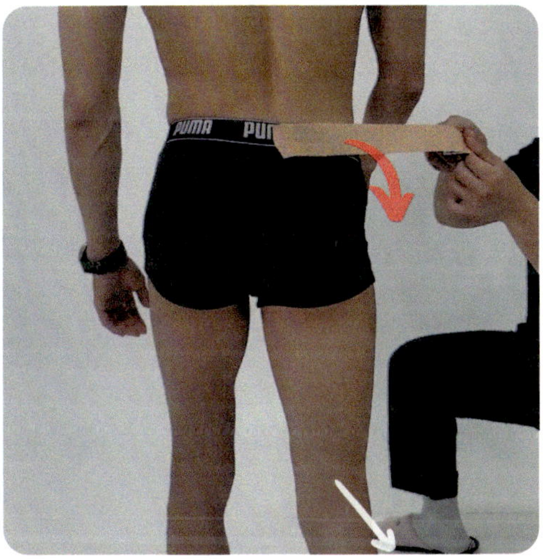

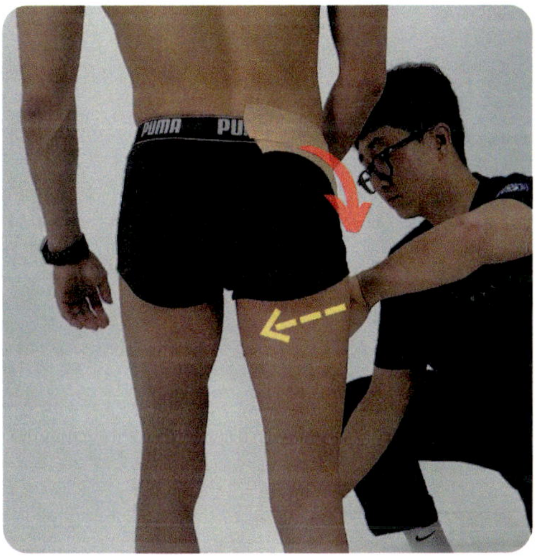

테이핑 장력 설정 방법: 골반능과 대퇴골두를 지나갈 때 테이프 장력을 주고, 허벅지 앞쪽부터는 장력을 줄여 허벅지 안쪽에서 부착한다.

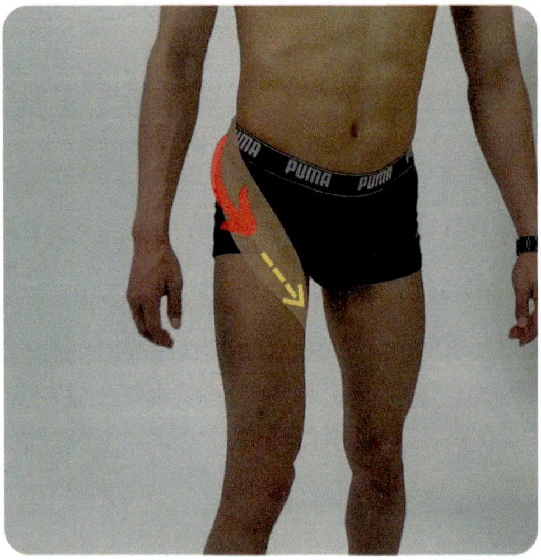

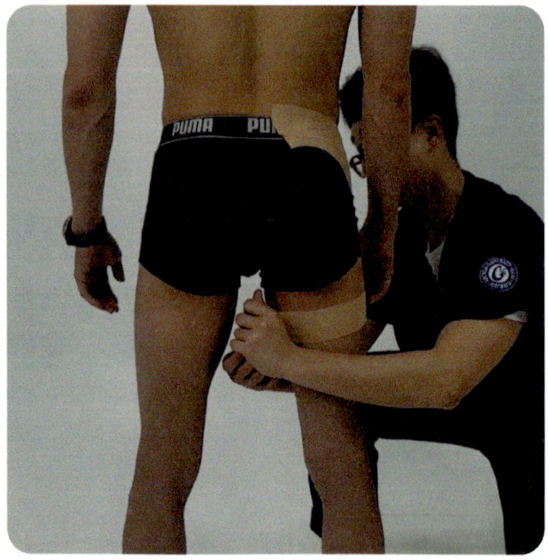

추가 또는 고정용 테이핑: 2번 반복해 진행하며, 허벅지 안쪽 테이프가 부착한 부위에 마무리 테이핑으로 한 바퀴 더 감아준다.

골반 전방 경사

제한 락킹 테이핑

1) 적용대상

허리에 과도한 전만 곡선을 가지고 있는 분들은 골반의 과도한 전방 경사를 가진 경우가 많이 있다 이 같은 경우 허리 관절이 일반인들보다 과도하게 펌 되어져 있는 경우가 많이 있으며 주로 허리를 펼때 과도한 허리 관절 압박력으로 통증이 느낄 가능성이 있다. 따라서 허리 폄 시 통증을 호소하는 분들이 하면 좋은 테이핑 방법이다.

2) 테이핑 전 확인할 사항

골반이 과도한 전방경사로 인해 허리 폄 통증이 발생하는지 확인한다.

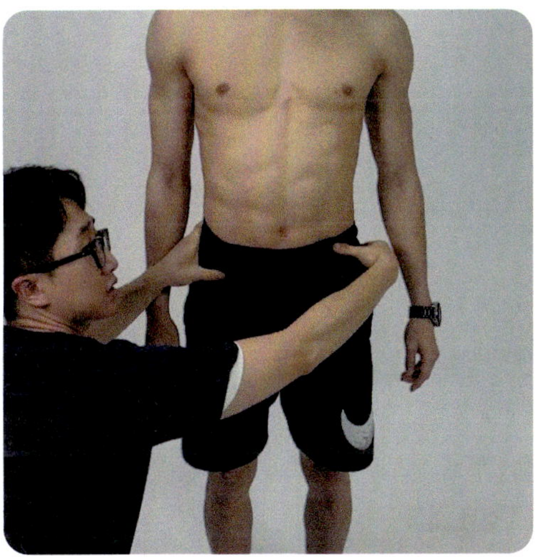

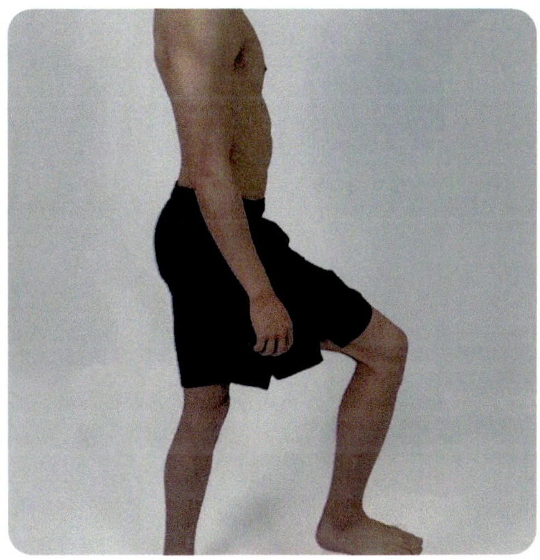

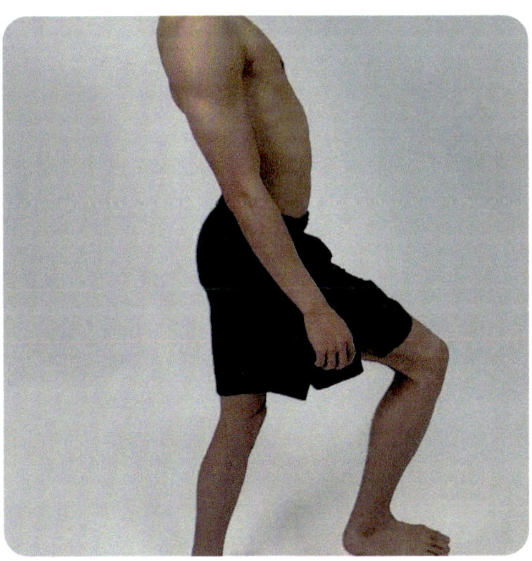

시작전: 허리 폄 시 통증이 발생하는 범위를 확인한다.

❶ 양쪽 위앞장골가시(ASIS, Anterior superior iliac spine) 레벨을 확인해 아래로 내려간(전방 경사된) 골반 부위를 확인한다.

❷ 아래로 내려간 골반 부위의 다리 아래 발 받침을 해준다.

❸ 이 상태에서 허리를 펌 시킨 후 통증의 경감과 가동범위를 확인한다.

3) 테이프 재단 방법

❶ 골반 앞쪽 위앞장골가시(ASIS, Anterior superior iliac spine) 레벨 중앙에서부터 시작해 골반능을 타고 고관절 대전자 위쪽을 지나 허벅지 안쪽까지 재단한다.

❷ 2장 정도 준비하며, 허벅지를 한 바퀴 두를 정도의 마무리 테이핑을 준비한다.

4) 테이핑 적용 방법

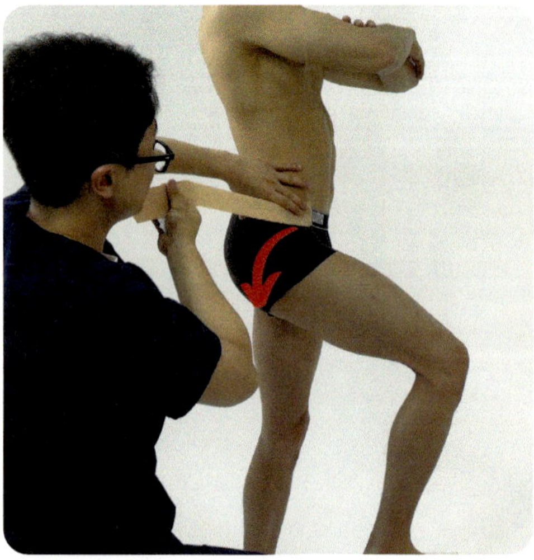

시작점: 아래로 내려간 위앞장골가시(ASIS, Anterior superior iliac spine)에서 시작한다. 시작점에 부착 후 대상자는 발 받침에 발을 올려 준다.

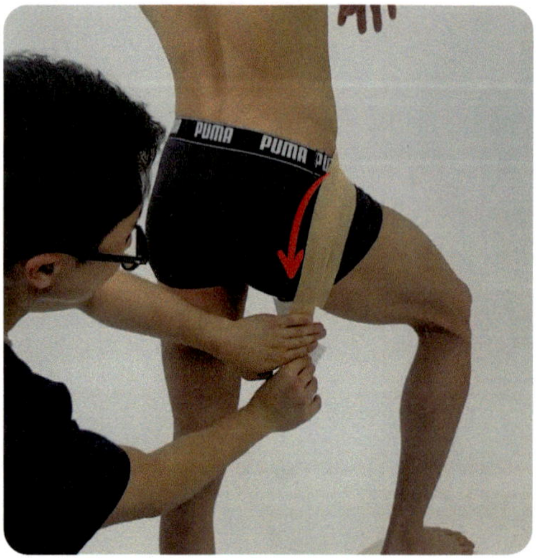

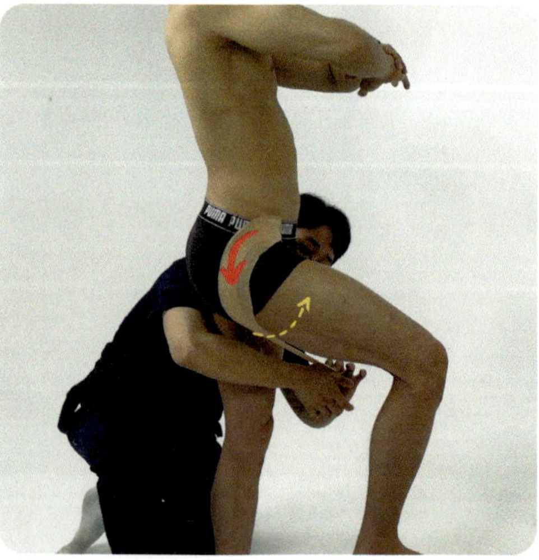

진행방향: 위앞장골가시(ASIS, Anterior superior iliac spine)에서 뒤쪽 골반능을 타고 내려가 대퇴골두 뒤을 지나 좌골결절을 통과해 허벅지 뒤쪽을 돌아 허벅안쪽에서 마무리한다.

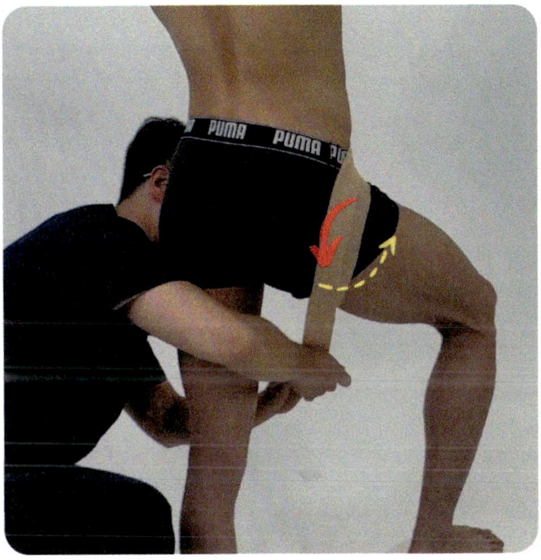

테이핑 장력 설정 방법: 위앞장골가시(ASIS, Anterior superior iliac spine)에서 뒤쪽 골반능을 타고 내려갈 때 장력을 주고 좌골결절을 지난 후 부터는 장력을 풀어 허벅지 안쪽에서 마무리한다.

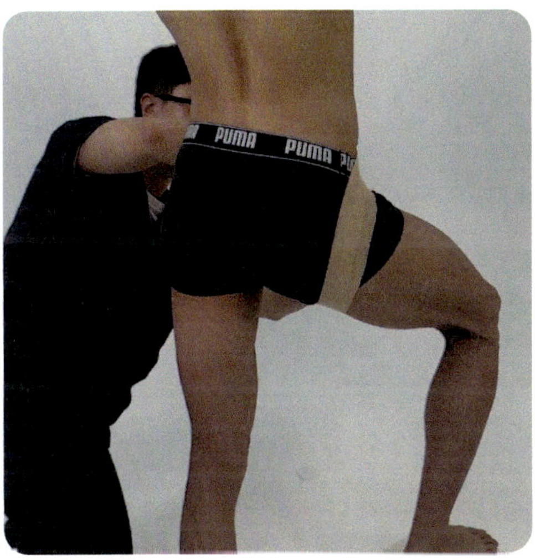

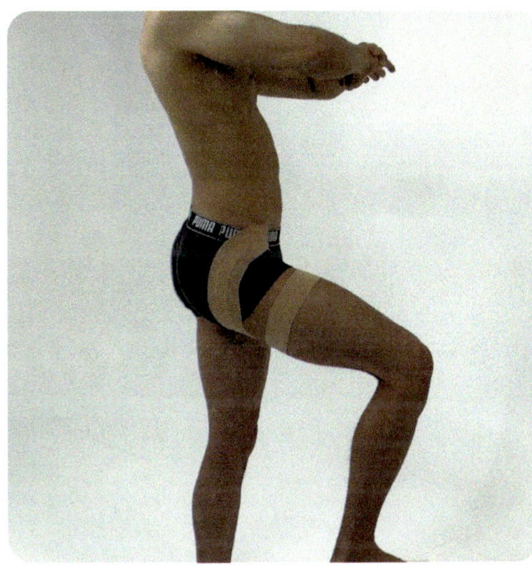

추가 또는 고정용 테이핑: 2번 반복해 진행하며 허벅지 쪽에서 한 바퀴 돌려 고정용 테이핑을 진행한다.

고관절 굽힘

도움 락킹 테이핑

1) 적용대상

반복적인 고관절 굽힘이 일어나는 사이클이나 등산과 같은 스포츠 활동중 고관절 앞쪽 부위에 불편한 통증이 있는경우 고관절 찝힘 증후군이 나는 경우가 있다 이같은 경우 고관절을 굽힘 서포팅 해주는 테이핑이 도움을 줄 수 있다.

2) 테이핑 전 확인할 사항

❶ 고관절 굽힘 시 날카로운 충돌 통증이 발생하는지 확인한다.
❷ 고관절 굽힘의 제한이 동반되는지 확인한다.

3) 테이프 재단 방법

무릎 안쪽에서부터 시작해 허벅지를 가로질러 대퇴부의 대전자까지 재단한다.

4) 테이핑 적용 방법

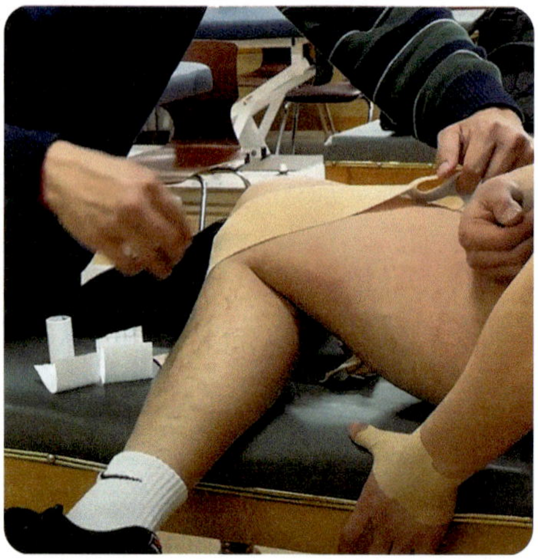
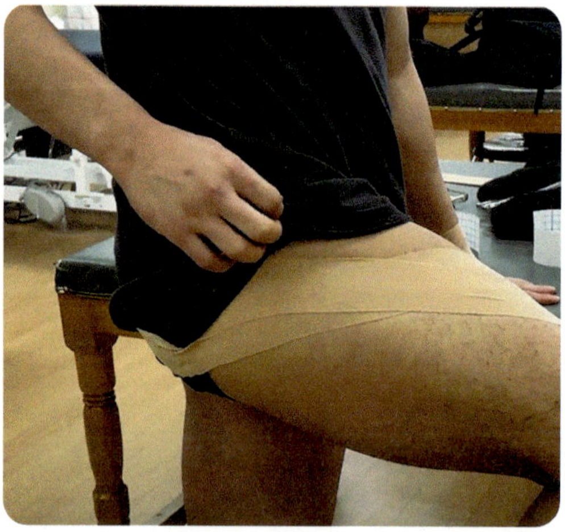

❶ 무릎 내측에서 시작해 허벅지 중앙을 지나 외측 엉덩이 방향으로 테이핑 적용을 진행한다.
❷ 대상자의 자세는 무릎과 고관절을 굽힌 상태에서 진행한다(전체적인 장력을 주기 위해).
❸ 테이핑은 대전자를 지나 엉덩이 중간부의 약간 앞에서 마무리한다.

무릎

무릎굽힘 - 무릎뼈 도움 락킹 테이핑

1) 적용대상

보행 시 무릎을 구부리는 동작에서 무릎 통증을 호소하는 경우나 혹은 앉을 때 무릎에 통증이 발생하는 경우 테이핑을 진행한다.

2) 테이핑 전 확인할 사항

의자에 걸터 앉아 무릎 굽힘 시 불편감을 확인한다.

3) 테이프 재단 방법

무릎뼈 보조 테이프

- 무릎을 90도로 굽힌 상태에서 무릎뼈 위쪽 중앙을 기준으로 한쪽은 종아리뼈 머리까지, 한쪽은 무릎 내측 중앙까지 재단한다.

보강 테이프

- 정강이 앞 돌출된 뼈 위에 시작한다.
- 종아리를 한 바퀴 둘러 시작점에서 끝을 측정해 재단한다.

4) 테이핑 적용 방법

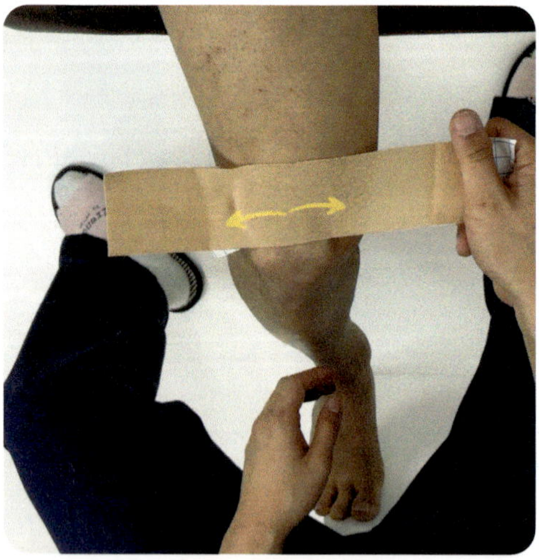

시작점: 무릎뼈 바로 위쪽에서 테이프 중앙을 부착한다.

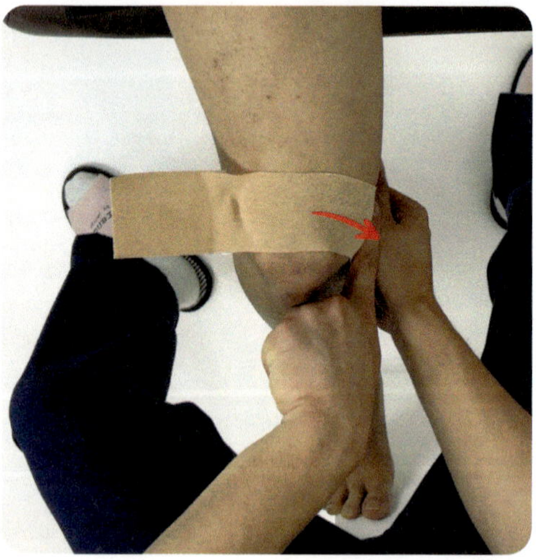

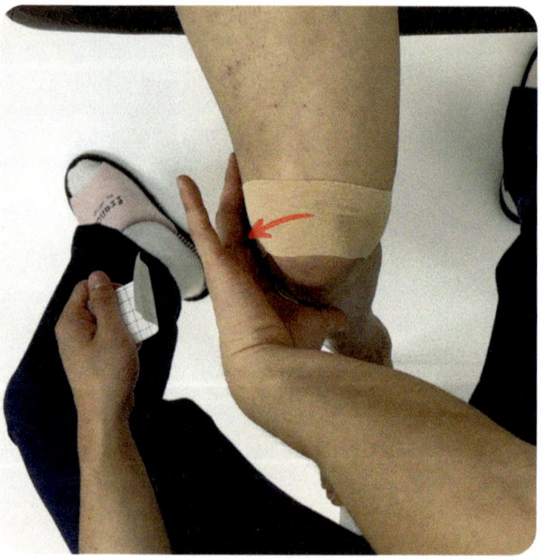

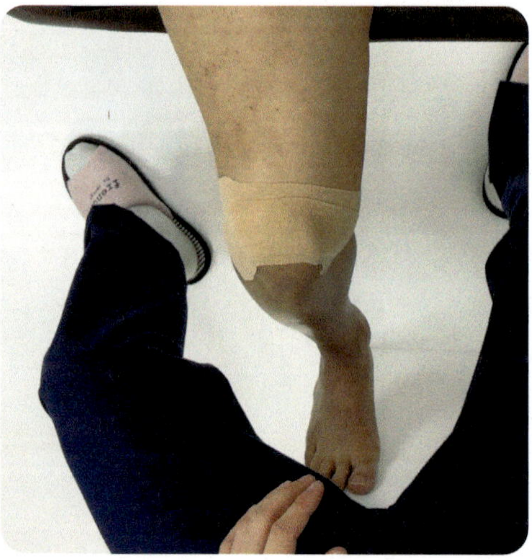

진행방향: 안쪽 테이프를 장력을 주어 무릎관절 안쪽 중앙에 부착하고 바깥쪽 테이프를 장력을 주어 정강뼈 머리까지 부착한다.

테이핑 장력 설정 방법: 시작점에서부터 장력을 주어 테이프를 부착한다.

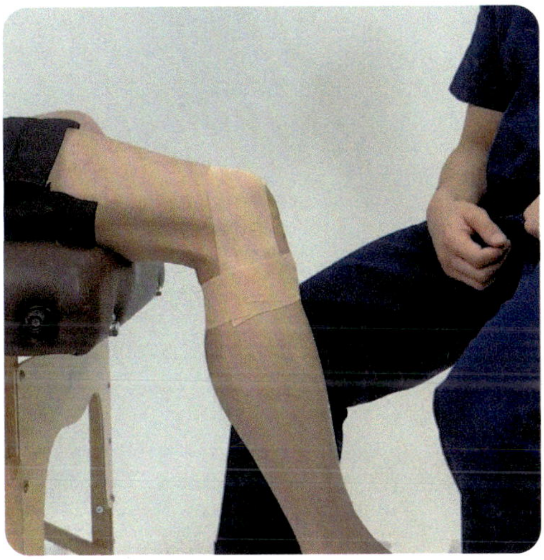

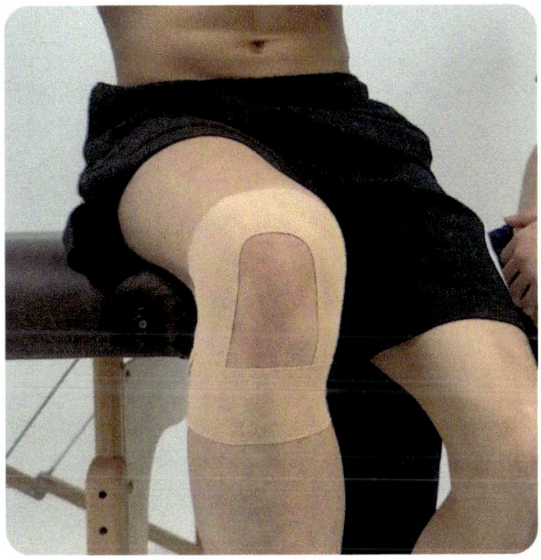

추가 또는 고정용 테이핑 방법: 무릎뼈 아래 지점과 정강이 앞 돌출된 뼈 사이에 50% 장력으로 종아리를 둘러 시작점을 겹쳐 부착한다.

무릎

경골 내측 돌림 도움 테이핑

1) 적용대상

이 테이핑은 무릎 관절의 비정상적인 압박력 제거 및 무릎 굽힘 시 무릎의 정상적인 생체역학을 회복해 통증을 경감시킬 수 있다. 평소 무릎에 관절염을 앓고 있는 분들이나, 앉을 때 주로 무릎에 통증을 호소하는 사람들에게 적용할 수 있는 테이핑이다. 이는 무릎 굽힘 도움 락킹법으로 응용할 수 있다.

2) 테이핑 전 확인할 사항

검사방법

앉을 때 무릎 통증이 발생하는 대상자에게 진행한다.

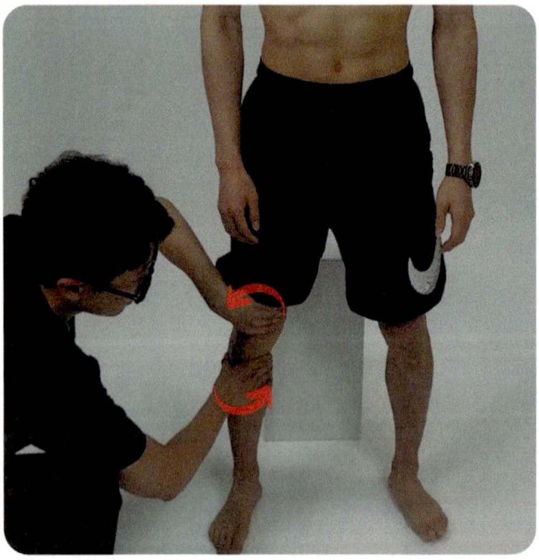

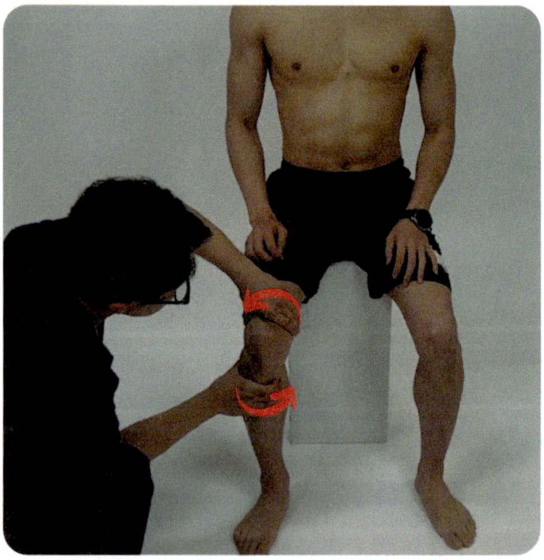

시작전: 무릎 굽힘시 통증이 있는지 확인한다.

❶ 검사자는 서 있는 대상자의 경골을 안쪽으로, 대퇴부를 가쪽으로 돌리는 힘을 가한다.

❷ 돌리는 힘을 유지하며 대상자를 의자에 앉게 했을 때 통증이 경감되는지 확인한다.

3) 테이프 재단 방법

❶ 경골 조면에서 시작해 무릎 안쪽으로 돌려 오금 뒤쪽을 지나 무릎을 한 바퀴 감아 허벅지 중앙으로 넘어간다.

❷ 2장 준비한다.

4) 테이핑 적용 방법

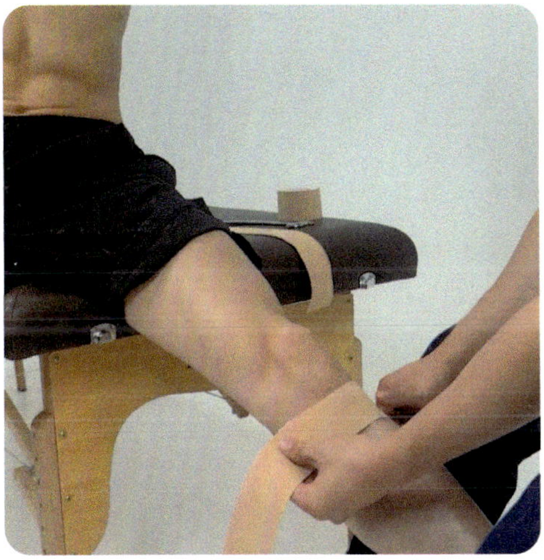

시작점: 경골 조면에서 시작한다.

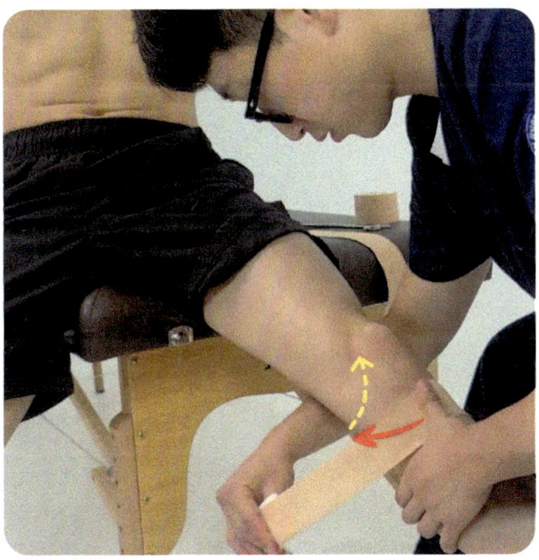

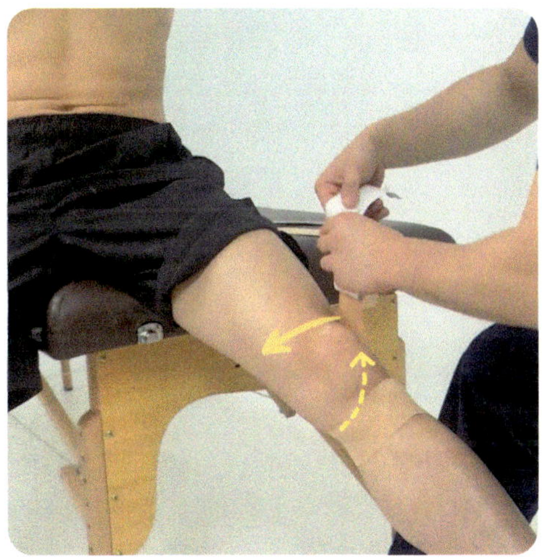

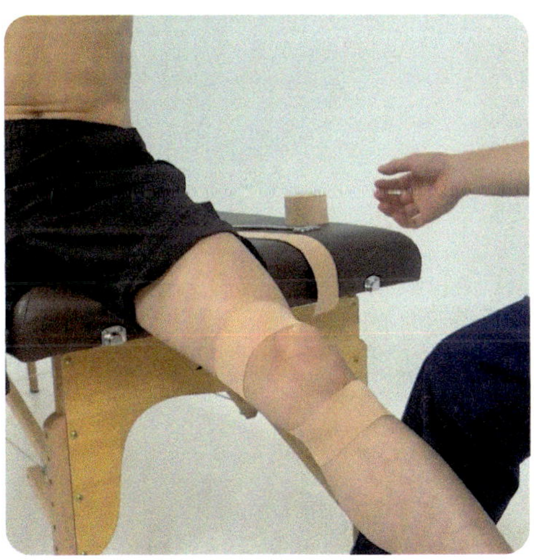

진행방향: 경골 조면에서 무릎 안쪽을 지나 허벅지 뒤를 돌려 무릎뼈위 허벅지 중간으로 진행한다.

테이핑 장력 설정 방법: 경골 조면에서 무릎 안쪽 면까지 최대 장력을 주고, 이후 오금을 지나 허벅지 앞으로 넘어올 때는 장력을 줄여서 부착한다.

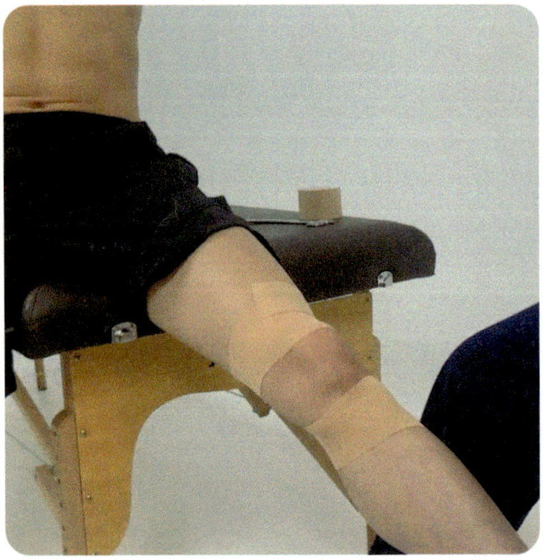

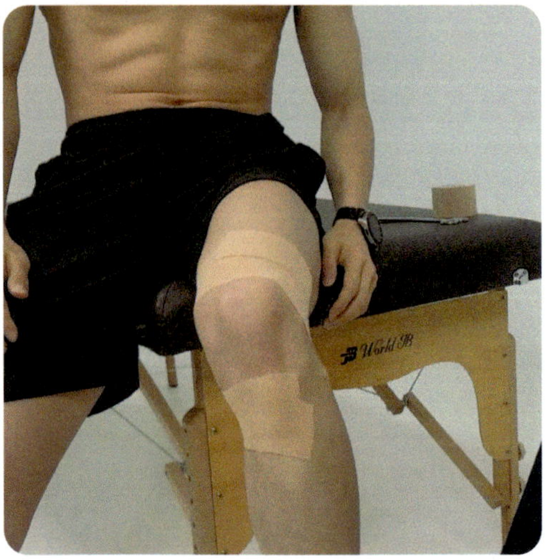

추가 또는 고정용 테이핑: 2회 반복해서 진행한다.

무릎 폄

무릎 뼈 도움 락킹 테이핑

1) 적용대상

무릎 폄 시 관절의 불안정성을 호소하거나, 통증이 발생하는 경우에 적용하면 좋은 테이핑이며, 전방십자인대 재건술을 받거나 부상 환자들이 호소하는 무릎 폄 불안정성에 적용하기 좋은 테이핑법이다.

2) 테이핑 전 확인할 사항

의자에 걸터 앉아 무릎 폄 시에 발생하는 불편감을 확인한다.

3) 테이프 재단 방법

❶ 무릎뼈 아래와 경골 거친면 위 사이를 테이프 중간으로 설정한다.
❷ 한쪽면은 무릎안쪽을 지나 허벅지 중간까지, 한쪽 면은 무릎 가쪽 면을 지나 허벅지 중간까지 설정해 테이프를 재단한다.
❸ 2~3개 정도의 테이프를 준비한다.

4) 테이핑 적용 방법

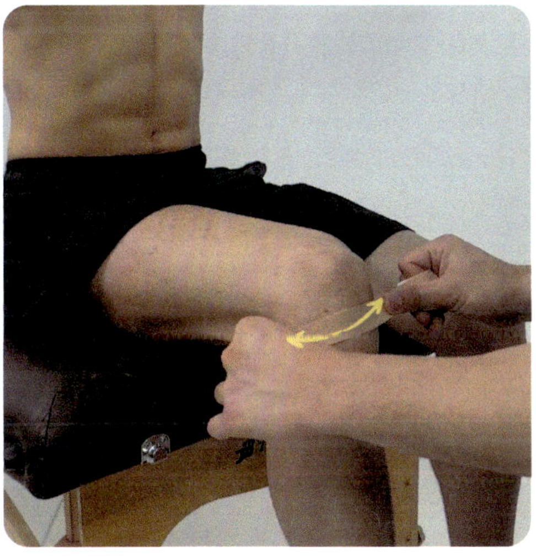

시작점: 무릎뼈 아래에서 테이프 중앙을 부착한다.

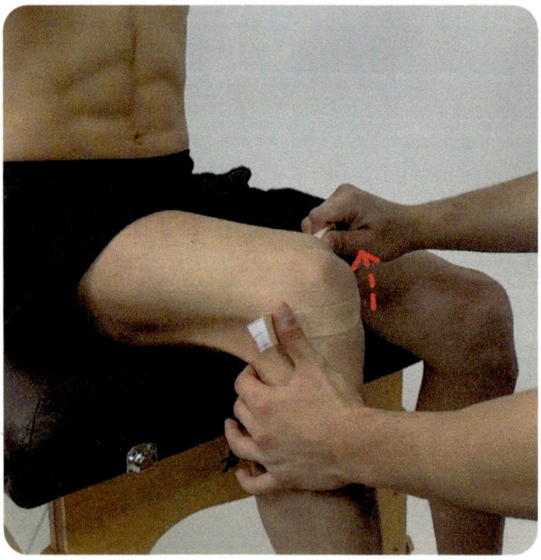

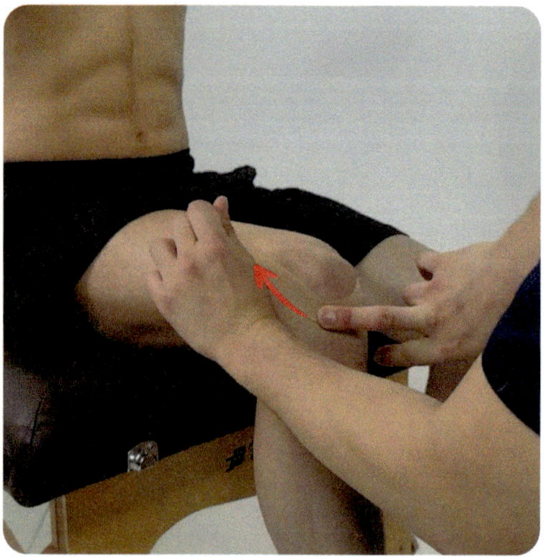

진행방향: 안, 가쪽 모두 무릎뼈 안쪽과 가쪽을 감싸 허벅지 위 방향으로 진행한다.

테이핑 장력 설정 방법: 무릎뼈 옆면을 지나 허벅지에 부착할때 까지 장력을 유지한다.

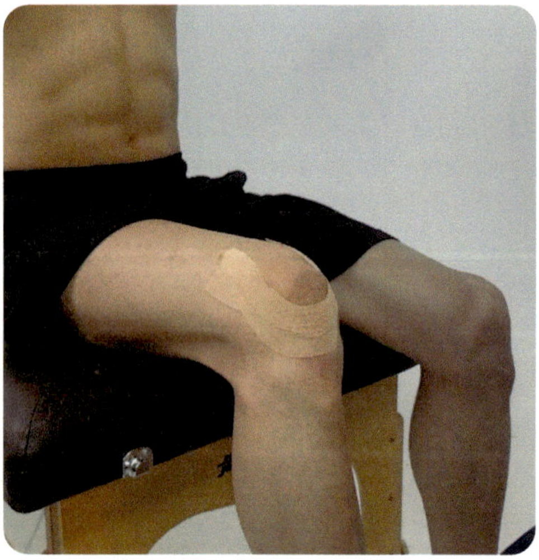

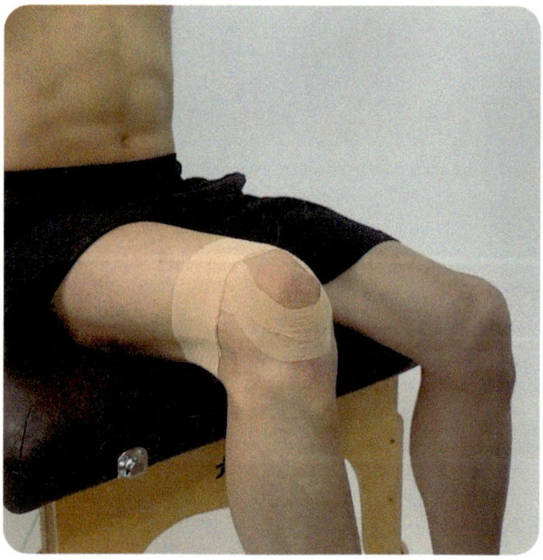

추가 또는 고정용 테이핑 방법: 2회 추가 테이핑해 주고 허벅지에서 마무리 테이핑을 한다.

무릎

경골 전방 제한 락킹 테이핑

1) 적용대상

무릎 폄 시 관절의 불안정성을 호소하거나, 통증이 발생하는 경우에 적용하면 좋은 테이핑이며, 전방십자인대 재건술을 받거나 부상 환자들이 호소하는 무릎 폄 불안정성에 적용하기 좋은 테이핑법이다.

2) 테이핑 전 확인할 사항

의자에 걸터 앉아 무릎 폄시 불편감 확인한다.

3) 테이프 재단 방법

무릎뼈 아래에서 무릎 앞쪽을 감쌀 만큼 테이프를 재단한다.

4) 테이핑 적용 방법

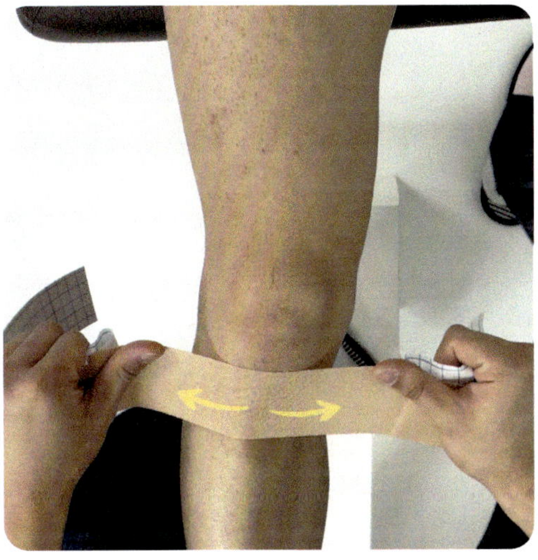

시작점: 무릎뼈 아래에서 테이프 중앙을 부착한다.

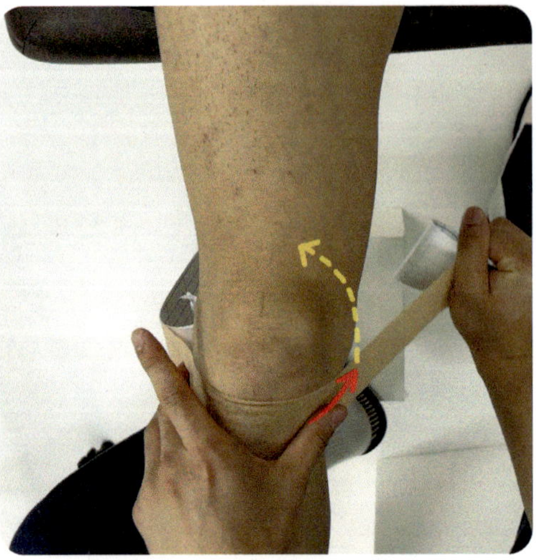
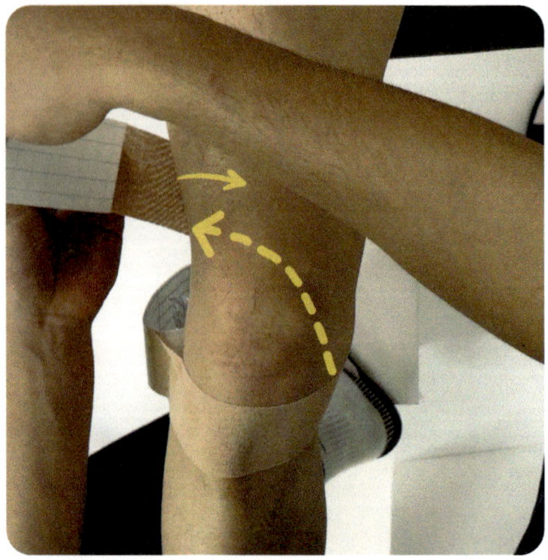
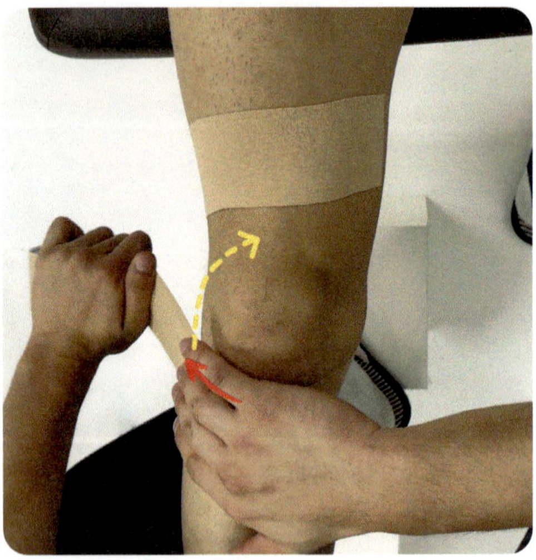
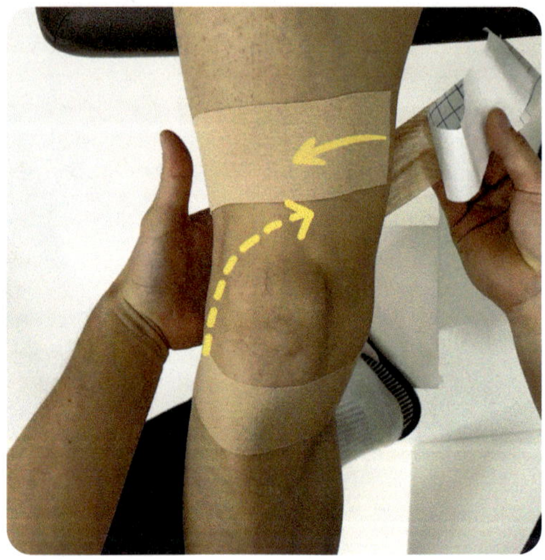
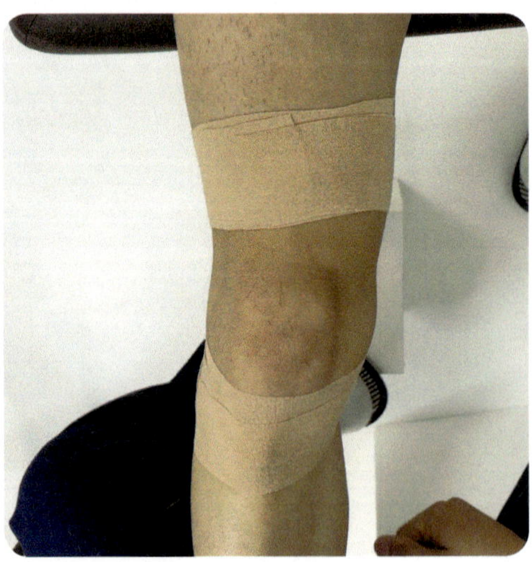

진행방향: 안쪽테이프는 무릎 안쪽을 지나 허벅지 뒤쪽으로 돌려 앞쪽에 부착시키고, 가쪽테이프는 무릎 가쪽을 지나 허벅지 뒤쪽으로 돌려 앞쪽 허벅지에서 마무리한다.

테이핑 장력 설정 방법: 장력은 각 안 가쪽테이프가 무릎 안, 가쪽을 지나 허벅지 뒤까지만 설정한다.

추가 또는 고정용 테이핑 방법: 2회 반복해 부착하며, 허벅지 부분에 마무리 테이핑을 진행한다.

무릎

경골 외측 돌림 도움 테이핑

무릎 관절의 비정상적인 압박력 제거 및 무릎 굽힘 시 정상적인 생체역학 회복에 도움을 주는 테이핑이다.

1) 적용대상

평소 무릎에 관절염을 앓고 있는 분들이나, 앉을 때 주로 무릎에 통증을 호소하는 사람들에게 적용할 수 있는 테이핑이다. 이 테이핑은 무릎관절의 잘못된 압발력으로 통증이 발생할때도 사용할 수 있다. 또한, 이는 무릎 폄을 도와줄 수 있는 도움 락킹법으로 응용 가능하다.

2) 테이핑 전 확인할 사항

검사방법: 무릎 폄 통증 검사

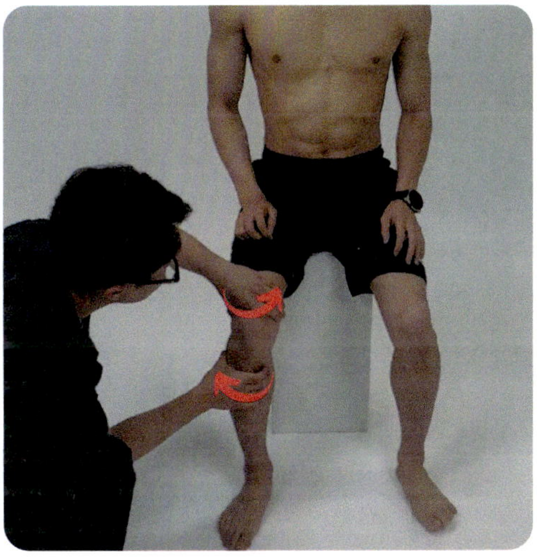

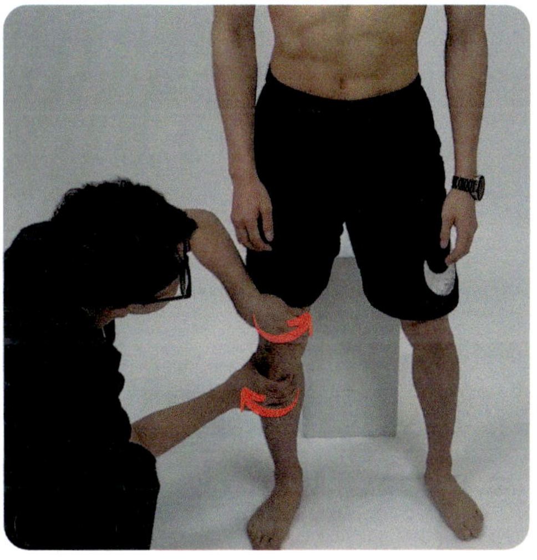

시작전: 무릎 폄힘시 통증이 있는지 확인한다.

❶ 검사자는 앉아있는 대상자의 경골을 가쪽으로, 폄 시 안쪽으로 돌리는 힘을 가한다.

❷ 돌리는 힘을 유지하며 대상자를 서게 했을 때 통증이 경감되는지 확인한다.

3) 테이프 재단 방법

❶ 경골의 조면에서 시작해 무릎 가쪽으로 돌려 무릎 뒤 오금을 지나 무릎뼈 위 허벅지 중앙까지 재단한다.

❷ 2장 준비한다.

4) 테이핑 적용 방법

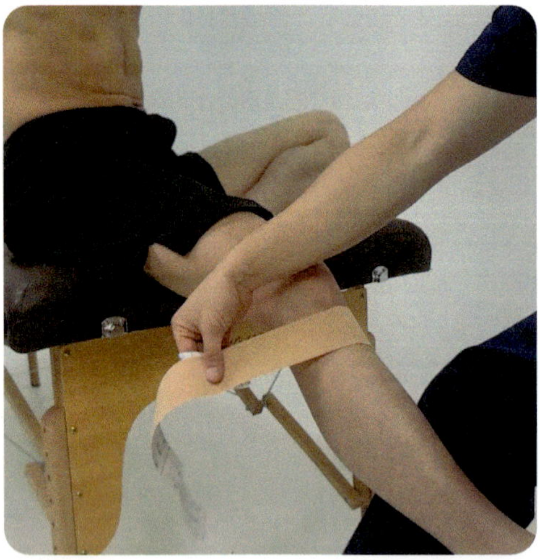

시작점: 경골 조면에서 시작한다.

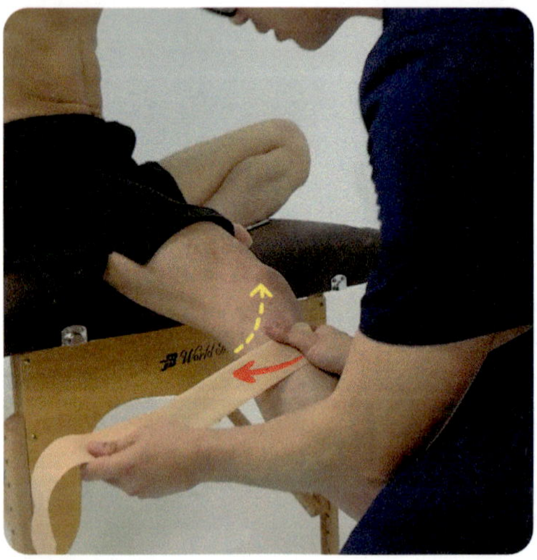

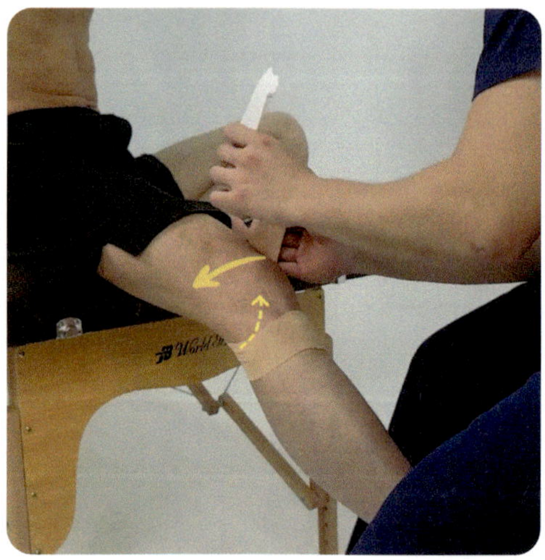

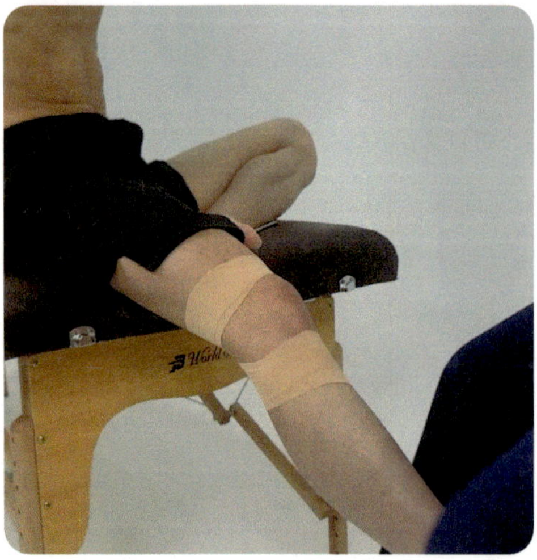

진행방향: 경골 조면에서 무릎 가쪽을지나 허벅지 뒤를 돌려 무릎뼈 위 허벅지 중간으로 진행한다.

테이핑 장력 설정 방법: 경골 조면에서 무릎 가쪽을 돌아 오금 전까지 최대 장력을 주고, 이후 오금을 지나 허벅지 앞으로 넘어올 때는 장력을 줄여서 부착한다.

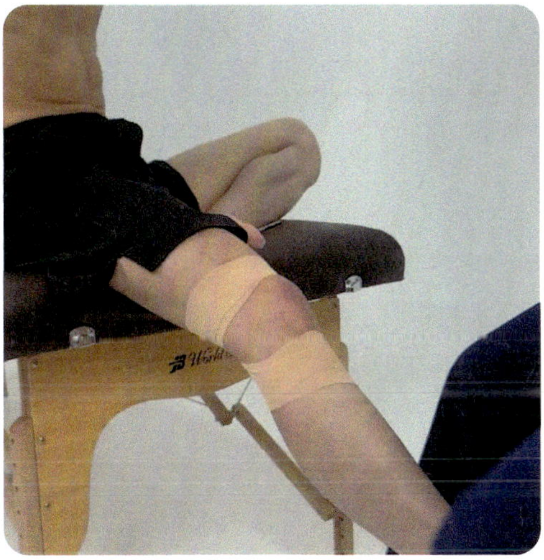

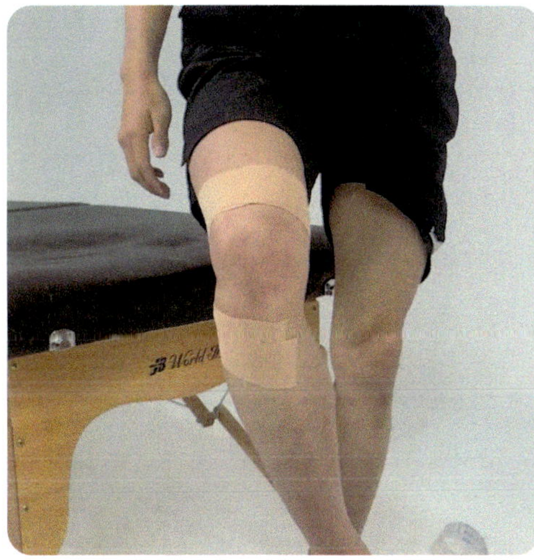

추가 또는 고정용 테이핑: 2회 반복해서 진행한다.

무릎 안정성

안쪽 불안정성 제한 락킹 테이핑

1) 적용대상

방향 전환이 많은 스포츠 활동을 하거나 무릎이 안쪽으로 꺾이는 부상을 당한 경우 무릎 안쪽에 통증을 호소하는 경우가 많이 있다. 이때 무릎 안쪽의 안정성을 보강할 수 있는 테이핑 방법이다.

2) 테이핑 전 확인할 사항

❶ 무릎을 편 상태에서 경골을 가쪽으로 밀고 무릎을 안쪽으로 미는 전단력을 가해 안쪽 불안정성 혹은 통증 발생 양상 확인한다.

❷ 무릎 안쪽에 압통점이 있다면 확인해 본다.

3) 테이프 재단 방법

❶ 무릎뼈 위 중간에서 시작해 안쪽 무릎 관절 중간까지 한장 준비한다

❷ 허벅지 안쪽 반 뼘 정도에서 경골 조면까지 재단한다.

4) 테이핑 적용 방법

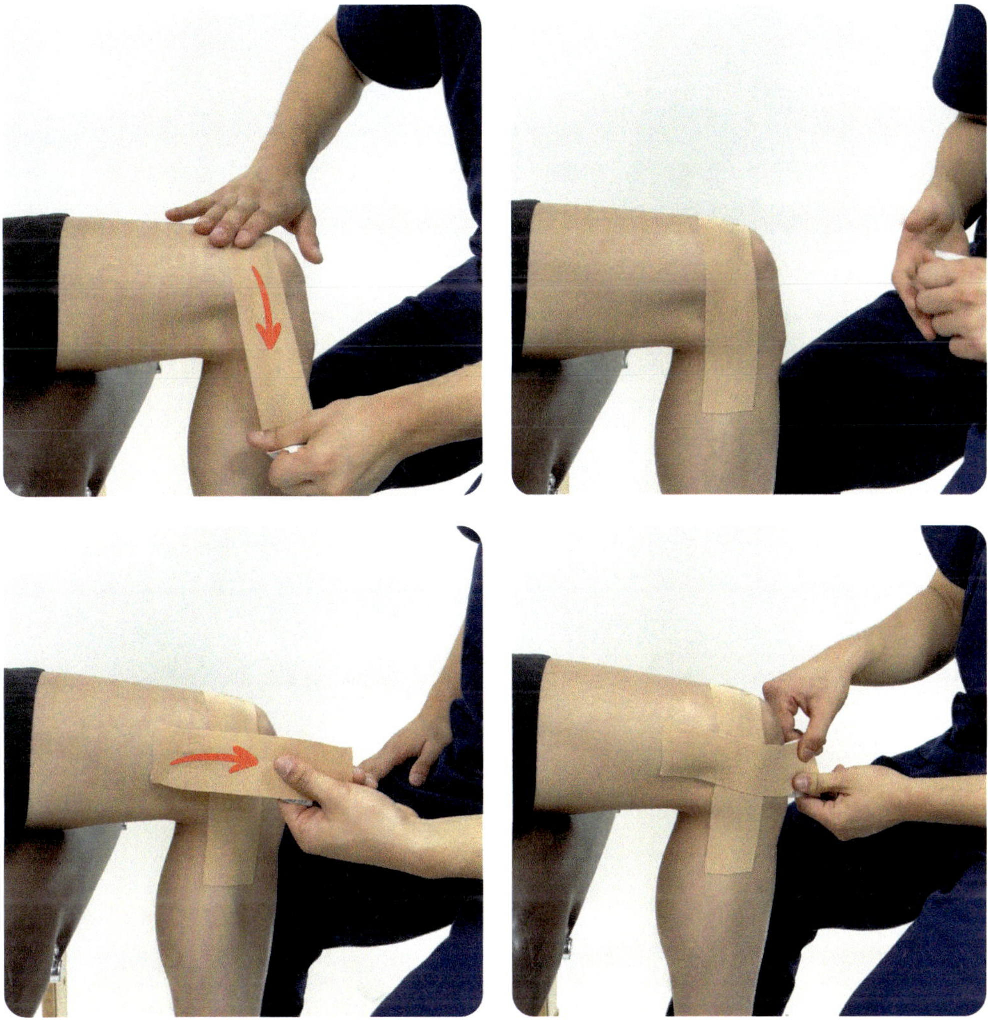

시작점:

수직테이핑: 무릎뼈 바로 위, 허벅지 중앙에서시작한다.

수펑대이핑: 무릎 인쪽면 허벅지 인쪽에시 시직한다.

진행방향:

수직테이핑: 무릎뼈 바로 위 허벅지 중앙면에서 안쪽 무릎 면을 지나 수직으로 내려온다.

수평테이핑: 무릎 안쪽면 허벅지 안쪽에서 시작해 경골과 무릎뼈 사이 지점으로 진행한다.

- 테이핑이 만나는 지점이 통증이 있는 부위 혹은 무릎 내측 인대 부위여야 한다.

테이핑 장력 설정 방법: 부착점에서부터 장력을 주어 부착한다.

추가 또는 고정용 테이핑: 추가적인 장력을 위해 각 테이프 위에 보강해 줄 수 있다.

무릎

바깥쪽 불안정성 제한 락킹 테이핑

1) 적용대상

방향 전환이 많은 스포츠 활동을 하거나 무릎이 가쪽으로 꺾이는 부상을 당한 경우 무릎 가쪽에 통증을 호소하는 경우가 많이 있다. 이때 무릎 가쪽의 안정성을 보강할 수 있는 테이핑 방법이다.

2) 테이핑 전 확인할 사항

❶ 무릎을 편 상태에서 경골을 안쪽으로 밀고 무릎을 가쪽으로 미는 전단력을 가해 가쪽 불안정성 혹은 통증 발생 양상 확인한다.

❷ 무릎 가쪽에 압통점이 있다면 확인해 본다.

3) 테이프 재단 방법

❶ 무릎뼈 위 중간에서 시작해 가쪽 무릎을 지나 종아리 머리까지 재단한다.

❷ 무릎가쪽 무릎뼈 기준 반 뼘 위에서 무릎 가쪽을 지나 경골조면까지 재단한다.

4) 테이핑 적용 방법

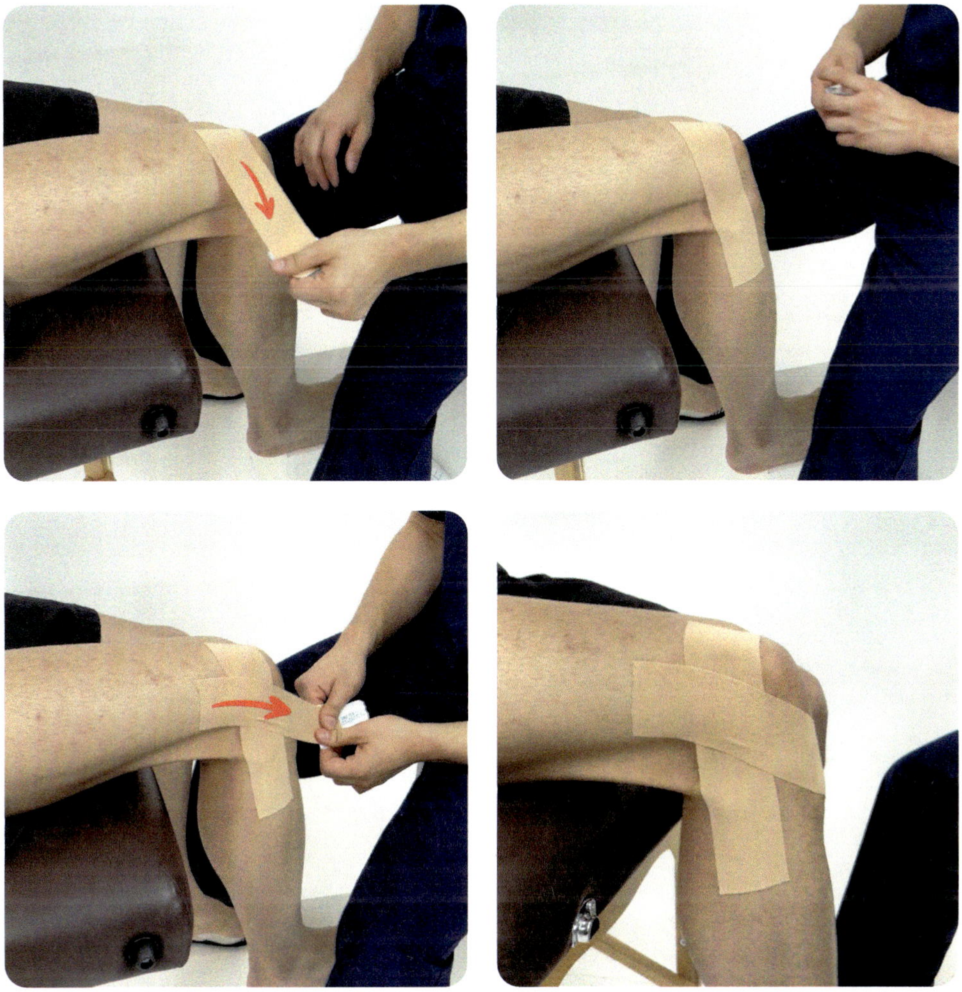

시작점:

수직테이핑: 무릎뼈 바로위, 허벅지 중앙에서 시작한다.

수평테이핑: 무릎 가쪽면 허벅지 가쪽에서 시작한다.

진행방향:

수직테이핑: 무릎뼈 바로위 허벅지 중앙면에서 가쪽 무릎 면을 지나 수직으로 내려와 종아리뼈 머리를 덮고 내려간다.

수평테이핑: 무릎 가쪽면 허벅지 가쪽에서 시작해 경골과 무릎뼈 사이 지점으로 진행한다.

- 테이핑이 만나는 지점이 통증이 있는 부위 혹은 무릎 외측 인대 부위여야 한다.

테이핑 장력 설정 방법: 부착점에서부터 장력을 주어 부착한다.

추가 또는 고정용 테이핑: 추가적인 장력을 위해서 보강해 줄 수 있다.

무릎

무릎뼈 제한 락킹 테이핑

1) 적용대상

무릎뼈의 과도한 상방, 가쪽 움직임은 무릎뼈를 불안정하게 만드는 요인 중 아주 중요한 요인이며, 무릎을 구부리는 것에도 불편함을 준다. 이는 과도한 무릎 굽힘 폄을 반복하는 스포츠 혹은 일상생활 동작으로 인해 발생하며, 대퇴부 앞쪽, 대퇴근막장근에 과도한 긴장감을 동반한다. 따라서 무릎 앞쪽 슬개골 부위에 통증이 있을 때 사용할 수 있는 테이핑 방법이다.

2) 테이핑 전 확인할 사항

검사 방법1 : 무릎뼈의 과도한 외측 움직임 검사

❶ 무릎뼈가 반대쪽에 비해 올라가 있거나 가쪽으로 이동해 있는지 체크한다.

❷ 무릎을 과도하게 폈을 때 통증이 있는지 확인한다.

3) 테이프 재단 방법

무릎뼈 위 허벅지 중간에서 무릎뼈를 가쪽으로 돌아 경골 안쪽까지 재단한다.

4) 테이핑 적용 방법

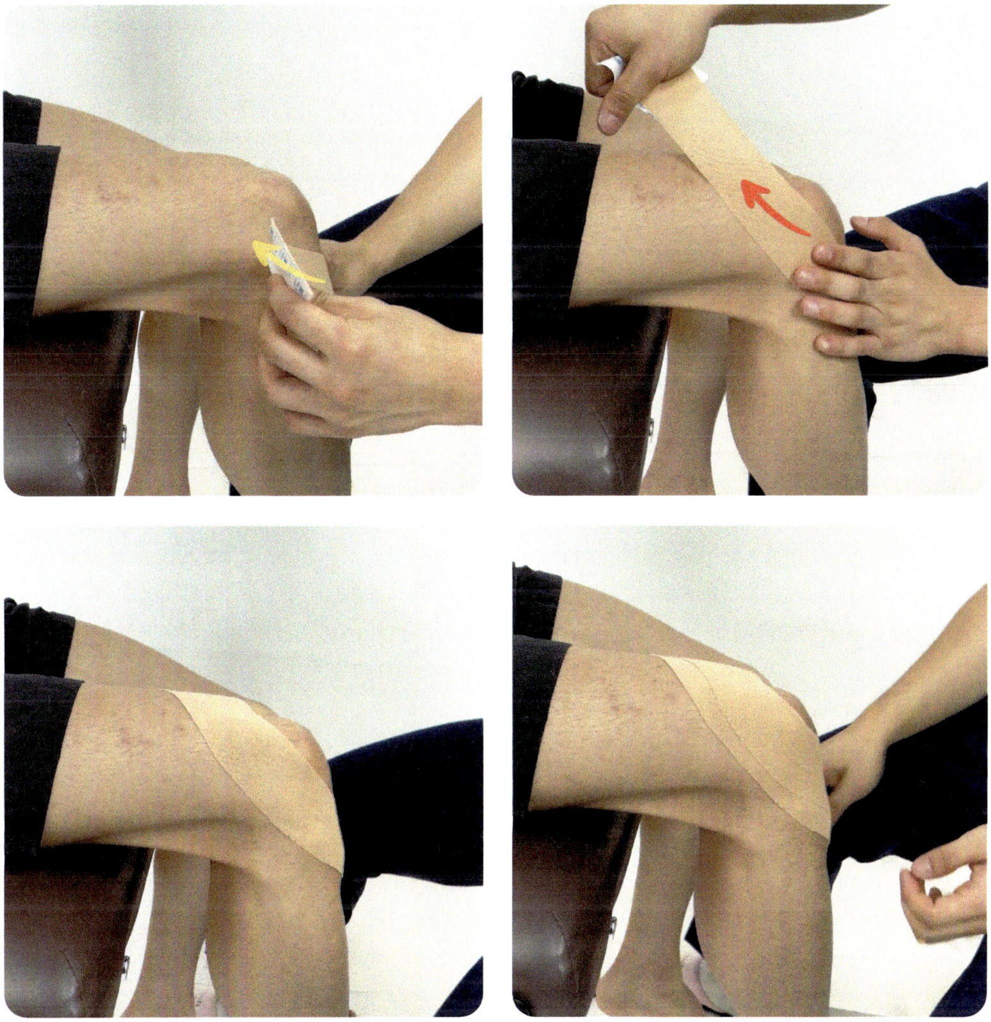

시작점: 경골 조면과 무릎뼈 사이에서 중간지점에서 시작한다.

진행방향: 무릎뼈 가쪽을 타고 넘어가며 허벅지 중앙으로 넘어간다.

테이핑 장력 설정 방법: 무릎뼈의 가쪽, 외측면을 타고 넘어갈 때 최대 장력을 준다.

추가 또는 고정용 테이핑: 2회 반복해 부착하며, 필요시 허벅지 중간과 경골쪽에 마무리 테이핑을 진행한다.

근육 서포팅 테이핑

허벅지-외측 광근

1) 적용대상

무릎 가쪽에 통증 혹은 허벅지 전면부에 좌상을 입었을때 사용할 수 있다.

2) 테이핑 전 확인할 사항

❶ 허벅지 앞쪽 외측광근의 근육 좌상 시 사용한다.

❷ 외측광근에 압통부위를 확인한다.

3) 테이프 재단 방법

허벅지를 한 바퀴 감을 정도 재단한다.

4) 테이핑 적용 방법

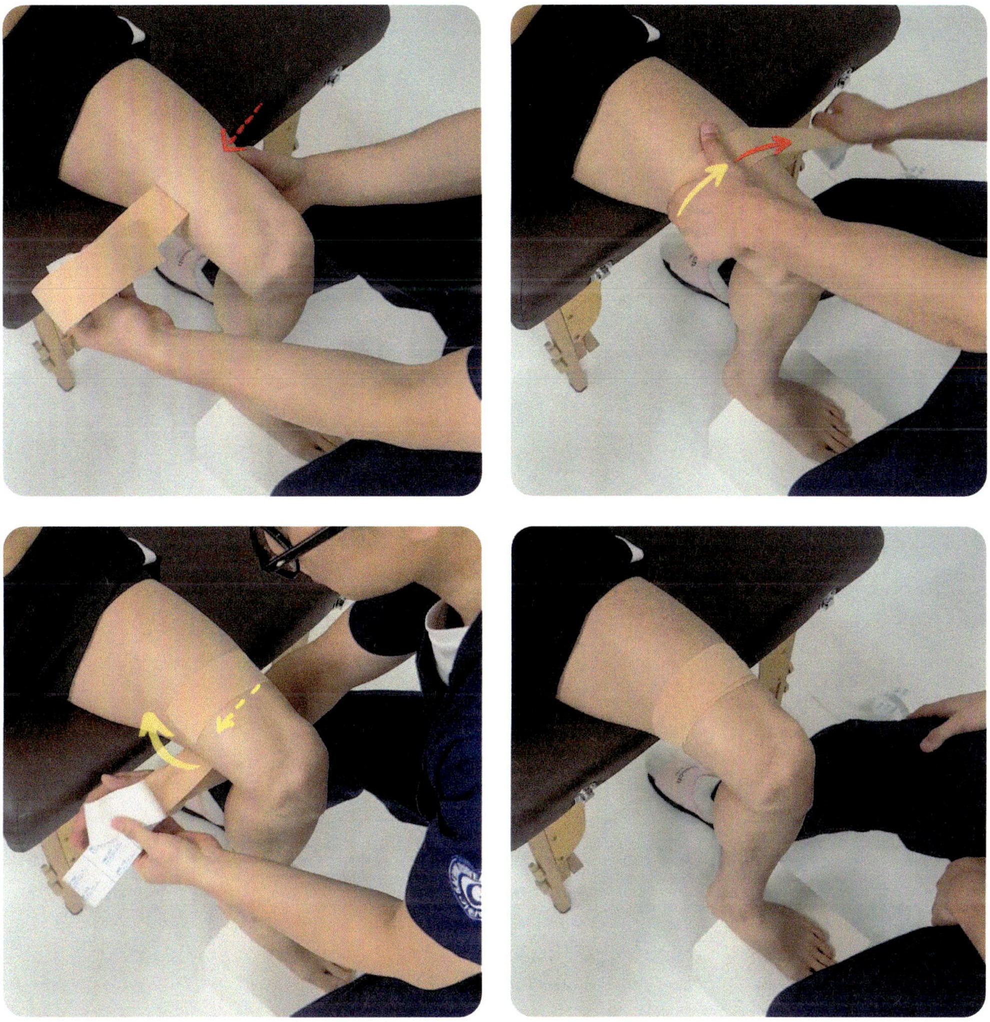

시작점: 허벅지 앞 압통점과 같은 레벨의 가쪽 혹은 안쪽부위에 테이핑을 부착한다.

진행방향: 압통점이 있는 부위를 포함하도록 허벅지를 한 바퀴 감아준다.

데이핑 장력 설정 방법: 압통점이 있는 부위를 지나갈 때 데이프에 최대한 장력을 준 후 압통점을 지나 반바퀴 돌렸을 때때 장력을 풀어준다.

추가 또는 고정용 테이핑 방법: 2회 정도 반복해 감아준다.

근육 서포팅 테이핑

허벅지-햄스트링 근육

1) 적용대상

갑작스러운 방향 전환과 과도한 햄스트링의 활성화로 인해 근육에 좌상을 입은 경우 사용할 수 있다.

2) 테이핑 전 확인할 사항

❶ 햄스트링에 좌상이 있을 때 사용한다.
❷ 햄스트링 근육에 압통점이 있을 때 사용한다.

3) 테이프 재단 방법

허벅지를 한 바퀴 감을 정도의 테이핑을 재단한다.

4) 테이핑 적용 방법

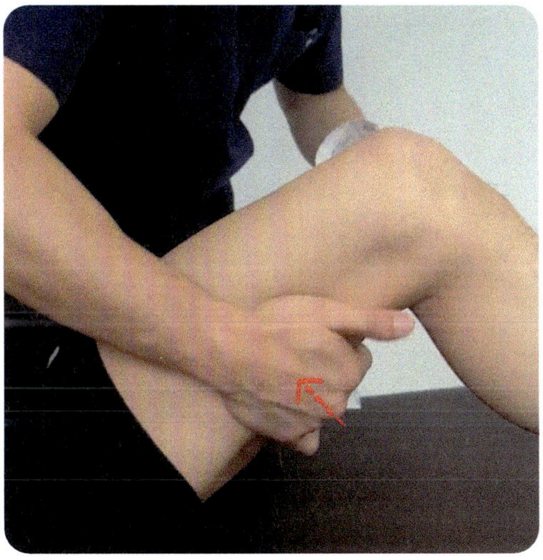

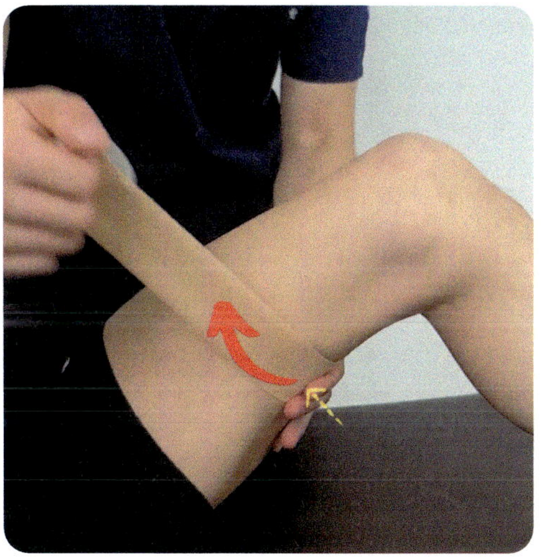

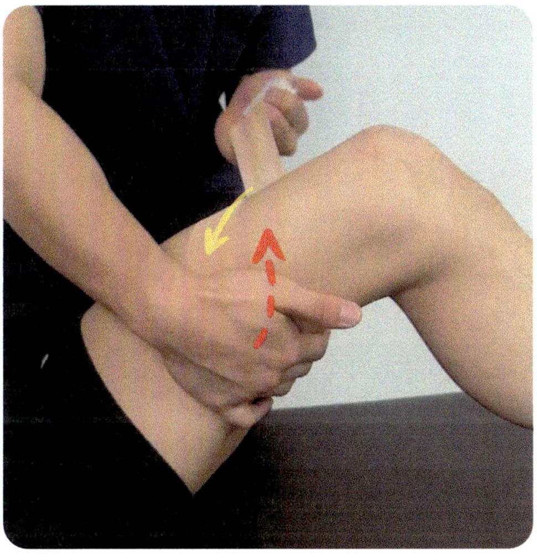

시작점: 허벅지 뒤 압통점이 있는 부위에 테이프 중앙을 부착한다.

진행방향: 한쪽은 허벅지 안쪽을, 한쪽은 허벅지 가쪽을 돌아 허벅지를 반바퀴 감아준다.

데이핑 장력 설정 방법: 부착부위에서 장력을 주어 허벅지 안쪽과 가쪽을 돌려주고 허벅지 안쪽과 가쪽 중간을 지날 때 테이프 장력을 풀어준다.

추가 또는 고정용 테이핑 방법: 2회 정도 반복해 감아준다.

근육 서포팅 테이핑

종아리

1) 적용대상

갑작스러운 발목 움직임으로 종아리에 좌상을 입었을 때 종아리 근육을 서포팅 하기 위해 사용할 수 있는 테이핑 방법이다.

2) 테이핑 전 확인할 사항

❶ 종아리 근육좌상 시 사용한다.
❷ 종아리 근육에 압통부위를 확인한다.

3) 테이프 재단 방법

종아리 근육을 한 바퀴 감을 정도의 테이핑을 재단한다.

4) 테이핑 적용 방법

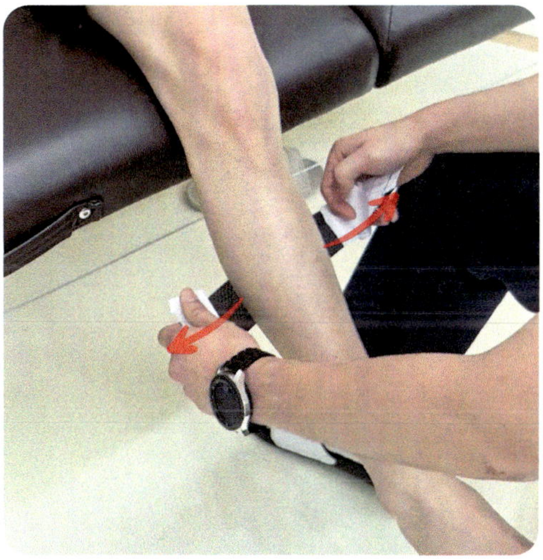
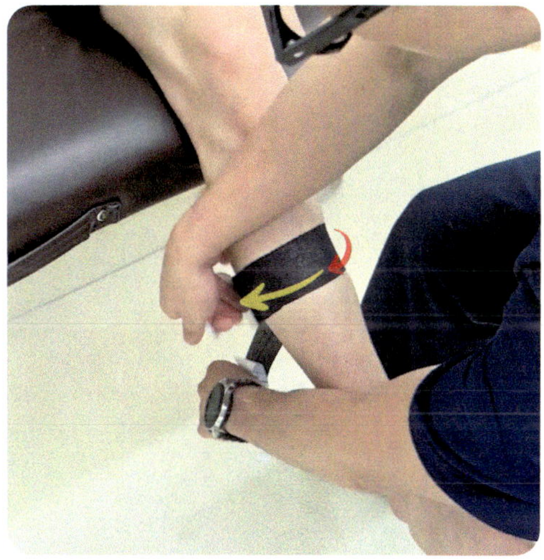
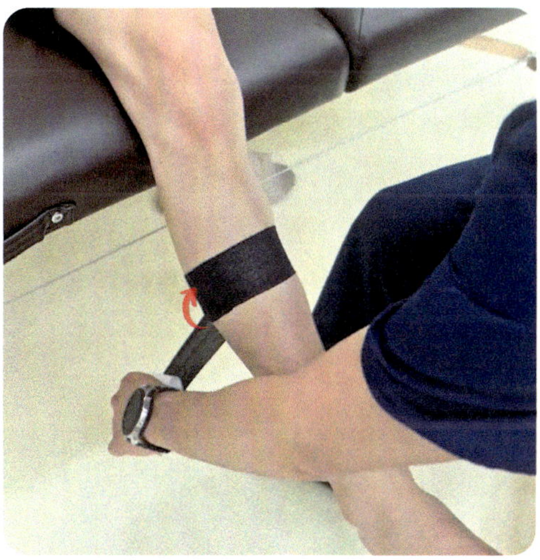
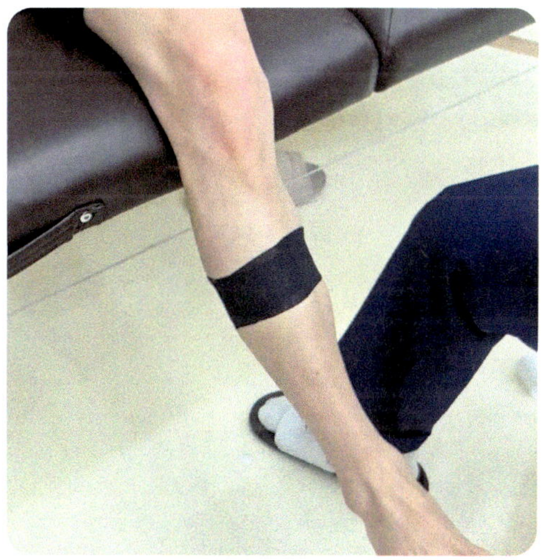

시작점: 종아리 압통점 중앙 부위에 테이프 중간을 부착한다.

진행방향: 한쪽씩 정강이 앞쪽으로 테이프를 둘러 감아준다.

테이핑 장력 설정 방법: 종아리 뒤에서 앞쪽 정강이로 넘어올때 최대 장력을 준 후 정강에 부착 후 장력을 줄여준다. 안쪽, 가쪽 모두 동일하게 적용한다.

추가 또는 고정용 테이핑 방법: 2회 반복한다.

발목, 발

회내 – 제한 락킹 테이핑

1) 적용대상

발목을 가쪽으로 잘못 디뎌 발을 삔 경우 사용할 수 있고 외측에 있는 인대를 보강해 주기 위해 사용할 수 있는 테이핑 법이다.

2) 테이핑 전 확인할 사항

발목 회내 시 통증 범위 확인한다.

3) 테이프 재단 방법

❶ 발목 회내 시 통증 범위 전에서 움직임을 멈춘다.

❷ 안쪽 복숭아뼈 앞(Medial malleolus)에 발 중간부위에서 발바닥으로 돌려 반대편 복숭아뼈까지 테이프 길이 설정한다.

4) 테이핑 적용 방법

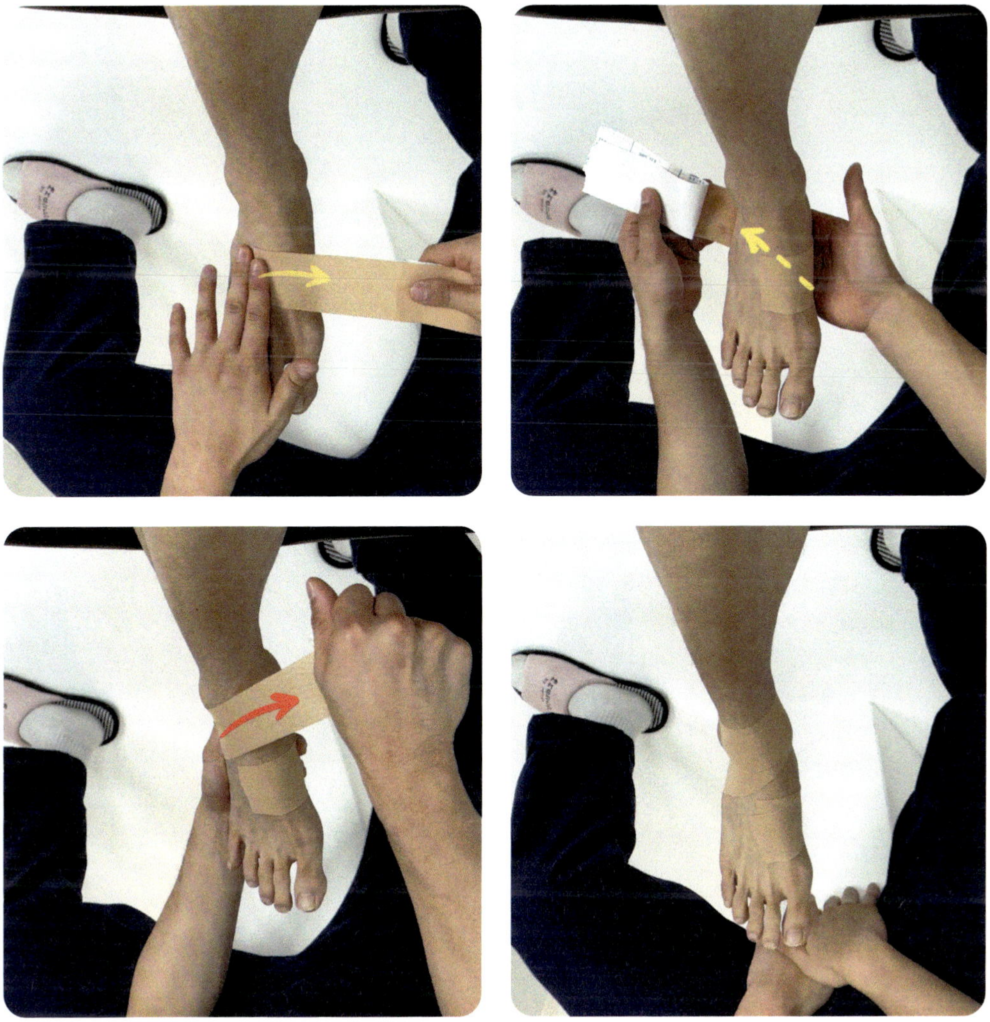

▶ 전거비인대 고정

시작점: 발등 중간부위에서 시작한다.

진행 방향: 엄지발가락 방향의 발바닥으로 돌린 후 반대편 복숭아뼈 앞까지 당긴 후 부착한다.

테이핑 장력 설정 방법: 테이프를 발바닥으로 돌린 후 발목 통증이 유발되기 전까지 회내, 발등굽힘 한다. 테이프가 발등 쪽으로 올라갈때 최대 장력으로 반대편 복숭아뼈 앞까지 당긴 후 부착한다.

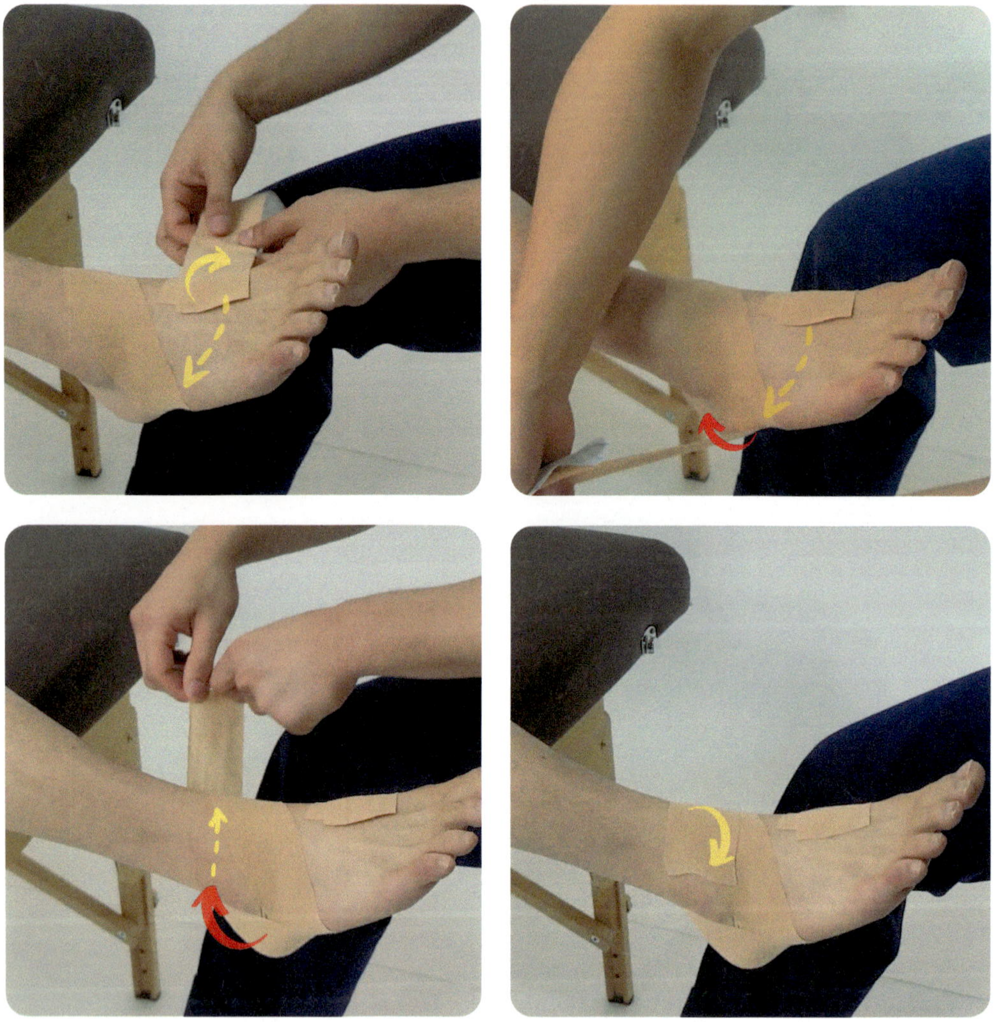

▶ 종비인대 고정

시작점: 발등 중간부위에서 시작한다.

진행 방향: 엄지발가락 방향의 발바닥으로 돌린 후 가쪽 복숭아뼈 뒤쪽으로 넘어가 발 뒷꿈치를 감아주고 발목 앞쪽에서 마무리한다.

테이핑 장력 설정 방법: 테이프를 발바닥으로 돌린 후 발목 통증이 유발되기 전까지 회내, 발등굽힘 한다. 테이프가 가쪽 복사 뒤 발뒤꿈치 쪽으로 올라갈 때 최대 장력으로 발뒤꿈치 뼈에 부착한다.

발 아치 또는 회외

도움 락킹 테이핑

1) 적용대상

평소에 평발이 있어 오래 보행했을 때 발바닥에 통증이 오거나 발목에 불편한 통증이 생기는 경우 사용할 수 있는 테이핑 방법이다.

2) 테이핑 전 확인할 사항

발을 11자로 모아 섰을 때 아치 부분에 손가락이 들어가지 않을 정도로 평발인 사람을 교정 목적으로 사용한다.

3) 테이프 재단 방법

발등 정중앙에서 시작해 새끼발가락쪽으로 한 바퀴 돌려 발바닥 아치를 지나 안쪽, 가쪽 복숭아뼈 중간까지 재단한다.

4) 테이핑 적용 방법

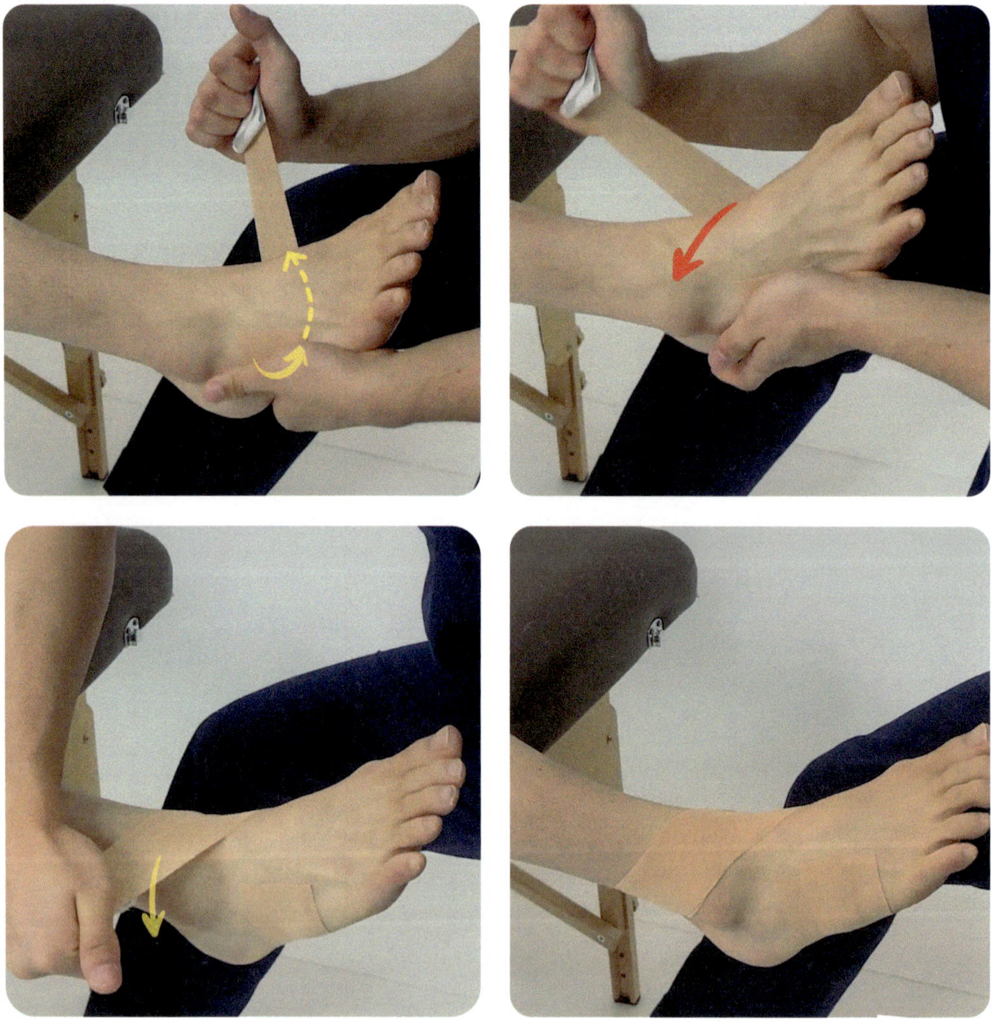

시작점: 발등 중간부위 가쪽에서 시작한다.

진행 방향: 새끼발가락 발바닥으로 들어가 안쪽 아치 부위를 지나 안쪽 복사를 지나 가쪽 복사 위쪽을 향해 진행한다.

테이핑 장력 설정 방법: 테이프를 발바닥으로 돌린 후 안쪽 아치까지 장력 없이 부착시키고 안쪽 복사로 넘어갈 때 최대 장력을 주어 발이 내반 될때까지 장력을 설정한다. 이후 발목 중앙을 지나갈 때 장력을 조절해 가쪽 복사 위쪽에서 마무리한다.

추가 또는 고정용 테이핑 방법: 2회 반복 부착한다.

Part 4

생활 속 질환 테이핑

이번 장에서는 생활 속에서 생기는 질환에 대해 테이핑하는 방법을 소개하는 장입니다. 이 책을 읽는 독자분들은 각 질환별로 나와 있는 제한, 또는 도움 락킹 테이핑을 통해 본인이 해당하는 통증 부위 그리고 통증 양상에 해당하는 효과적인 테이핑 법을 적용시킬 수 있습니다.

PART 4 • 생활 속 질환 테이핑

1 목

뒷목이 담걸린듯 뻐근하게 아파요! ! (경추부 근육통)

1) 증상

목에 걸리는 '담'은 대부분 일상생활의 잘못된 자세 혹은 생활습관으로 인하여 목과 어깨에 있는 근육에 과도한 긴장이 발생하여 유발된다. 따라서 목과 어깨 근육이 뭉치는 것과 같은 증상이 유발됨으로써 근육의 움직임을 방해 및 움직임 관련 통증을 동반하게 된다.

자고 일어난 후 목이 아파서 제대로 움직일 수 없으면 문제가 있는 근육을 눌렀을 때 딱딱한 긴장감이 느껴지고, 해당부위의 압통과 어깨나 머리쪽으로 퍼저 올라가는 연관통이 특징적으로 나타난다.

만약 목에 담걸림 증상이 단순히 해결되지 않고 수주 이상 지속되면 목 디스크 혹은 다른 질병을 의심해 볼 수 있으니, 지속적인 통증이 발생할 경우는 병원 내원하여 검사를 받아보시는 것을 추천한다.

2) 스포츠에서 발생하는 경추부 통증

자신에게 맞지 않는 피팅을 한 자전거를 타거나, 장기간에 라이딩을 즐기는 라이딩족들에게서 많이 발생하며 오랜 시간 중력에 노출되어 머리의 무게를 버틴 목근육에 경우 뒷목에 담이 걸린듯 아픈 경추부 근육통이 발생하기 쉽다.

3) 테이핑 전 확인할 사항

❶ 목을 앞으로 굽힐 때 통증이 발생하는 범위를 확인한다.

❷ 목을 돌릴 때 발생하는 통증의 범위를 확인한다.

❸ 목 돌릴 때 통증 발생 시 해당측 상부승모근의 과도한 활성화가 있는지 확인한다.

❹ 날개뼈가 반대측의 날개뼈에 비해 올라가 있는지 확인한다.

4) 적용 테이핑

- 돌림 제한 락킹 테이핑
- 돌림 제한 도움 락킹 테이핑

돌림 제한 락킹 테이핑

테이핑 적용 방법

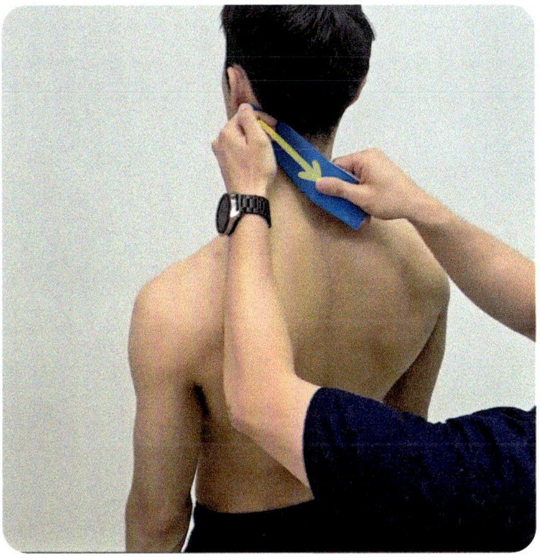

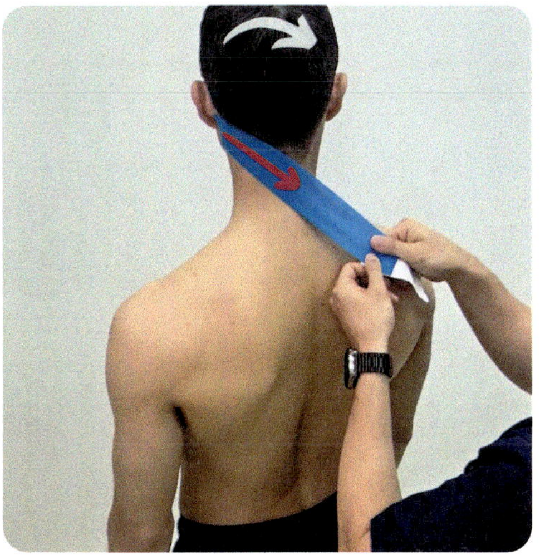

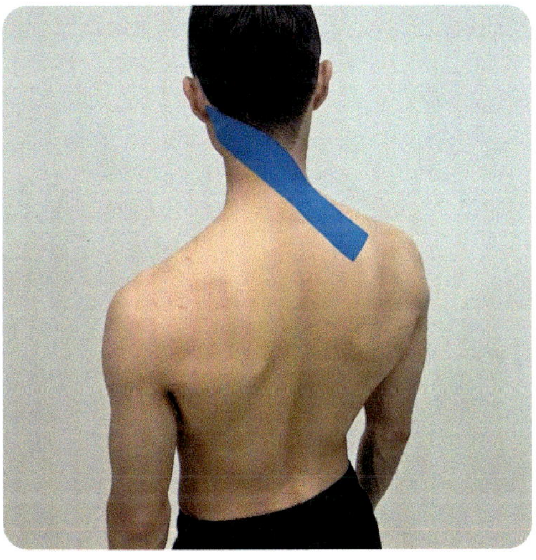

시작점: 목을 돌림 시킬 때, 통증이 발생하는 방향 반대에 부착하며, 귀 뒤 가장 튀어나온 뼈(유두돌기, mastoid process)에서 시작한다.

진행방향: 반대편 어깨뼈 위 모서리(날개뼈 상각, scapular supra angle) 방향으로 진행한다.

테이핑 장력 설정 방법: 시작점에 부착 후 통증이 있기 전까지 목을 돌림 시킨 후 반대편 날개 방향으로 장력을 주며 테이핑을 진행한다.

고정용 테이핑: 없음

돌림 제한 도움 락킹 테이핑

테이핑 적용 방법

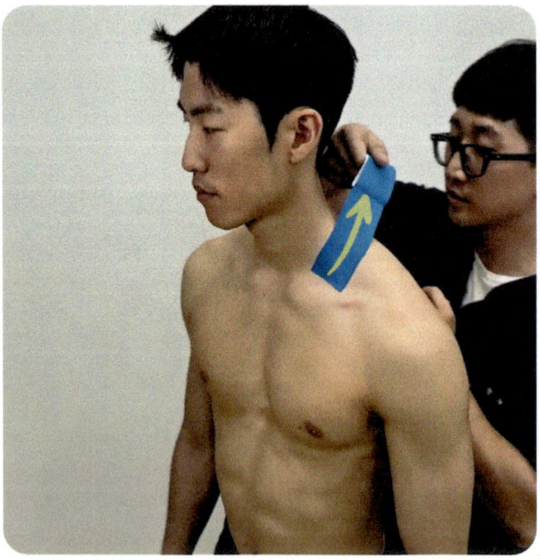

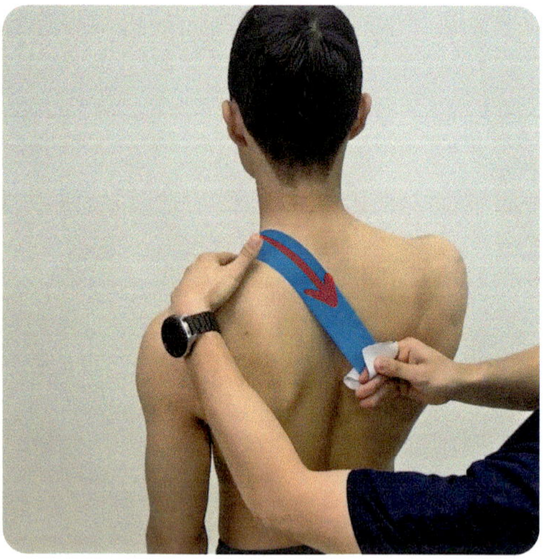

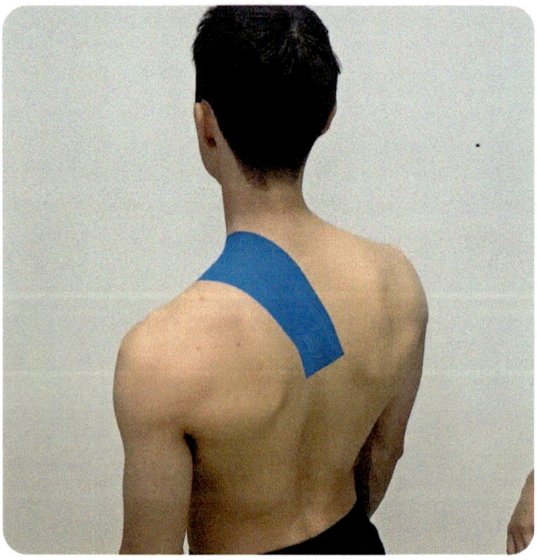

시작점: 쇄골의 몸쪽 가장 가까운 부위 바로 위에서 시작한다.

진행방향: 상부승모근을 타고 뒤로 넘어와 척추뼈 중앙으로 진행한다.

테이핑 장력 설정 방법: 통증이 유발되기 전까지 목을 돌림 시킨 후 상부승모근을 타고 뒤로 넘어왔을 때는 최대 장력을 주고 척추뼈 중앙에서 마무리한다.

추가 또는 고정용 테이핑 방법: 테이프를 중간정도 겹쳐 가면서 최소 2회에서 3회정도 테이핑을 추가한다.

운동

- 셀프 상부승모근 스트레칭
- 셀프 어깨올림근 스트레칭

방법

❶ 의자 앉아 진행한다.
❷ 통증이 있는 방향의 손을 의자 뒤를 잡아준다.
❸ 통증이 있는 방향의 옆통수 반대 손으로 잡아준 후 옆으로 지그시 당겨준다.
❹ 이때 고개를 통증이 있는 방향으로 돌려 주면 상부 승모근을 스트레칭 할 수 있다.
❺ 통증 반대 방향으로 고개를 돌려주면 어깨 올림근을 스트레칭 할 수 있다.
❻ 30초씩 3~4회 반복한다.

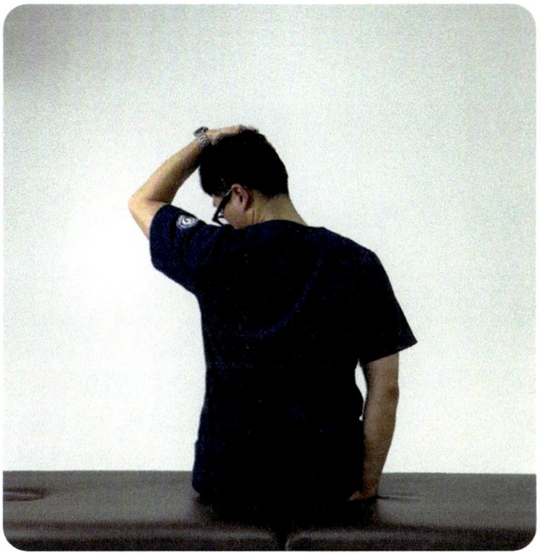

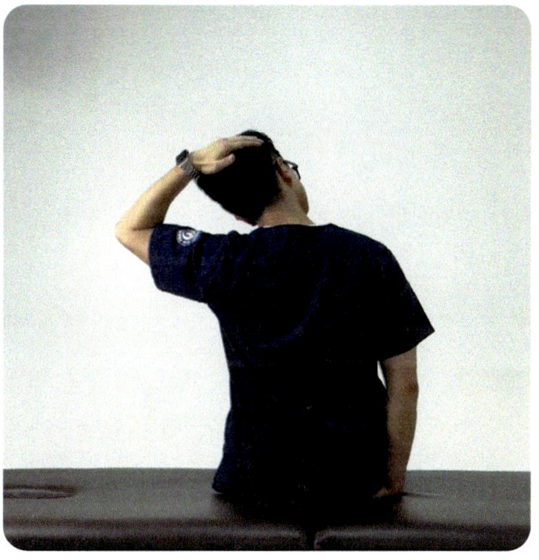

편타성 손상(염좌)

1) 증상

교통사고 혹은 스포츠 활동 시 강한 충격으로 인해 목이 순간적으로 가동범위를 넘어갔을때 목 주변 근육 혹은 인대 등 연부조직직의 손상이 발생하는 경우이다. 이때 손상 종류에 따라 목 앞쪽의 통증, 두통, 통증으로 인한 목의 움직임이 힘들며 자율신경학적인 어지럼증, 구토 증상을 동반할 수 있다. 가장 흔한 증상은 목부위의 통증과 뻣뻣함을 느껴지며 어깨, 등까지도 통증 퍼져 내려갈 수 있으며, 또한 통증으로 인해 목의 가동범위가 현저하게 저하되고 어지럼증과 현기증은 물론 수면장애까지 유발할 수 있다.

2) 테이핑 전 확인할 사항

❶ 목 굽힘, 또는 돌림시 통증이 있을 때 사용한다.

❷ 두통, 어지럼증, 구토증상을 동반하는 편타성 손상은 꼭 병원에 들려 진찰을 받아야 한다.

❸ 편타성 손상은 조기 안정성 운동을 함께 중재해 주는것이 회복에 도움을 주며 장기간 테이핑을 이용하거나, 보조대를 이용하는것은 회복에 지장을 줄 수 있다.

3) 적용 테이핑

- 목 굽힘 제한 락킹 테이핑

굽힘 제한 락킹 테이핑

테이핑 적용 방법

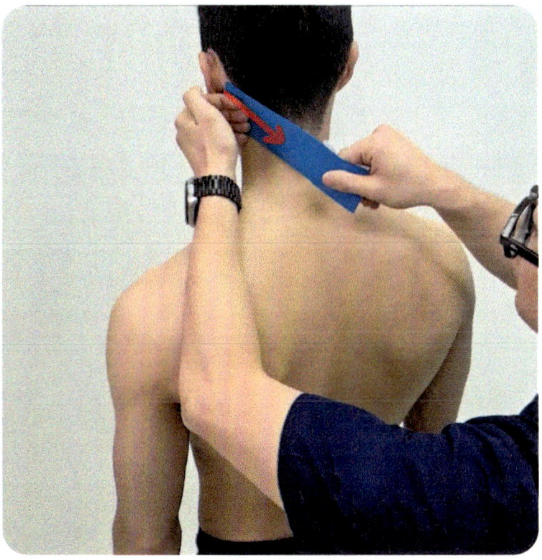

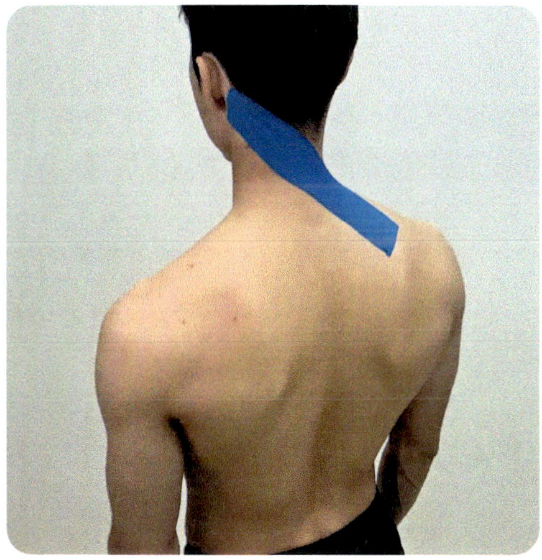

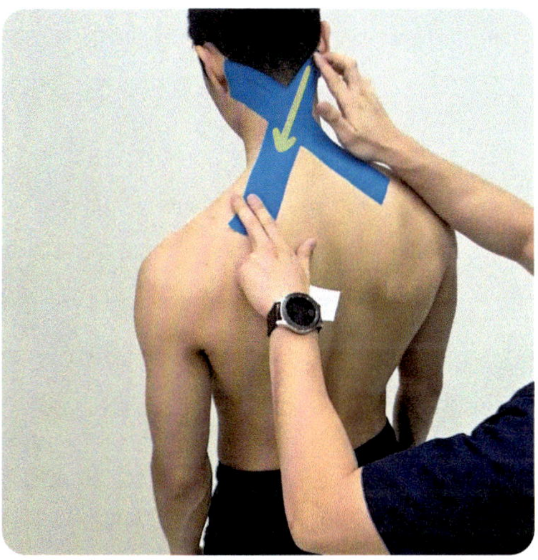

시작점: 귀 뒤 가장 튀어나온 뼈(유두돌기, mastoid process)에서 시작한다.

진행방향: 반대편 어깨뼈 위 모서리(날개뼈 상각, scapular supra angle) 방향으로 진행한다.

테이핑 장력 설정 방법: 시작점에 부착 후 통증이 있기 전까지 목을 굽힘 시킨 후 반대편 날개 방향으로 장력을 주며 테이핑을 진행한다.

고정용 테이핑: 없음

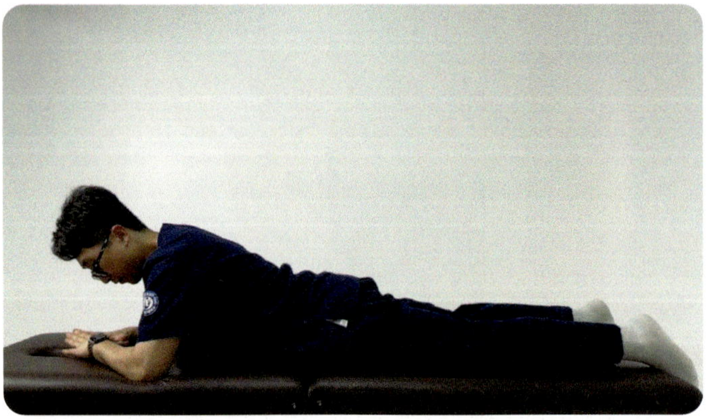

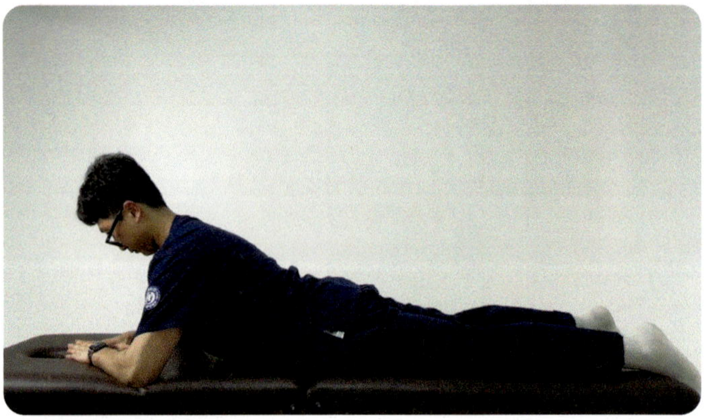

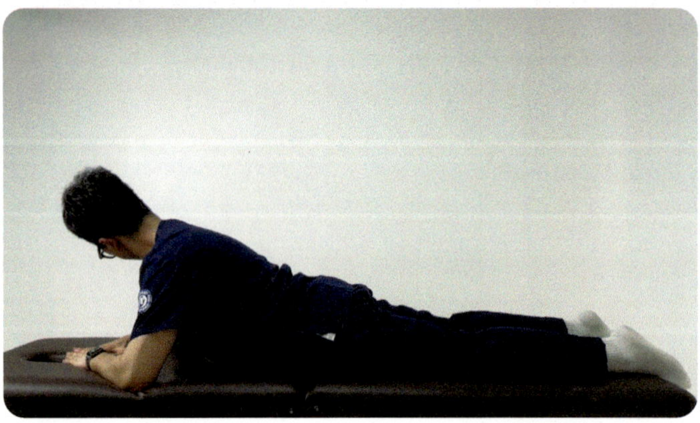

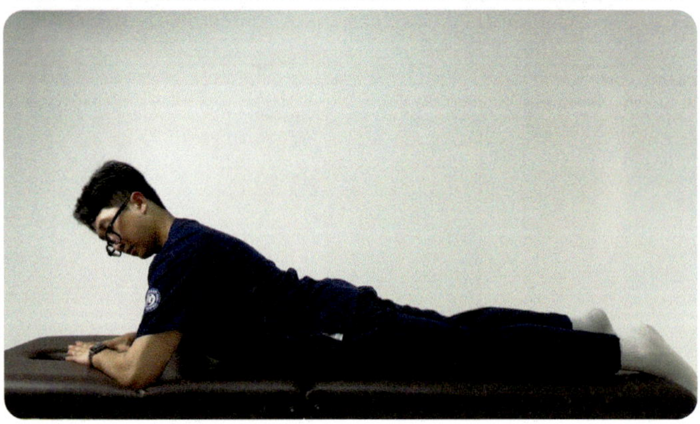

운동

- 엎드린 자세에서 하는 목 등척성 운동

방법

❶ 엎드려 누운 자세에서 시작한다.

❷ 양 팔꿈치를 바닥에 어깨 높이에 고정시키고 상체를 들어 올린다.

❸ 목이 앞으로 떨어지거나, 앞을 바라보기 위해 목을 들지 않는다.

❹ 정수리가 위쪽으로 올라간다고 생각하며 고개를 길게 만들어 준다.

❺ 이 상태에서 10초 정도 버텨주며 통증이 없다면, 천천히 왼쪽, 오른쪽을 반복해 돌려가며 목근육을 전체적으로 강화시켜 준다.

주의사항

통증이 심하거나 목 통증이 발생한지 얼마 되지 않았을 때는 운동보다는 휴식을 권장한다.

긴장성두통

1) 증상

근육의 과도한 긴장성으로 인해 후두부로 올라가는 혈관, 혹은 신경의 포착 증상으로 편두통과 현기증 그리고 자율신경학적 반응인 이명이 발생할 수 있다. 주로 잘못된 장시간의 자세로 인해 근육의 긴장감이 원인이며 경추를 싸고 있는 경질막에 직접적인 긴장감을 전달하며 두통을 발생시킬 수 있으며 후두부로 올가가는 혈관을 막거나, 뇌신경 주행 경로를 막아 자율신경학적인 이상 반응을 보여줄 수 있다.

긴장선 두통은 주로 양측에 나타나는것이 특징이긴 하지만 한쪽 방향으로도 나타나기도 하며 스트레스, 불안, 우울, 나쁜 자세, 근육의 과도한 사용 등과 관련될 수 있다. 이러한 요인들은 근육을 긴장시키고, 통증을 유발할 수 있다.

2) 테이핑 전 확인할 사항

❶ 목의 움직임과 두통의 양상을 확인한다.

❷ 어느쪽에 두통이 있는지 파악한다.

❸ 어느쪽 목의 회전이 잘 안되는지 파악한다.

3) 적용 테이핑

- 상부 승모근 도움 락킹 테이핑

상부 승모근 도움 락킹 테이핑

테이핑 적용 방법

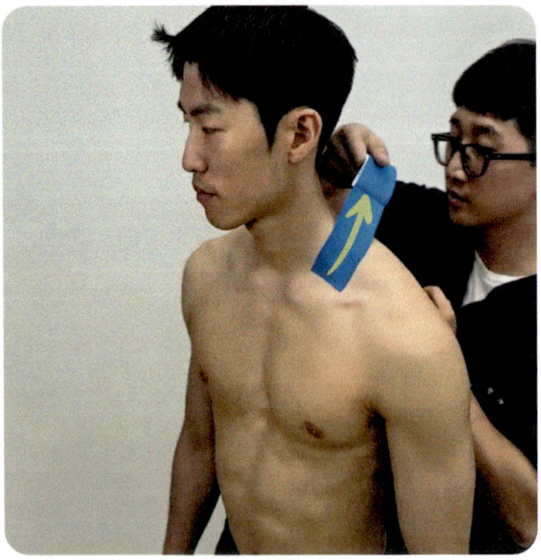

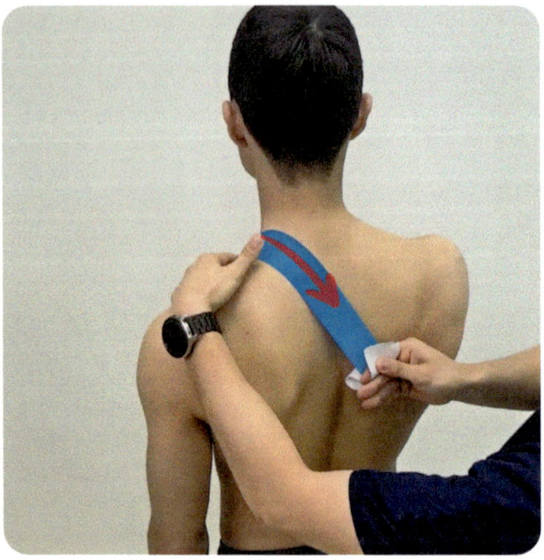

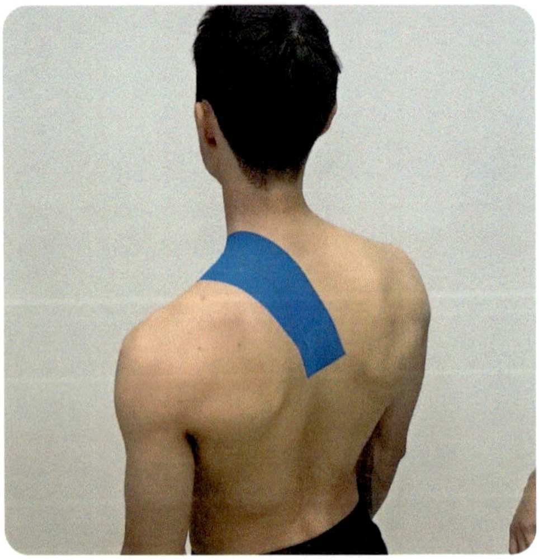

시작점: 쇄골의 몸쪽 가장 가까운 부위 바로 위에서 시작한다.

진행방향: 상부승모근을 타고 뒤로 넘어와 척추뼈 중앙으로 진행한다.

테이핑 장력 설정 방법: 통증이 유발되기 전까지 목을 돌림 시킨 후 상부승모근을 타고 뒤로 넘어왔을 때는 최대 장력을 주고 척추뼈 중앙에서 마무리한다.

추가 또는 고정용 테이핑 방법: 테이프를 중간정도 겹쳐 가면서 최소 2회에서 3회정도 테이핑을 추가한다.

운동

• 후두하근 폼 롤링

방법

❶ 폼돌러를 목 뒤에 위치시킨후 바르게 눕는다.

❷ 무릎을 구부려 바닥을 지지한다.

❸ 정수리가 길게 위쪽으로 늘어난다는 생각으로 목을 위쪽으로 뽑아준다.

❹ 이상태에서 폼롤러를 목으로 지그시 누른후 양 옆으로 머리를 돌려주며 경추부 뒤쪽을 마사지 해준다.

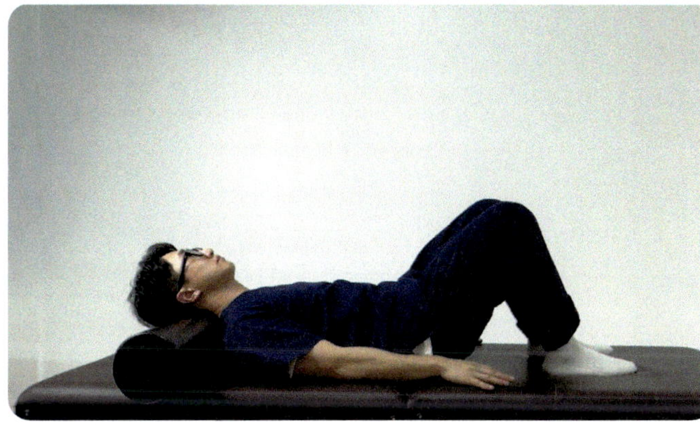

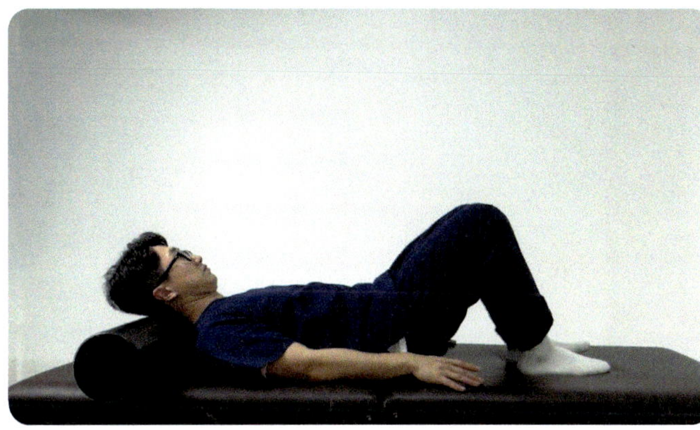

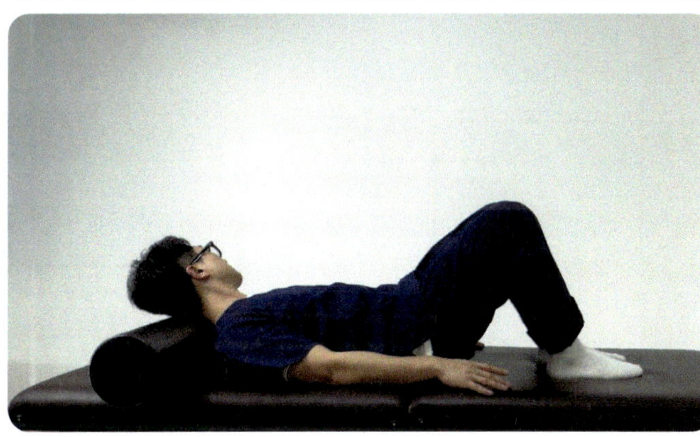

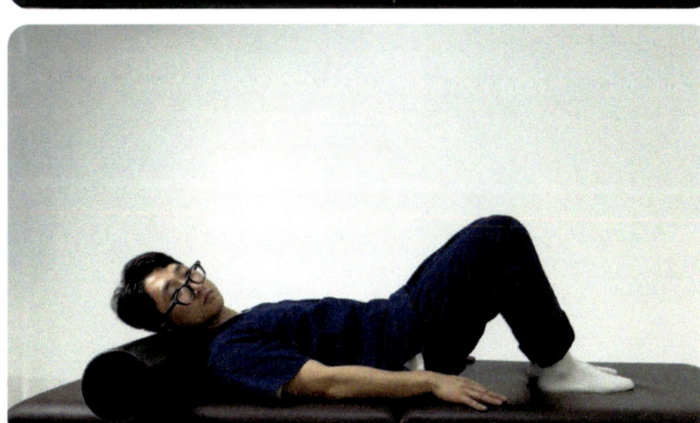

굽은등

1) 증상

어깨와 등이 안쪽으로 구부러지는 문제는 현대 개인의 업무 스타일과 밀접한 관련이 있다. 장시간의 근무와 과도한 스마트폰 사용은 머리가 앞으로 쏠린 자세와 상대적으로 등이 뒤로 젖혀져 둥근 어깨를 만들 수 있다. 앞서 언급한 바와 같이 이러한 둥근 어깨와 돌출된 등 자세는 머리를 앞으로 내미는 자세로 인해 견갑골 부위의 지속적인 통증과 상부 어깨의 만성 통증을 유발할 수 있으며, 또한 목에서 나오는 신경과 혈관의 통로를 좁혀 팔에 신경학적인 문제를 유발할 수 있다. 그리고 굽은 등은 팔의 동작 범위를 방해한다. 지금 당장 어깨를 둥글게 말고 팔을 들어올려 보십시요! 어깨가 시큰하게 아프거나, 팔이 완전히 올라가지 않을 것이다. 따라서 굽은 등은 어깨 상부의 만성적인 통증과 어깨 충돌 증후군과 상관관계가 있다.

이러한 문제를 자연스럽게 해결하기 위해서는 자세교정과 근육의 균형에 집중하는 것이 중요하다. 등과 어깨 근육을 강화하는 운동을 정기적으로 실시하면 올바른 정렬을 유지하고 둥근 어깨를 예방하는 데 도움이 된다. 가슴, 목, 등 위쪽을 목표로 하는 스트레칭 운동도 도움이 될 수 있으며, 또한 휴식을 취하고 조절식 의자를 사용하고 컴퓨터 모니터를 눈높이에 맞추는 등 작업 공간에 인체공학적 조정을 통합하면 하루 종일 더 건강한 자세를 유지하는 데 도움이 될 수 있다.

2) 테이핑 전 확인할 사항

거북목, 굽은등 자세평가

❶ 벽을 이용한 평가

- 벽에 몸을 대고 섰을 때 어깨가 벽에 닿아 있는지 확인한다.
- 귓구멍이 어깨의 견쇄관절보다 앞으로 튀어나와 있는지 확인한다.

❷ 누워서 평가

- 누워있을 때 양쪽 어깨가 바닥에서 떠 있는지 확인한다.

3) 적용 테이핑

- 굽은등 테이핑
- 어깨뼈 후방 글라이딩 테이핑

굽은등 테이핑

테이프 재단 방법

❶ 상부승모근을 감싼 후 날개뼈 하각 높이의 허리까지 재단한다.

❷ 한쪽에 2개씩 총 4장의 테이핑을 준비한다.

테이핑 적용 방법

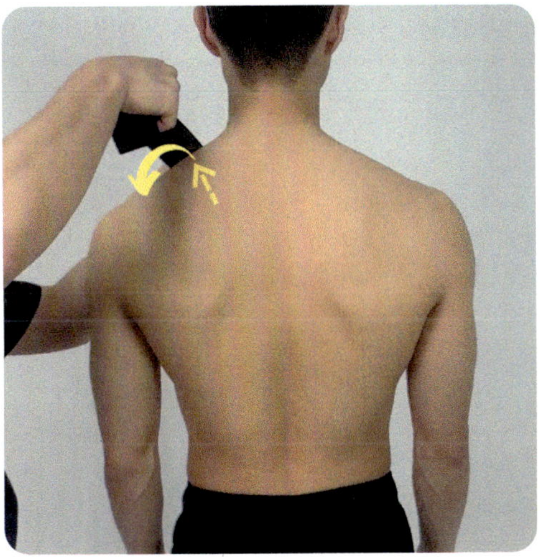

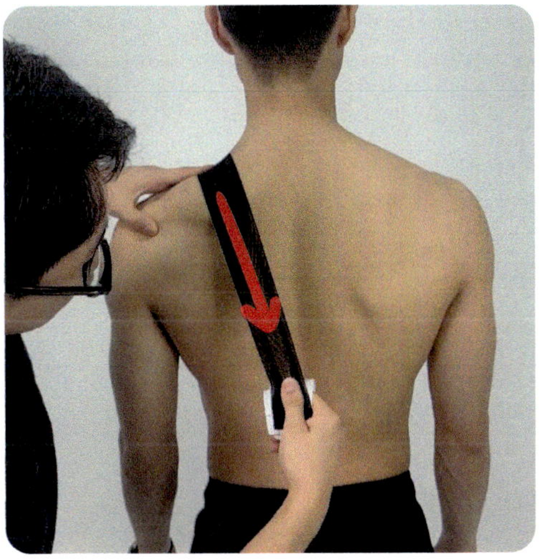

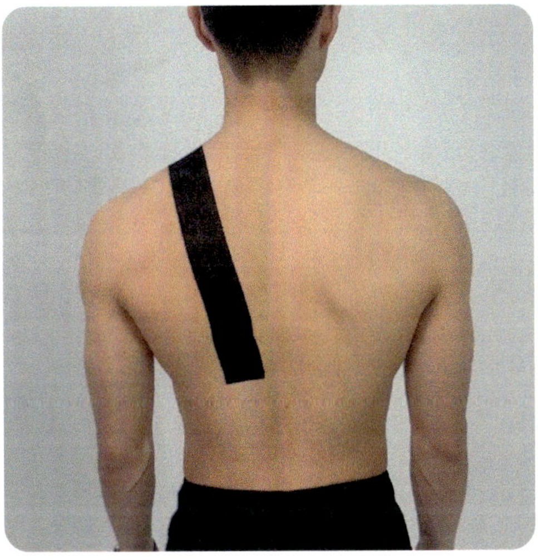

시작점: 몸쪽 쇄골 뼈 위에서 진행한다.

진행방향: 상부 승모근을 넘어와 척추 방향으로 진행한다.

테이핑 장력 설정 방법: 상부 승모근을 넘어올 때 최대 장력을 주고 척추방향으로 진행한다.

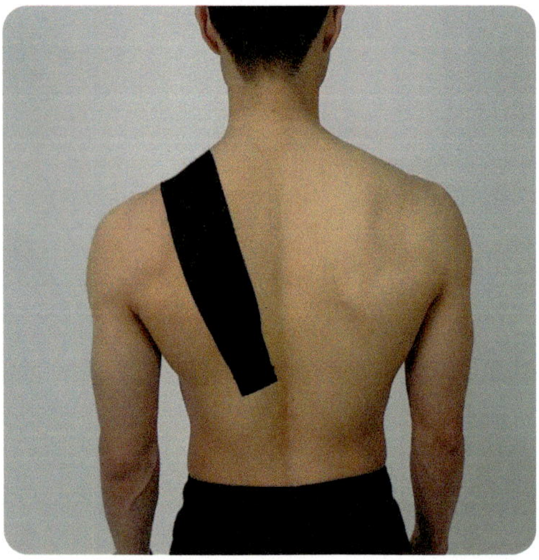

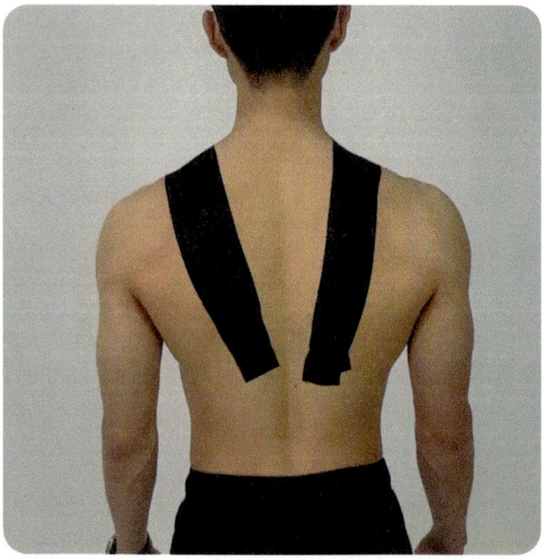

추가 또는 고정용 테이핑 방법:

한쪽에 2회 정도 반복해 진행하며 반대쪽도 동일하게 진행한다.

위팔뼈 후방 글라이딩 도움 락킹 테이핑

테이핑 적용 방법

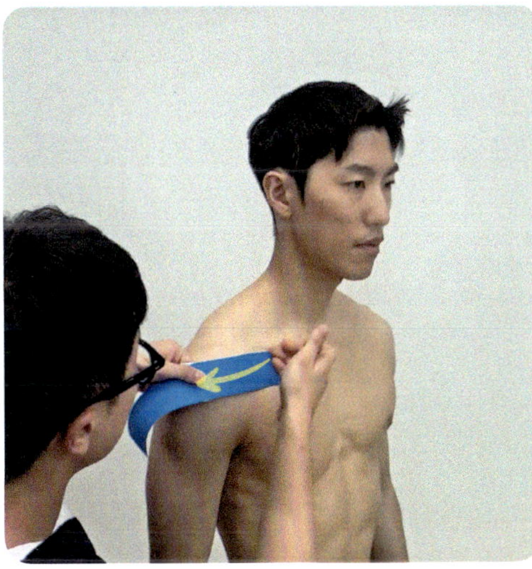

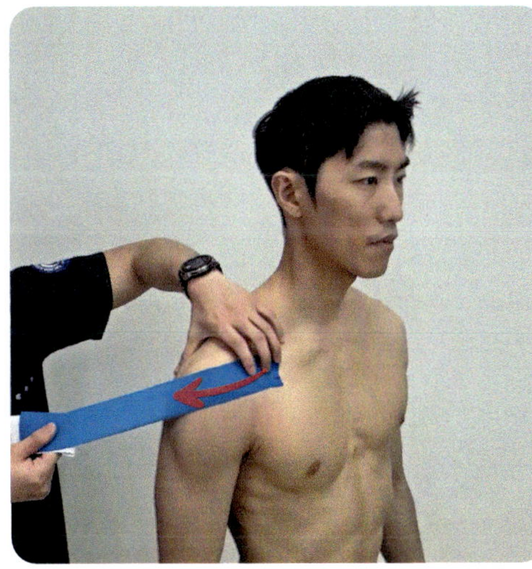

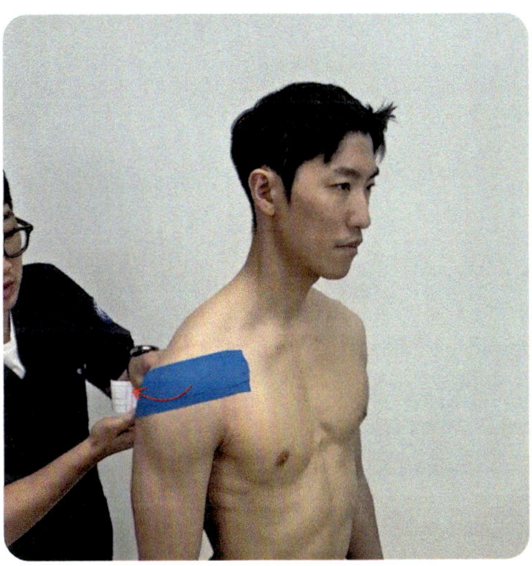

시작점: 쇄골 중앙 아래에서 테이핑을 시작한다.

진행방향: 사선 아래 방향으로 진행하며 견봉뼈 바로 아래 위팔뼈를 감싼 뒤 날개뼈 중앙 방향으로 진행한다.

테이핑 장력 설정 방법: 팔을 아래로 내려준 후 테이프가 위팔뼈를 지나갈 때 최대 장력을 준다. 뒤로넘어가서 마무리 할 때는 장력을 줄여준다.

추가 또는 고정용 테이핑 방법: 2회 반복해 위팔뼈를 감싸준다.

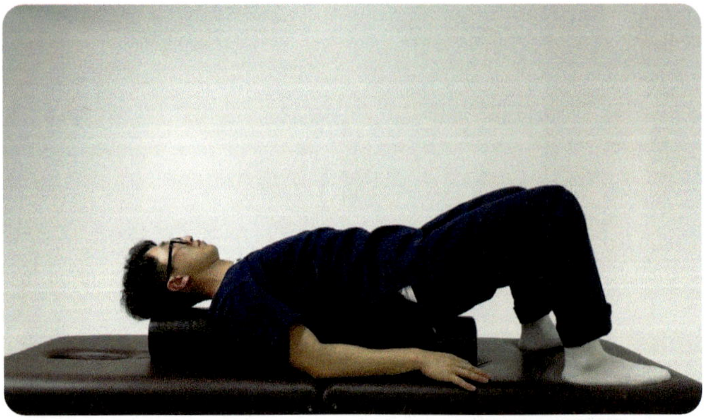

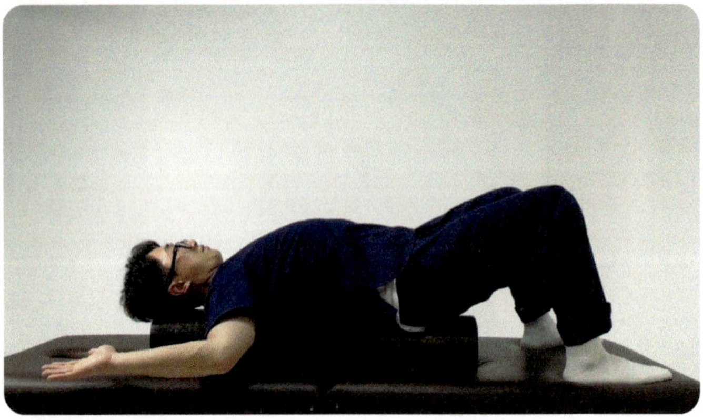

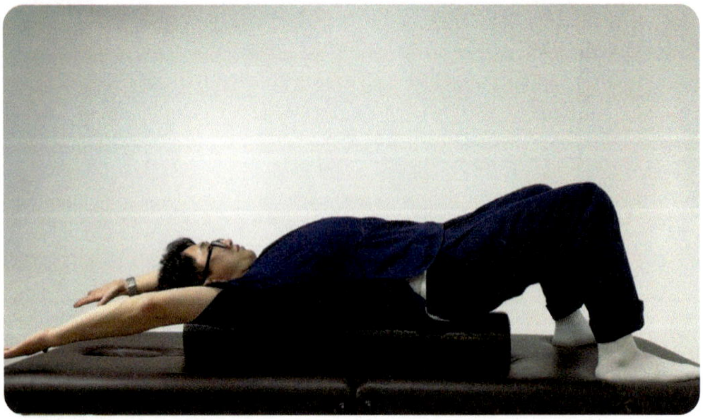

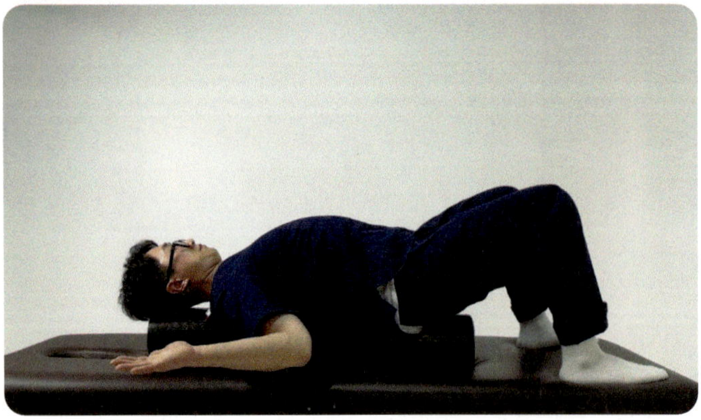

운동

• 천사 날개 운동법

방법

❶ 폼롤러 세로로 두고 그 위에 바로 눕는다.

❷ 팔을 90도 굽히고, 어깨를 90도 벌린 선서 자세를 만들어 준 후 팔꿈치가 바닥에 닿을 수 있도록 아래로 눌러준다.

❸ 팔꿈치가 바닥을 쓸면서 움직이도록 하며 만세 자세를 한다.

❹ 다시 천천히 처음 자세로 돌아온 후 팔꿈치가 옆구리에 닿을 때까지 밑으로 내린다.

❺ 이 동작을 10~20회 씩 5세트 반복한다.

주의사항

어깨가 아프면 바로 중단하고, 운동 도중 등쪽에 지속적으로 힘이 들어온다는 느낌을 받아야한다.

PART 4 • 생활 속 질환 테이핑

2 어깨

동결견(오십견)

1) 증상

오십견은 어깨의 통증과 함께 어깨의 모든 움직임 범위에 제약을 느낄 수 있으며, 특히 내회전과 외전, 그리고 굽힘 동작에서 동작이 어렵거나 통증을 동반할 수 있다. 그리고 어깨 부위 근육의 약화가 유발되어 일상생활 활동에 제한이 유발되며, 어깨 주변 근육의 관계(균형)도 무너져서 염증이 호전된 이후에도 어깨 기능에 문제를 야기할 수 있다. 오십견 환자의 증상 중 특징적 현상은 밤에 휴식을 취할 때 통증이 더욱 심해질 수 있으며, 잠을 자는 동안에도 통증으로 인해 깨는 것이다. 이러한 증상들은 염증이 반응하는 어깨 관절낭의 문제로 인해 발생한다. 특히, 모든 어깨 움직임에서 통증과 움직임 제한이 발생하는 것이 특징이며, 이는 어깨 충돌 증후군과 구분되는 중요한 차이이다. 오십견은 치유에 오랜 시간이 걸릴 수 있으므로 조기에 적절한 치료와 관리가 필요하다.

2) 테이핑 전 확인할 사항

❶ 어떤 움직임에서 더 통증이 일어나는지 파악해 해당 움직임에 도움을 줄 수 있는 테이핑을 적용해 본다.

❷ 특정 한가지 동작에서의 통증은 오십견이 아닐 수 있으니 잘 파악해야한다.

❸ 야간통이 심할때에는 진료를 받아보는것을 추천한다.

3) 적용테이핑

모든 움직임에 제한이 있을 때

• 상부 승모근 도움 락킹 법

• 어깨 삼각근 제한 락킹 법

어깨 굽힘, 뒷짐지기 어려울 때

- 상부 승모근 도움 락킹법
- 어깨 후방 글라이딩 도움 락킹법

어깨 벌림이 어려울 때

- 상부 승모근 도움 락킹법
- 어깨 하방 글라이딩 도움 락킹법

어깨 삼각근 제한 락킹 테이핑

테이핑 적용 방법

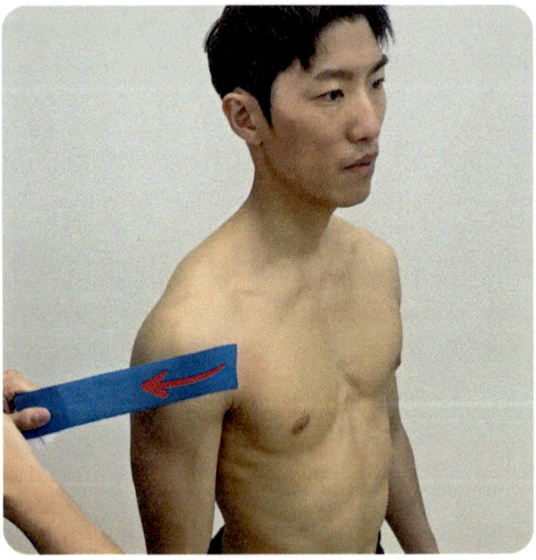

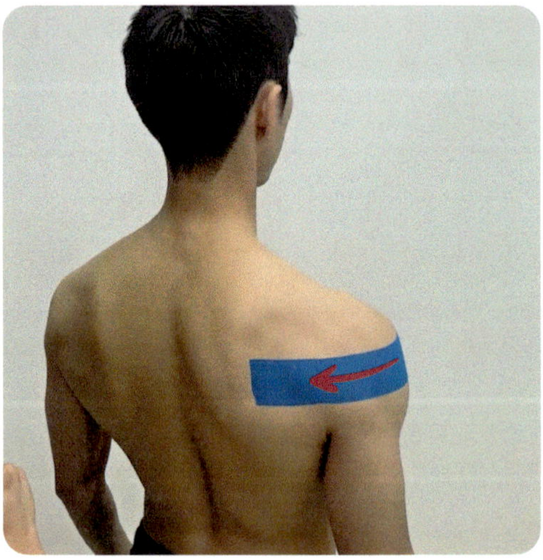

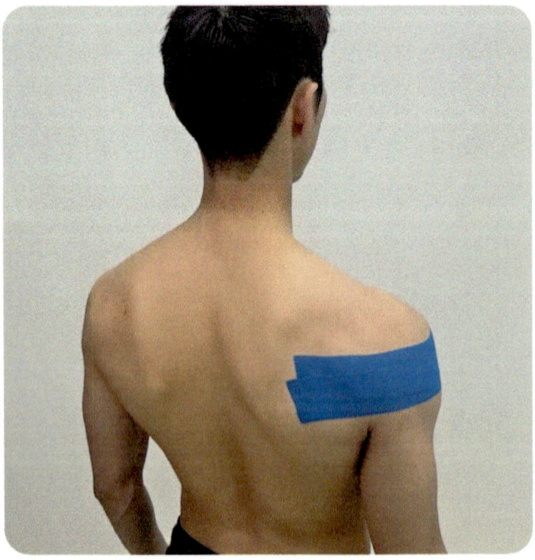

시작점: 전면 삼각근섬유 중간 섬유에서 시작한다.

진행방향: 삼각근 섬유와 수직으로 테이핑 방향을 설정한다.

테이핑 장력 설정 방법: 부착후 최대 장력을 주어 어깨뼈 중간까지 진행한다.

추가 또는 고정용 테이핑 방법: 중간정도 겹쳐 2회 반복 진행한다.

상부승모근 도움 락킹 테이핑

테이핑 적용 방법

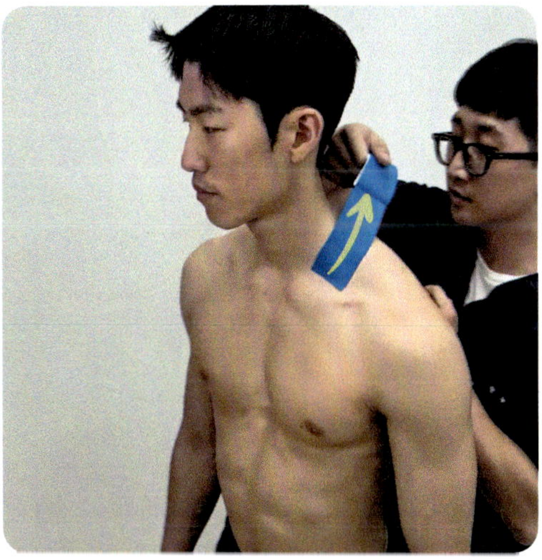

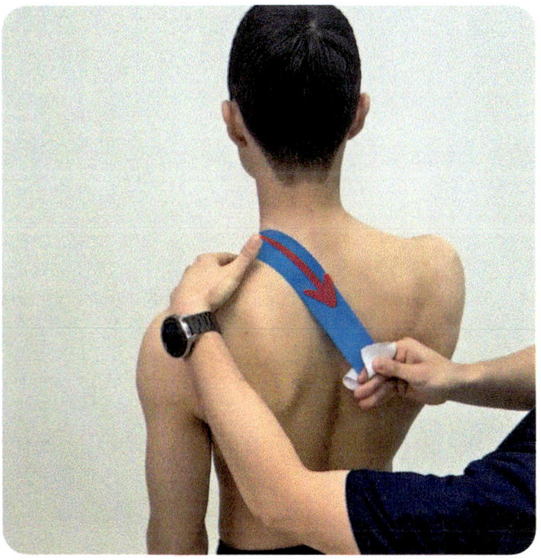

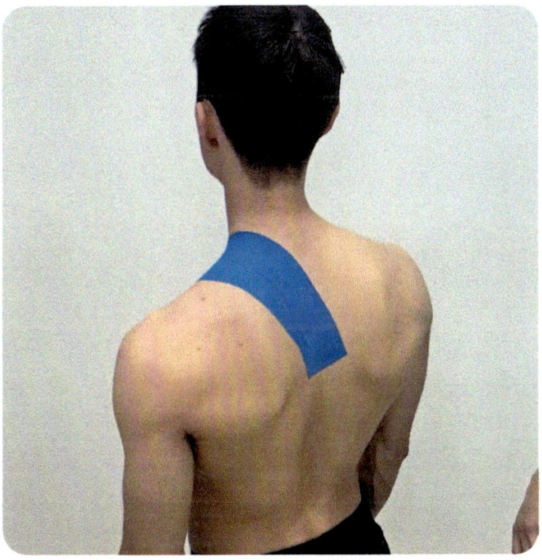

시작점: 쇄골의 몸쪽 가장 가까운 부위 바로 위에서 시작하다

진행방향: 상부승모근을 타고 뒤로 넘어와 척추뼈 중앙으로 진행한다.

테이핑 장력 설정 방법: 통증이 유발되기 전까지 팔을 벌림 시킨 후 상부승모근을 타고 뒤로 넘어왔을 때는 최대 장력을 주고 척추뼈 중앙에서 마무리한다.

추가 또는 고정용 테이핑 방법: 테이프를 중간정도 겹쳐 가면서 최소 2회에서 3회정도 테이핑을 추가한다.

위팔뼈 하방 글라이딩 도움 락킹 테이핑

테이핑 적용 방법

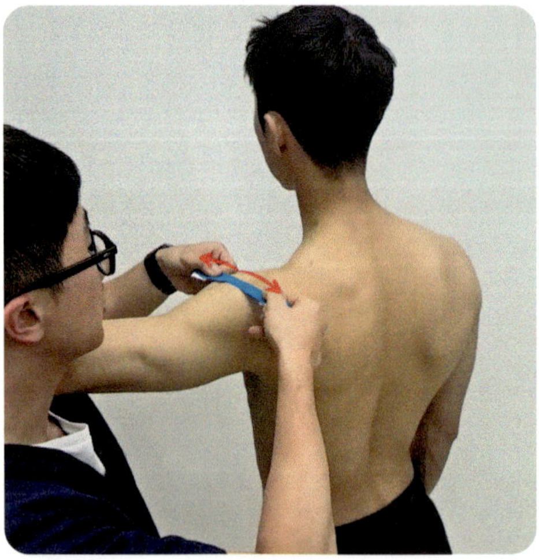

시작점: 대상자의 팔을 시전자 어깨에 올려 둔 후 견봉 바로 옆 위팔뼈머리를 촉진해 테이프 중앙을 부착한다.

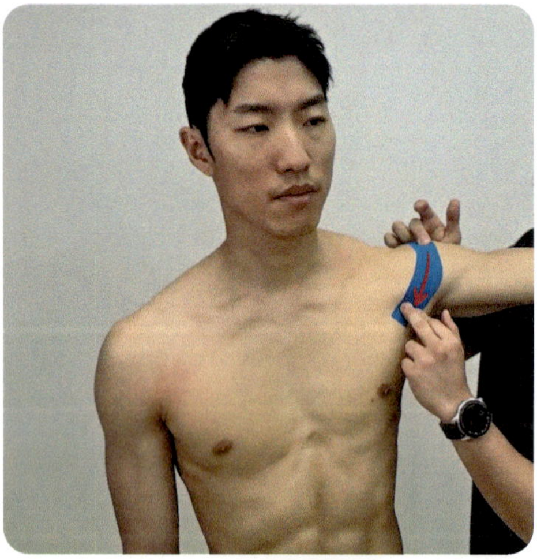

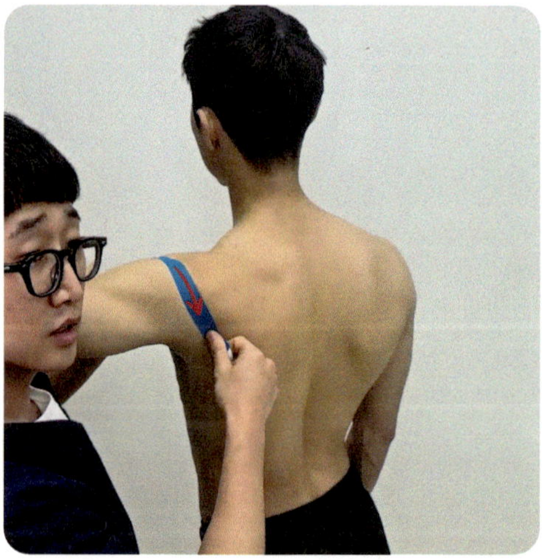

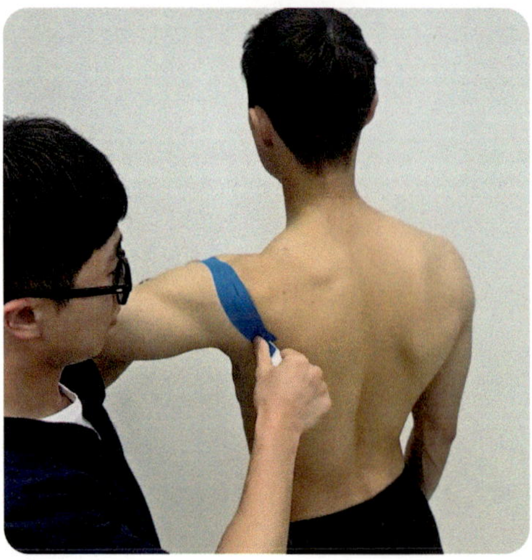

진행방향: 앞쪽 사선방향으로 내려가 가슴 앞쪽 겨드랑이 옆으로 부착한다.

뒤쪽도 사선방향으로 등쪽 겨드랑이 옆으로 부착한다.

테이핑 장력 설정 방법: 테이프 시작부위 부터 장력을 주어 아래쪽으로 당겨서 내려준다.

추가 또는 고정용 테이핑 방법: 테이프를 절반정도 겹쳐 가며 3회에서 4회 반복해 테이핑을 진행한다.

위팔뼈 후방 글라이딩 도움 락킹 테이핑

테이핑 적용 방법

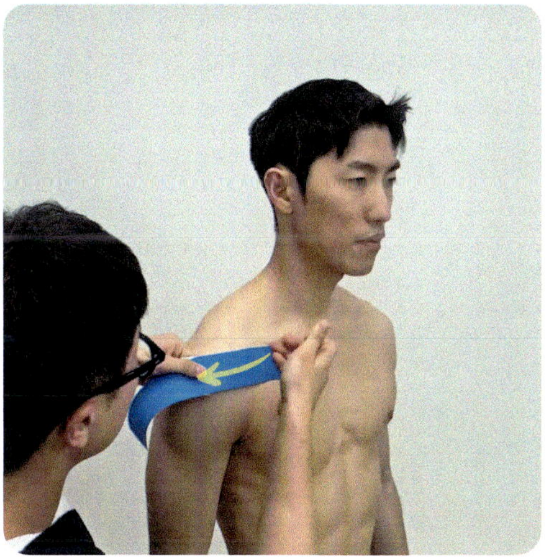
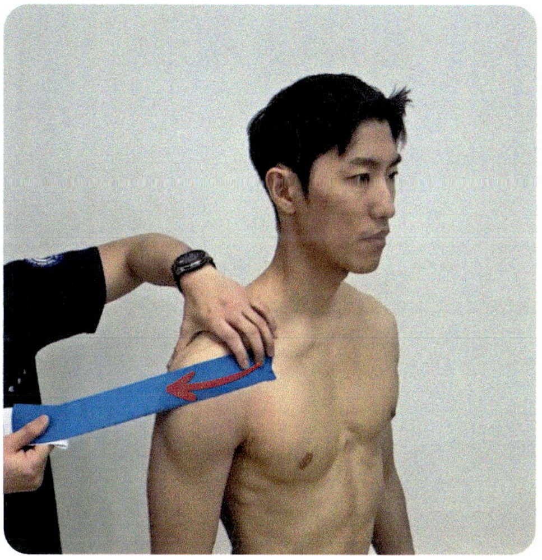
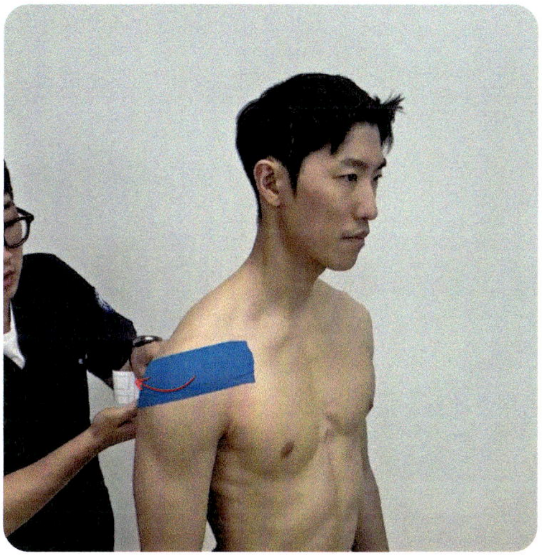

시작점: 쇄골 중앙 아래에서 테이핑을 시작한다.

진행방향: 사선 아래 방향으로 진행하며 견봉뼈 바로 아래 위팔뼈를 감싼 뒤 날개뼈 중앙 방향으로 진행한다.

테이핑 장력 설정 방법: 팔을 아래로 내려준 후 테이프가 위팔뼈를 지나갈 때 최대 장력을 준다. 뒤로넘어가서 마무리 할 때는 장력을 줄여준다.

추가 또는 고정용 테이핑 방법: 2회 반복해 위팔뼈를 감싸준다.

운동

- 네발 기기에서 하는 어깨 가동성 운동
- 어깨 회전및 흉추의 가동성 운동

방법

어깨 회전 운동

❶ 네발 기기 자세에서 가동 범위에 제한이 있는 팔을 바닥에 고정 시킨다.

❷ 반대쪽 팔을 천장 쪽으로 돌리며 어깨와 흉추의 회전 운동을 진행한다.

❸ 엉덩이를 좀더 아래로 내린 후 같은 방법으로 어깨를 돌려 운동한다.

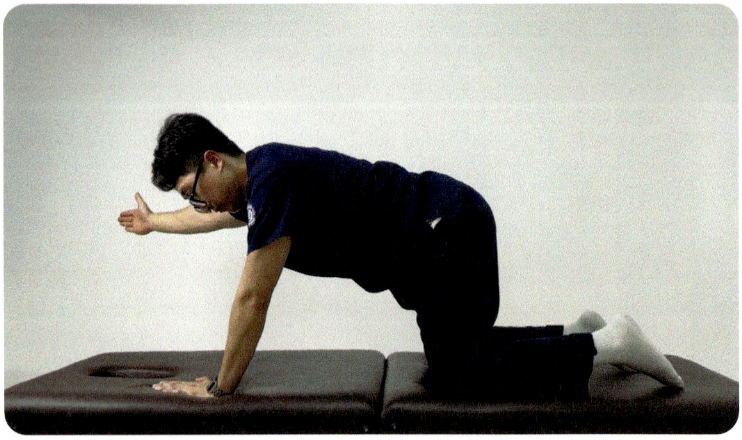

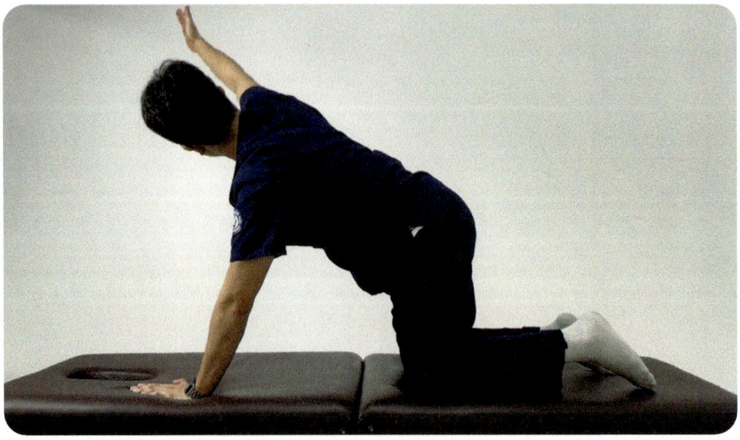

어깨 굽힘 운동

❶ 네발 기기 자세에서 시작한다.

❷ 엉덩이를 뒤로 빼고, 어깨 팔로는 바닥을 밀어주며 뒤로 움직인다.

❸ 어깨 통증이 발생하는 지점에서 멈춘 후 버텨준다.

❹ 10번씩 5회 반복한다.

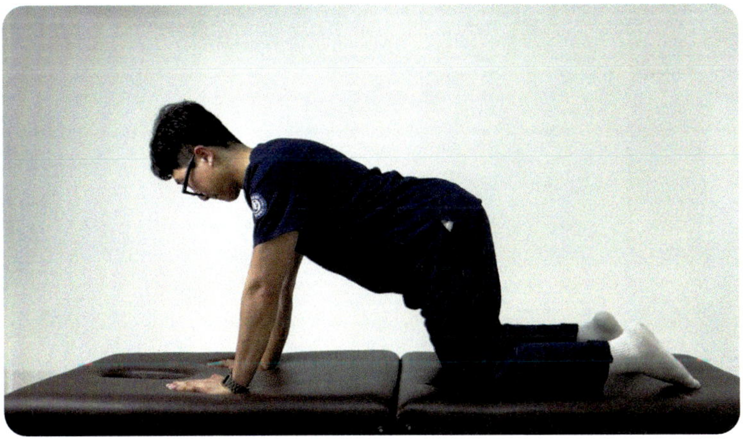

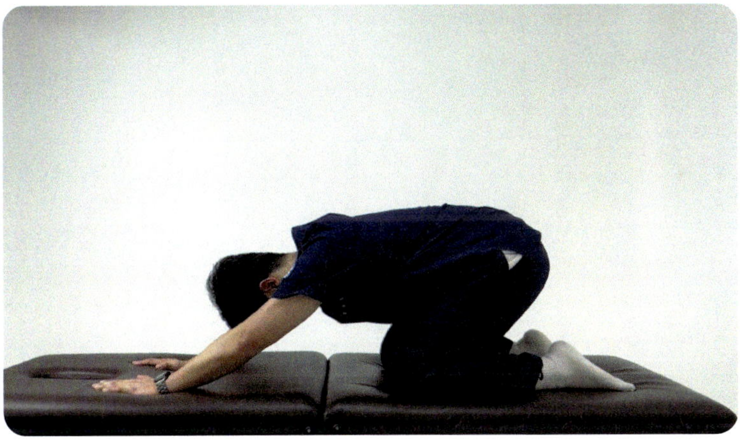

어깨 통증 발생 시 변형 동작

통증이 있는 어깨에 손을 올리고 아래로 누르는 힘을 주어 어깨뼈의 글라이딩을 보조한다.

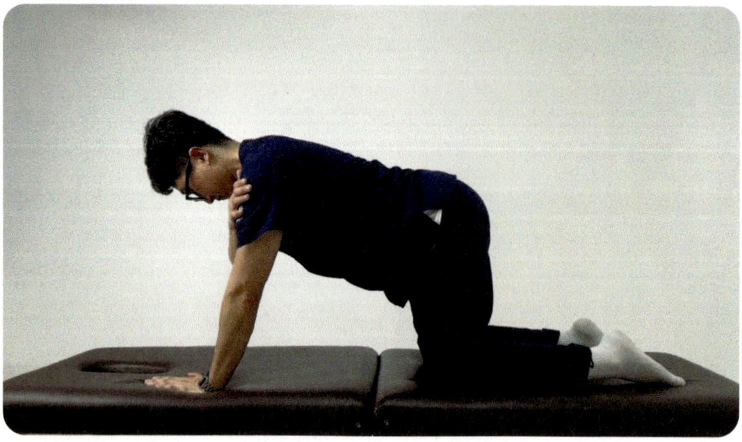

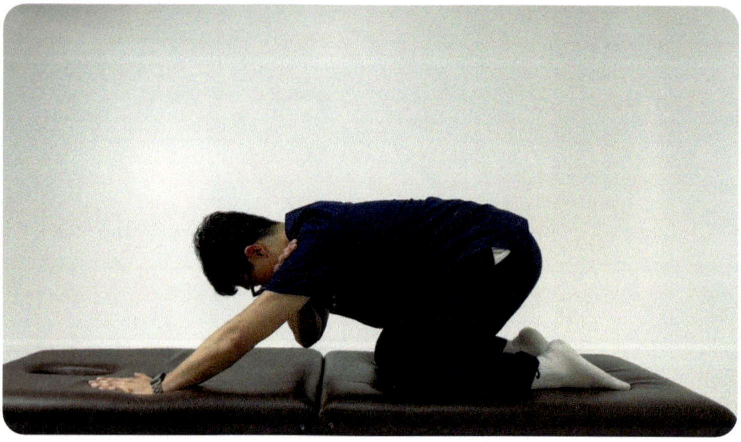

뒷짐 운동

❶ 누운 상태에서 제한이 있는 손을 엉덩이 쪽으로 넣는다.

❷ 바닥에서뜬 어깨를 반대쪽손을 이용해 바닥을 향해 누른다.

❸ 이때 어깨가 땅에 닿도록 능동적으로 움직인다.

❹ 10초정도 버틴후 다시 제 자리로 돌아오며 통증이 사라지면 엉덩이 쪽에 넣어둔 손을 더 깊숙하게 넣거나 더 위쪽으로 위치시키고 움직임을 반복한다.

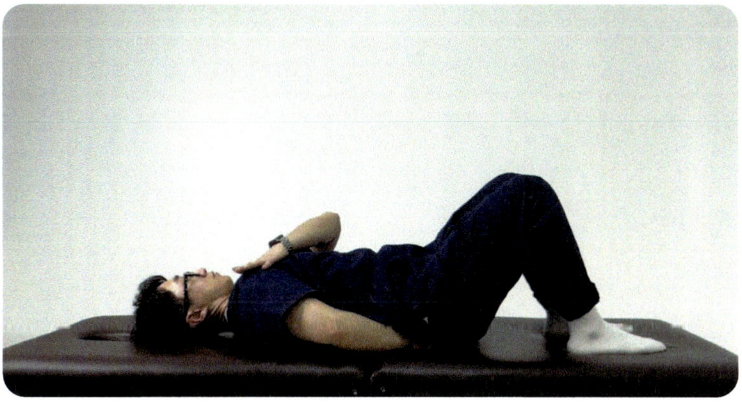

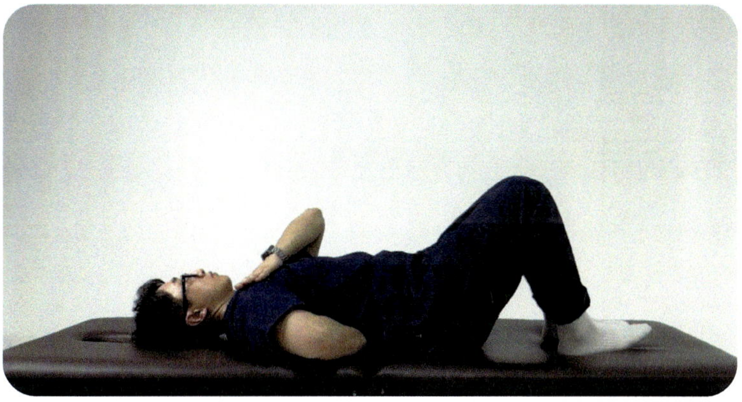

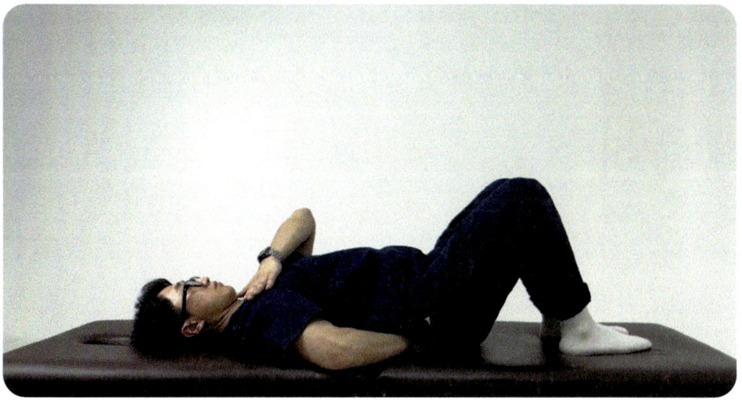

회전근개 손상 또는 극상근 건염

1) 증상

어깨 충돌 증후군의 증상은 어깨를 움직일 때 특정 각도나 동작에서 어깨 결림이나 찌릿한 통증, 불쾌한 감각 등이 나타난다. 이러한 증상은 어깨 봉우리뼈와 위팔뼈 사이의 공간이 협소해지고 충돌이 발생하는 경우에 나타나는데, 초기에는 경미한 통증만 나타날 수 있으나 시간이 지남에 따라 점차적으로 심해질 수 있다.

어깨 충돌 증후군은 주로 외상 없이 발생하는 만성적인 질환으로, 주로 40대 이상의 사람들에게서 발생한다. 특히 스포츠 선수, 건설 노동자, 장시간 컴퓨터 작업 등 어깨를 빈번하게 사용하는 직업에서 발병 위험이 더 높을 수 있다. 이 질병은 양쪽 어깨에서 발생할 수 있지만, 한 쪽 어깨에서 더 심한 증상이 나타나는 경우가 많다. 조기에 진단과 치료를 받지 않으면 회전근개 손상 등의 합병증이 발생할 수 있으므로, 조기 진단과 적절한 치료가 중요하다.

2) 스포츠 손상에서 발생할 수 있는 어깨 통증

스포츠 활동에서 어깨 부상은 정말 흔하게 발생할 수 있는 부상이다. 어깨 조직은 가동성을 위해 회전근개의 중요한 역할을 하는데 빠른 스윙과 무거운 물건을 들어올리는 동작에서 근육의 과도한 스트레스로 인해 손상을 입을 수 있는 부위이다. 주로 부상을 입을 수 있는 스포츠 활동은 골프, 배드민턴, 탁구, 헬스, 테니스가 있으며 스포츠 동작중 어떤 움직임에서 어깨 통증이 발생하는지 관찰해볼 필요가 있다.

3) 테이핑 전 확인할 사항

어깨통증이 발생하는 특정 동작을 확인하여 적절한 테이핑을 적용한다.

4) 적용테이핑

굽힘, 벌림시 통증

- 상부 승모근 도움 락킹 테이핑
- 위팔뼈 하방 글라이딩 도움 락킹 테이핑
- 어깨 삼각근 도움 락킹 테이핑

어깨 모음 시 통증

- 수평 모음 제한 락킹 테이핑
- 위팔뼈 후방 글라이딩 도움 락킹 테이핑

어깨 회전 시 통증

- 내회전 시 통증
  위팔뼈 후방 글라이딩 도움 락킹 테이핑
  내회전 락킹 테이핑
- 외회전 시 통증
  위팔뼈 후방 글라이딩 도움 락킹 테이핑
  외회전 락킹 테이핑

어깨 굽힘, 벌림 시 통증

상부 승모근 도움락킹

테이핑 적용 방법

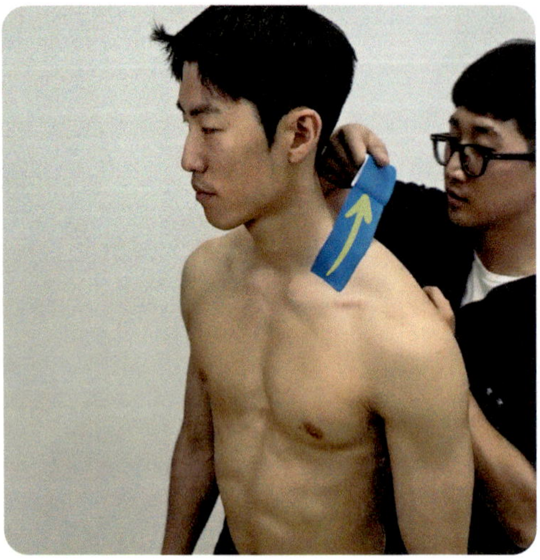

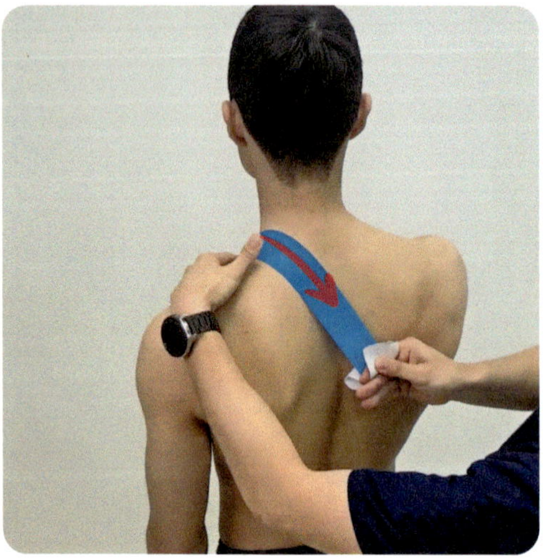

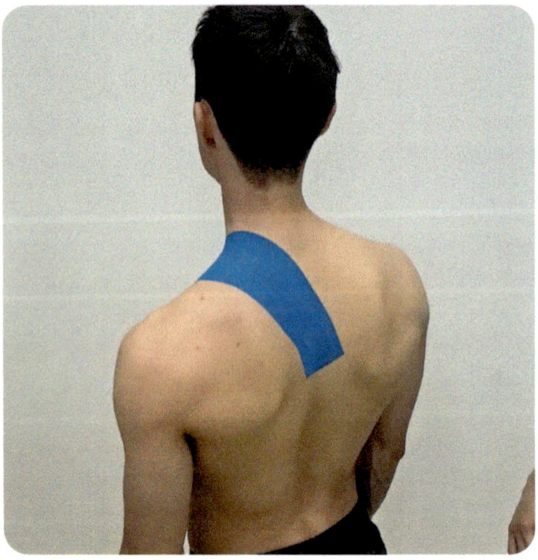

시작점: 쇄골의 몸쪽 가장 가까운 부위 바로 위에서 시작한다.

진행방향: 상부승모근을 타고 뒤로 넘어와 척추뼈 중앙으로 진행한다.

테이핑 장력 설정 방법: 통증이 유발되기 전까지 팔을 벌림 시킨 후 상부승모근을 타고 뒤로 넘어왔을때 최대 장력을 주고 척추뼈 중앙에서 마무리한다.

추가 또는 고정용 테이핑 방법: 테이프를 중간정도 겹쳐 가면서 최소 2회에서 3회정도 테이핑을 추가한다.

위팔뼈 하방 글라이딩 도움 락킹 테이핑

테이핑 적용 방법

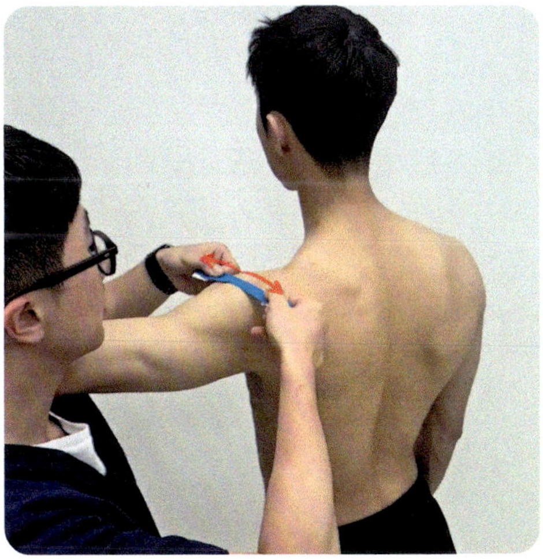

시작점: 대상자의 팔을 시전자 어깨에 올려 둔 후 견봉 바로 옆 위팔뼈머리를 촉진해 테이프 중앙을 부착한다.

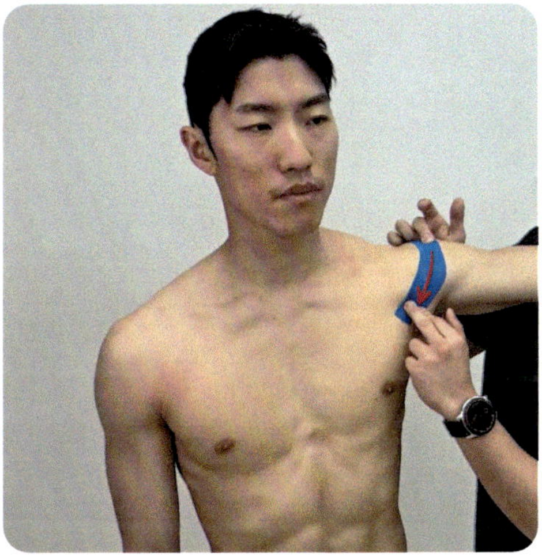

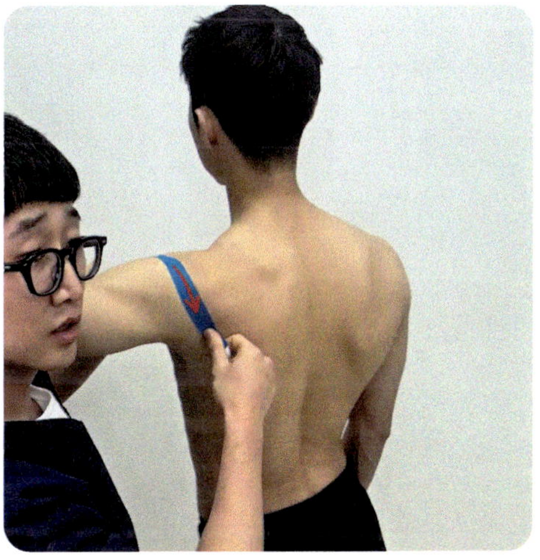

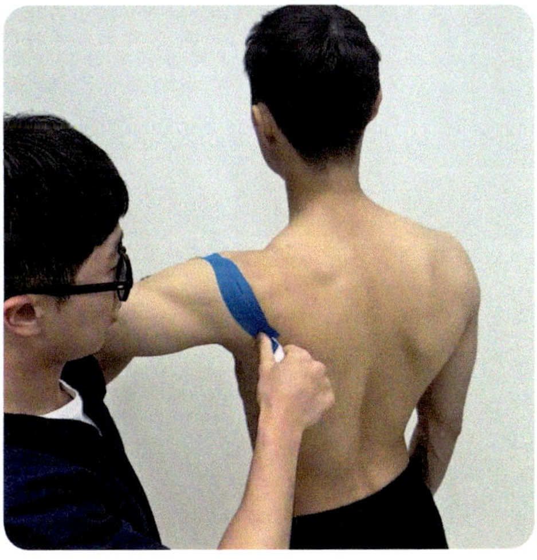

진행방향: 앞쪽 사선방향으로 내려가 가슴 앞쪽 겨드랑이 옆으로 부착한다.

뒤쪽도 사선방향으로 등쪽 겨드랑이 옆으로 부착한다.

테이핑 장력 설정 방법: 테이프 시작부위 부터 장력을 주어 아래쪽으로 당겨서 내린다.

추가 또는 고정용 테이핑 방법: 테이프를 절반정도 겹쳐 가며 3회에서 4회 반복해 테이핑을 진행한다.

운동

- 테이블 어깨 벌림 운동

방법

❶ 앉았을 때 자신의 어깨보다 낮은 테이블을 준비한다.

❷ 테이블이 통증이 있는 어깨 옆에 있도록 앉아 준다.

❸ 어깨를 벌려 테이블위에 올려주고 천천히 미끄러지며 옆으로 몸을 기울여 준다.

❹ 이때 통증이 시작되면 팔로 테이블을 살짝 눌러준 후 버틴다.

❺ 10초정도 버텨주고 다시 제자리로 돌아온다. 이 동작을 10~15회 반복해 준다.

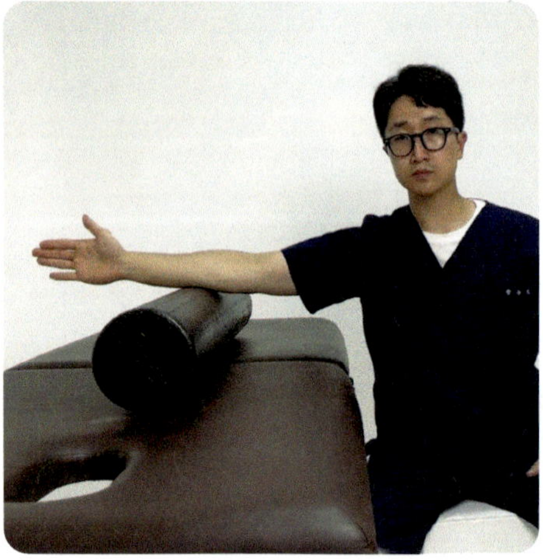

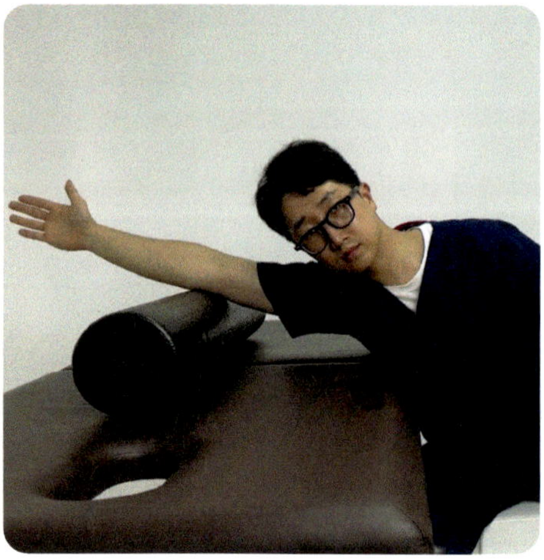

어깨 통증 발생 시 변형 동작

통증이 있는 어깨에 손을 올리고 아래로 누르는 힘을 주어 어깨뼈의 글라이딩을 보조한다.

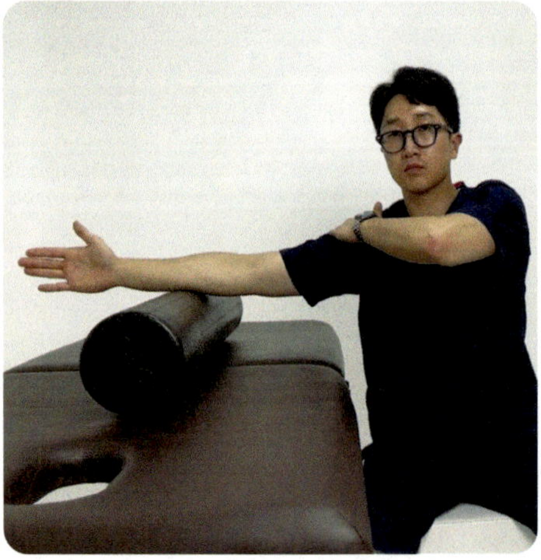

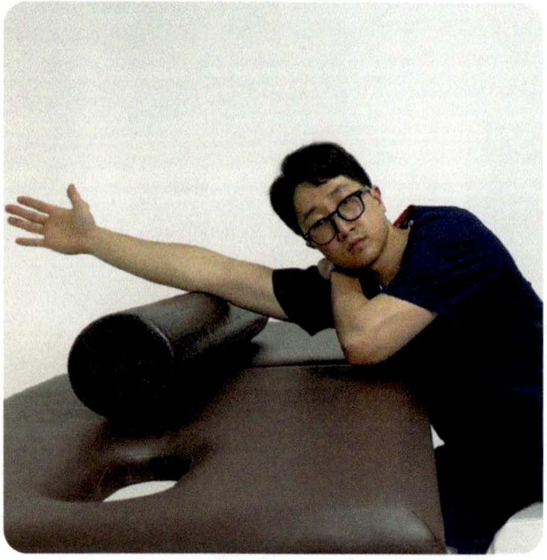

운동

• 벽 슬라이드 운동

방법

❶ 벽에 등을 대고 서서 발을 어깨너비만큼 벌린다.

❷ 팔꿈치를 90도 각도로 구부리고 손바닥이 서로 마주보도록 만든다. 이때 손목에 밴드를 걸어주면 회전근개 활성화에 더욱 도움을 준다(밴드 강도가 몸통에 힘을 너무 주는 정도는 피한다).

❸ 새끼 손가락 쪽 팔등 전체가 벽에 닿도록 유지하면서 팔을 천천히 벽 위로 밀어 올린다. 벽을 미끄러져 올라가기 힘들면 수건을 팔 아래 두고 진행하거나, 폼 롤러를 이용한다.

❹ 이때 목, 등 허리의 정렬을 유지하며 통증이 유발되기 전까지 팔꿈치를 위로 올린다.

❺ 팔을 완전히 뻗은 자세를 잠시 유지한 다음 천천히 팔을 다시 시작 자세로 내린다.

❻ 처음에는 10회씩 3~4세트 진행하고 할 수 있을 만큼의 운동 볼륨을 높여간다.

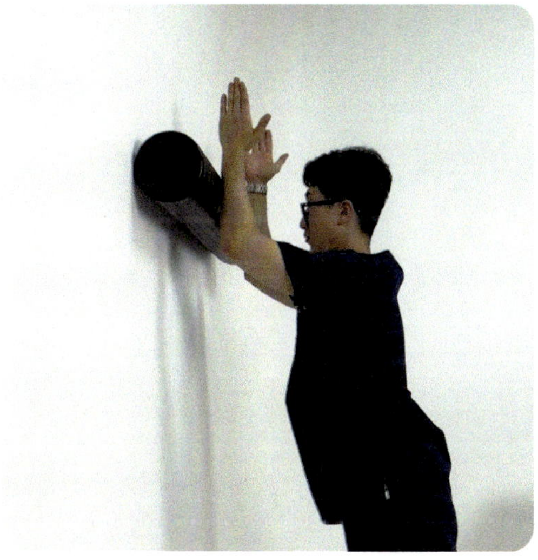

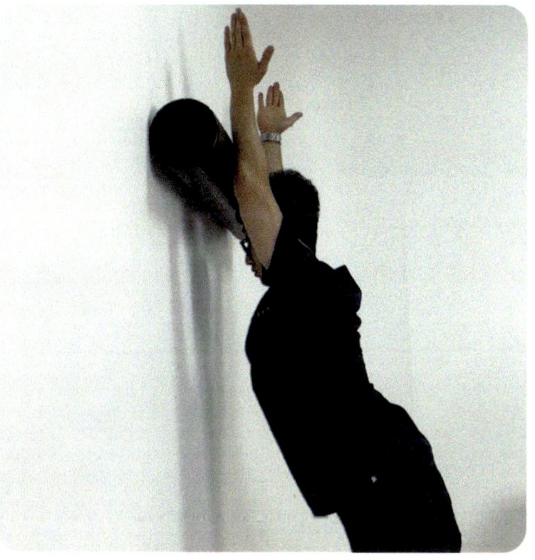

어깨 통증 발생 시 변형 동작

통증이 있는 어깨에 손을 올리고 아래로 누르는 힘을 주어 어깨뼈의 글라이딩을 보조한다.

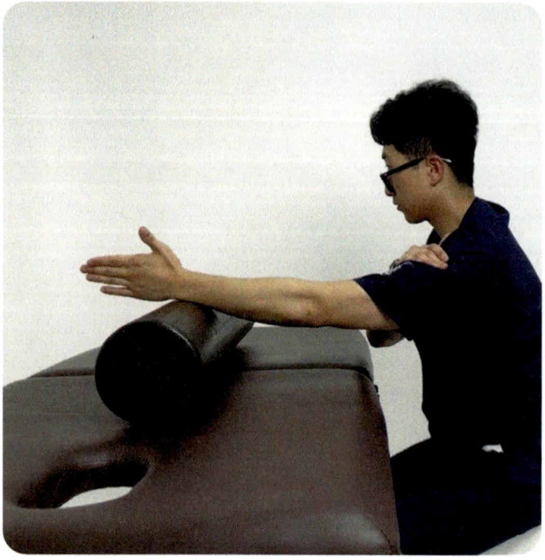

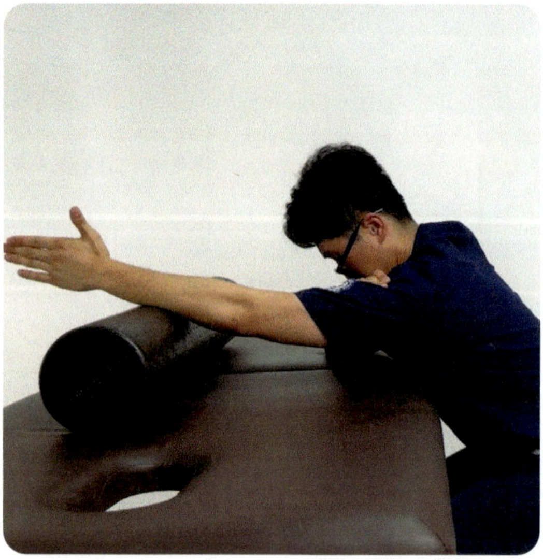

어깨 모음 시 통증

어깨 수평 모음 제한 락킹 테이핑

테이핑 적용 방법

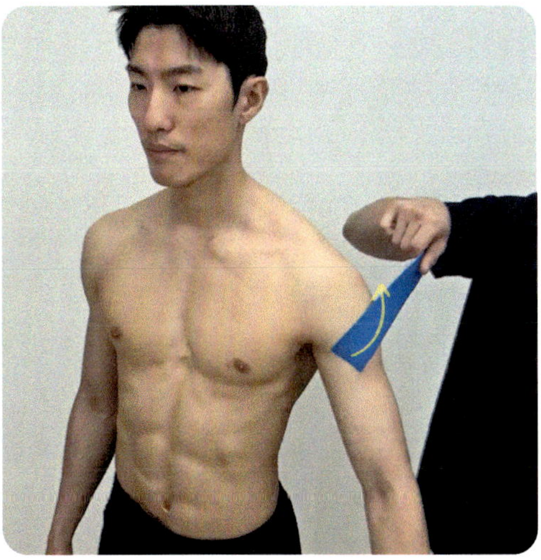

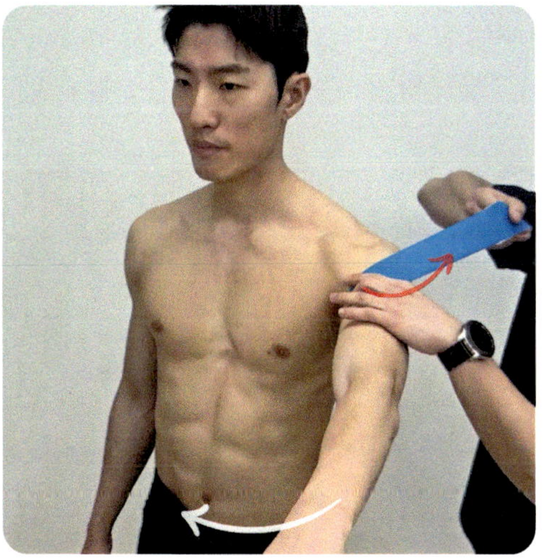

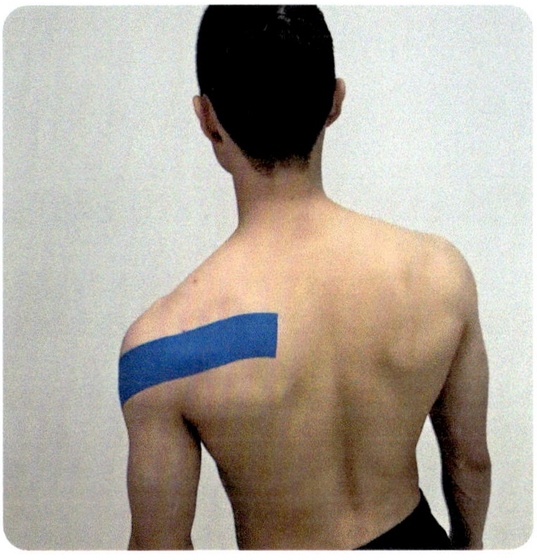

시작점: 전면 삼각근 가장 먼쪽에서 시작한다.

진행방향: 삼각근을 가로질러 어깨뼈 중간 부위로 진행한다.

테이핑 장력 설정 방법: 시작점에 부착 후 대상자는 어깨 통증이 있기 전 범위까지 어깨를 모음 시킨다. 이 때 테이프에 최대 장력을 주어 어깨뼈 중간부위에서 마무리한다.

추가 또는 고정용 테이핑 방법: 2회 정도 반복해서 테이프를 주가 반복한다.

위팔뼈 후방 글라이딩 도움 락킹 테이핑

테이핑 적용 방법

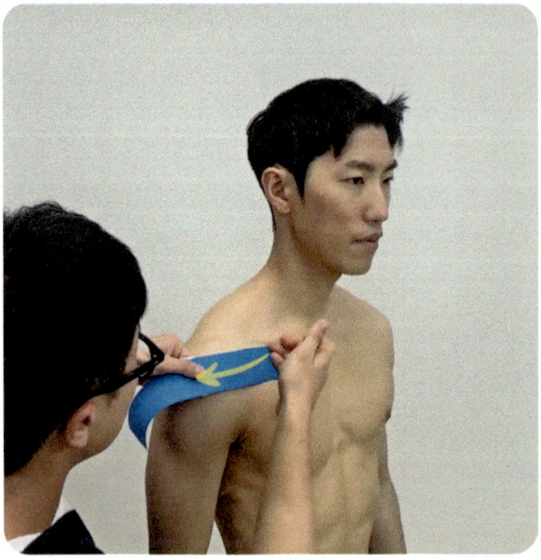

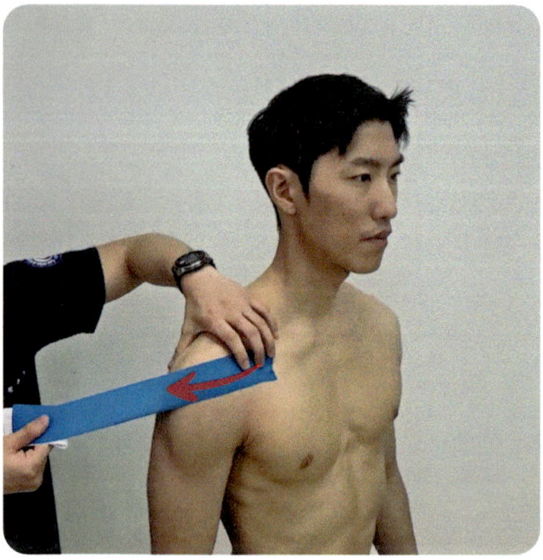

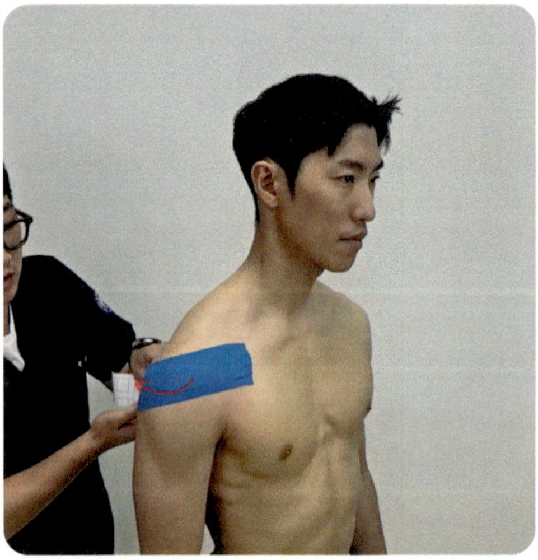

시작점: 쇄골 중앙 아래에서 테이핑을 시작한다.

진행방향: 사선 아래 방향으로 진행하며 견봉뼈 바로 아래 위팔뼈를 감싼 뒤 날개뼈 중앙 방향으로 진행한다.

테이핑 장력 설정 방법: 팔을 아래로 내려준 후 테이프가 위팔뼈를 지나갈 때 최대 장력을 준다. 뒤로넘어가서 마무리 할 때는 장력을 줄여준다.

추가 또는 고정용 테이핑 방법: 2회 반복해 위팔뼈를 감싸준다.

운동법

- Thread the needle(실꿰기 운동)

방법

❶ 네발 기기 자세에서 진행한다.

❷ 아픈 어깨쪽을 바닥에 고정시킨다.

❸ 아프지 않은 어깨를 반대편 어깨 아래로 땅을 쓸면서 밀어준다.

❹ 자연스럽게 몸통도 함께 돌아갔다가 다시 돌아온다.

❺ 통증이 유발되기 전 범위까지 진행하며 10회씩 3~4회 반복해 실시한다.

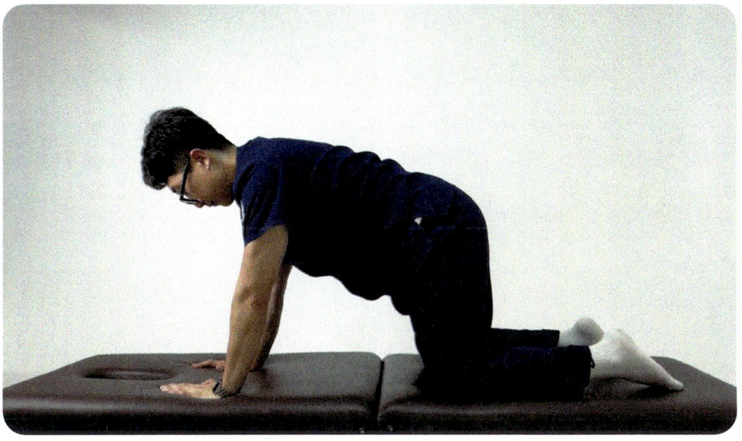

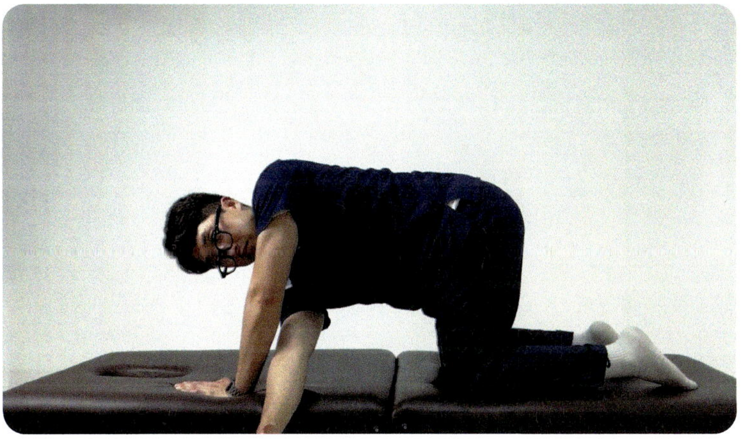

어깨 내회전 시 통증

위팔뼈 후방 글라이딩 도움 락킹 테이핑

테이핑 적용 방법

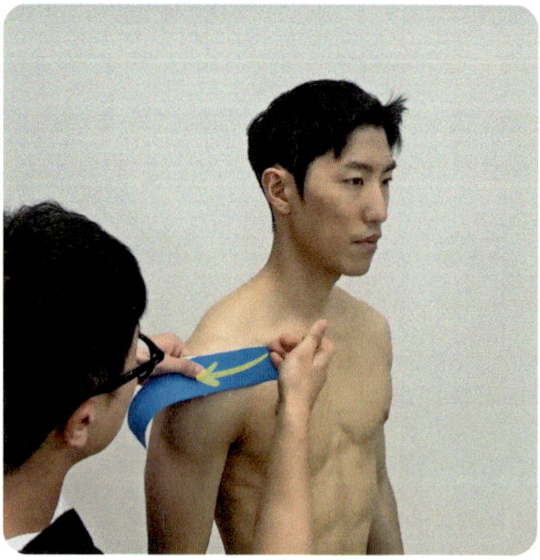

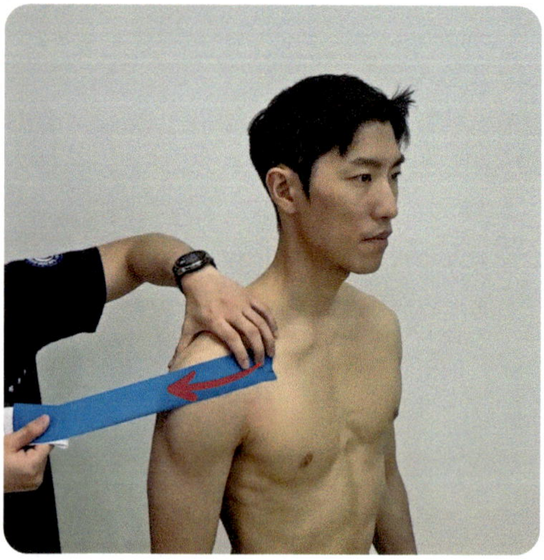

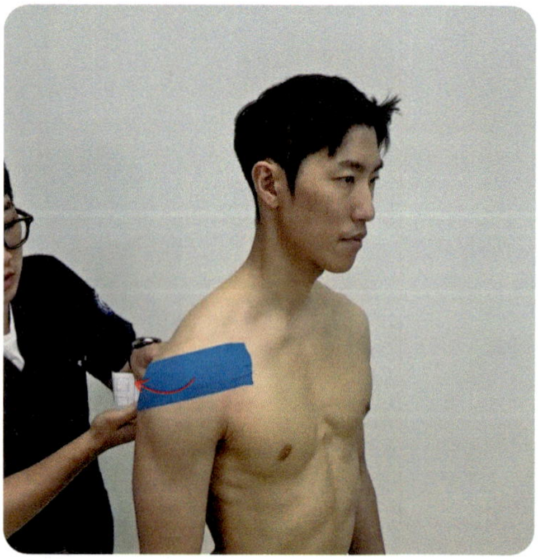

시작점: 쇄골 중앙 아래에서 테이핑을 시작한다.

진행방향: 사선 아래 방향으로 진행하며 견봉뼈 바로 아래 위팔뼈를 감싼 뒤 날개뼈 중앙 방향으로 진행한다.

테이핑 장력 설정 방법: 팔을 아래로 내려준 후 테이프가 위팔뼈를 지나갈 때 최대 장력을 준다. 뒤로넘어가서 마무리 할 때는 장력을 줄여준다.

추가 또는 고정용 테이핑 방법: 2회 반복해 위팔뼈를 감싸준다.

내회전 제한 락킹 테이핑

테이핑 적용 방법

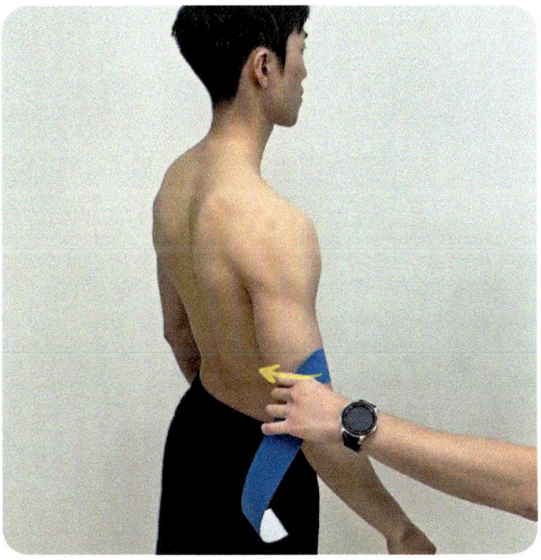

시작점: 팔꿈치 관절 바로 위 상완의 옆면 중앙에서 시작한다.

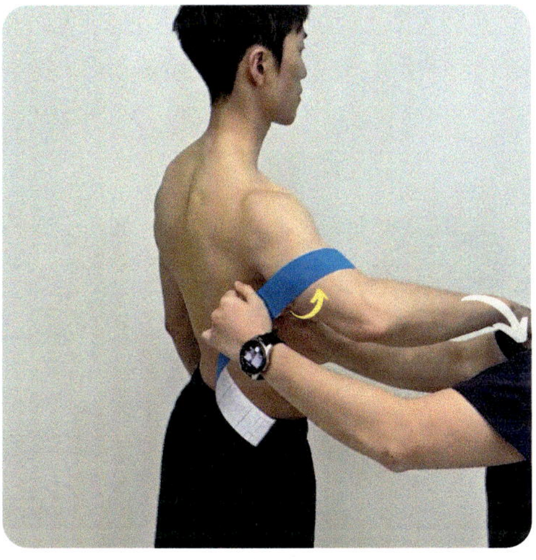

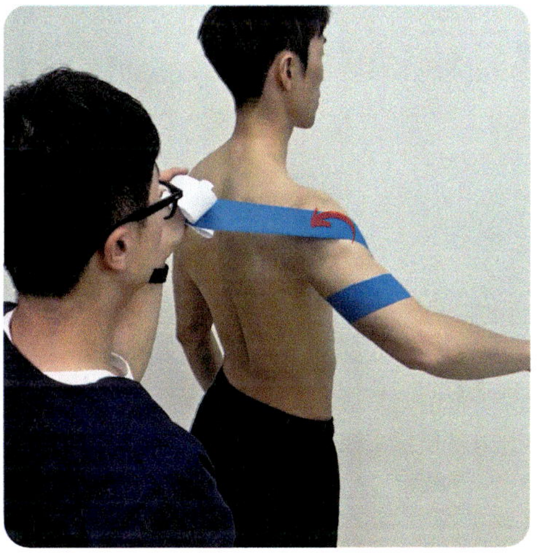

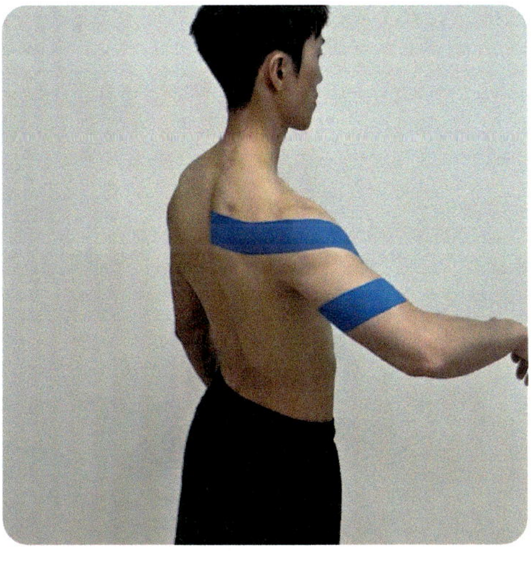

진행방향: 테이프를 뒤쪽으로 돌려 겨드랑이 안쪽을 지나 앞쪽 겨드랑이를 지나 어깨뼈 부위로 올라온다.

테이핑 장력 설정 방법: 대상자는 통증이 유발되기 전까지 내회전을 진행하고, 겨드랑이 앞쪽에서 올라와 어깨 삼각근을 지날때 최대 장력을 주고 어깨뼈 중앙에서 테이프를 마무리한다.

추가 또는 고정용 테이핑 방법: 강한 제한이 필요하다면 2회 반복한다.

어깨 외회전 시 통증

위팔뼈 후방 글라이딩 도움 테이핑

테이핑 적용 방법

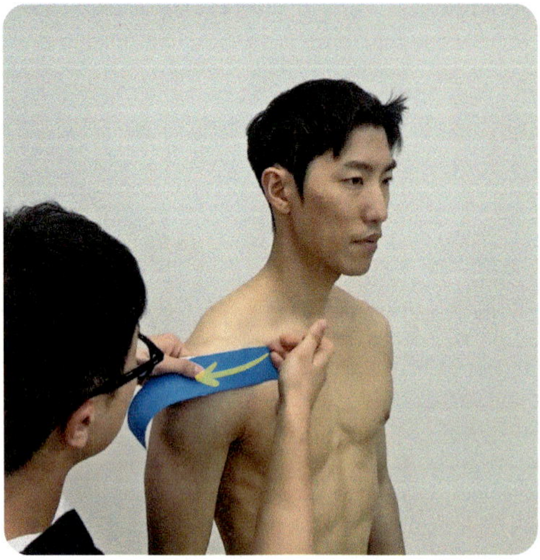

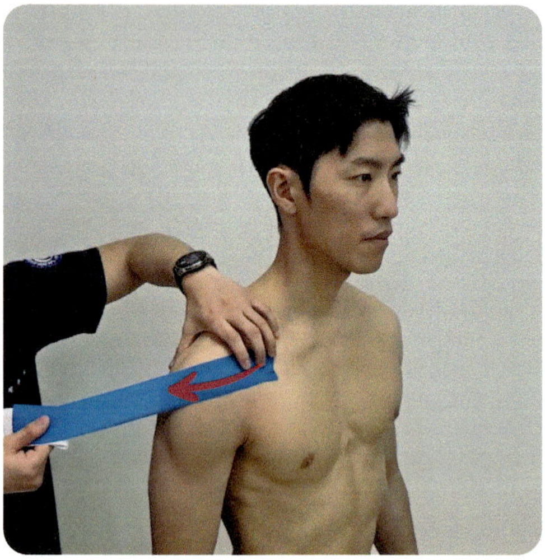

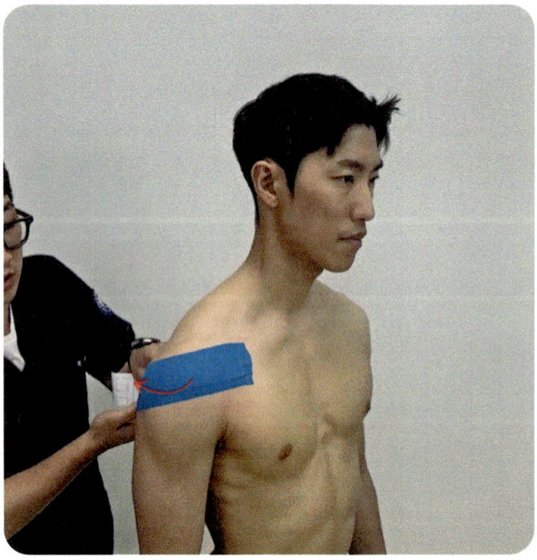

시작점: 쇄골 중앙 아래에서 테이핑을 시작한다.

진행방향: 사선 아래 방향으로 진행하며 견봉뼈 바로 아래 위팔뼈를 감싼 뒤 날개뼈 중앙 방향으로 진행한다.

테이핑 장력 설정 방법: 팔을 아래로 내려준 후 테이프가 위팔뼈를 지나갈 때 최대 장력을 준다. 뒤로넘어가서 마무리할때는 장력을 줄여준다.

추가 또는 고정용 테이핑 방법: 2회 반복해 위팔뼈를 감싸준다.

외회전 제한 락킹 테이핑

테이핑 적용 방법

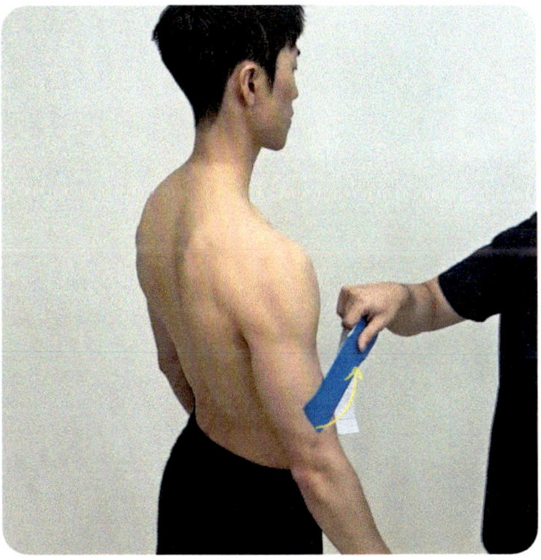

시작점: 팔꿈치 관절 바로 위 상완의 옆면 중앙에서 시작한다.

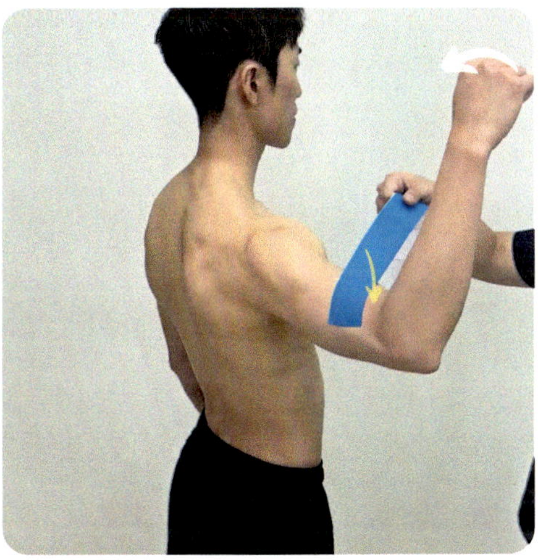

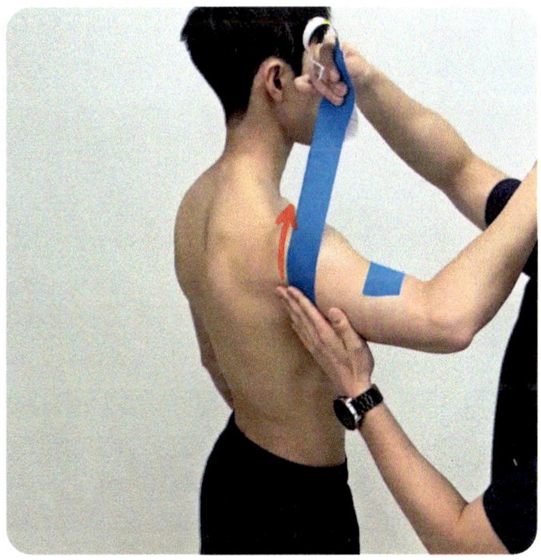

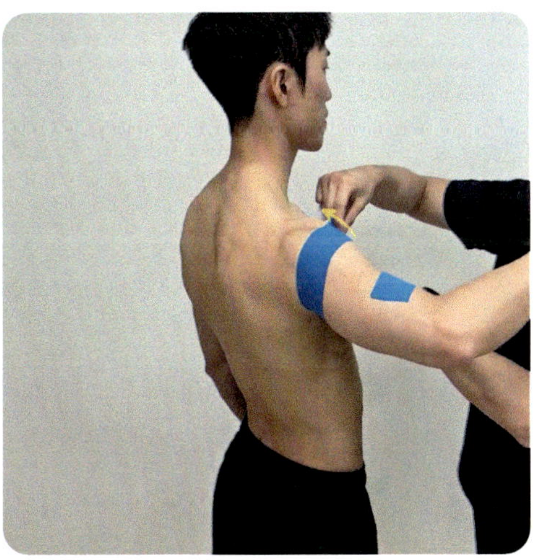

진행방향: 테이프를 앞쪽으로 돌려 겨드랑이 안쪽을 지나 뒤쪽 겨드랑이를 지나 쇄골 부위로 올라온다.

테이핑 장력 설정 방법: 대상자는 통증이 유발되기 전까지 외회전을 진행하고, 테이프는 겨드랑이 뒤쪽에서 올라와 어깨 삼각근을 지날때 최대 장력을 주고 쇄골 아래에서 부착할 때는 장력을 줄여준다.

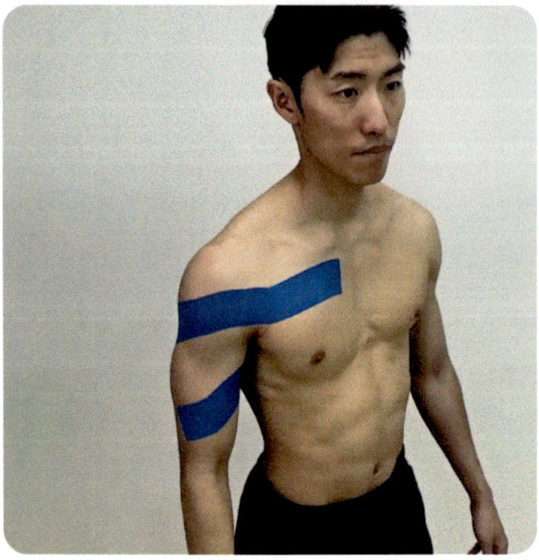

추가 또는 고정용 테이핑 방법: 강한 제한이 필요하다면 2회 반복한다.

날개뼈 안쪽 통증

1) 증상

날개뼈 안쪽의 불편하고 뻐근한 통증은 주로 오랜 작업으로 인한 근육의 지나친 사용으로 인한 스트레스로 발생한다. 주로 사무직에서 많이 하는 컴퓨터 작업과 같은 오랜 작업자세에서 어깨가 앞으로 말리고 등이 굽는 자세로 인해 발생하는 경우가 많은데, 이러한 자세로는 등 근육이 긴장되고 늘어나며, 근육이 지탱을 위해 과도한 스트레스를 받기 때문에 날개뼈 안쪽에 있는 근육에 통증이 생기는 것이다.

따라서 어깨뼈 안쪽에서 느껴지는 통증의 경우, 등을 올바르게 펴주는 것이 중요하다. 이를 위해 테이핑뿐만 아니라 운동을 통한 자세 교정이 필요하다. 등을 올바른 자세로 유지하고 근육의 스트레스를 완화시키는 운동을 실시함으로써 통증을 완화할 수 있다.

2) 테이핑 전 확인할 사항

거북목, 굽은등 자세평가

❶ 벽을 이용한 평가

- 벽에 몸을 대고 섰을 때 어깨가 벽에 닿아 있는지 확인한다.
- 귓구멍이 어깨의 견쇄관절보다 앞으로 튀어나와 있는지 확인한다.

❷ 누워서 평가

- 누워있을 때 양쪽 어깨가 바닥에서 떠 있는지 확인한다.

3) 테이핑 방법

- 굽은등 테이핑
- 위팔뼈 후방 글라이딩 테이핑법

굽은등 테이핑

테이핑 적용 방법

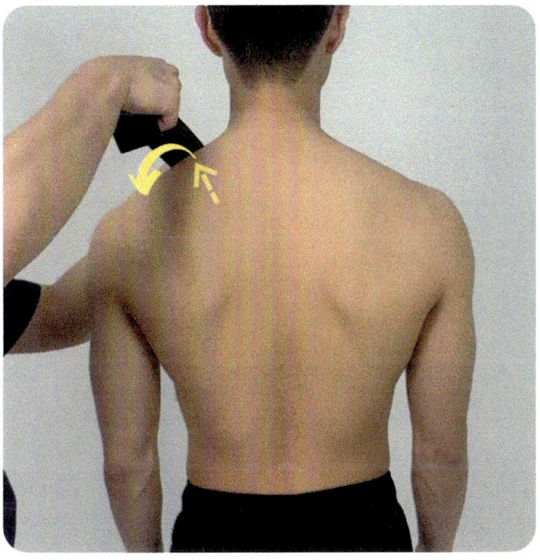

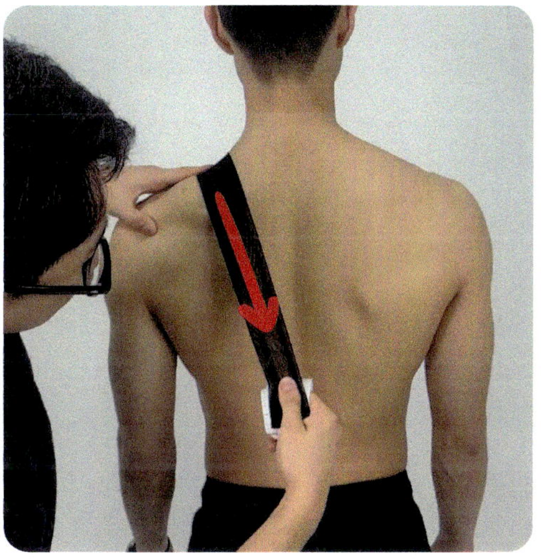

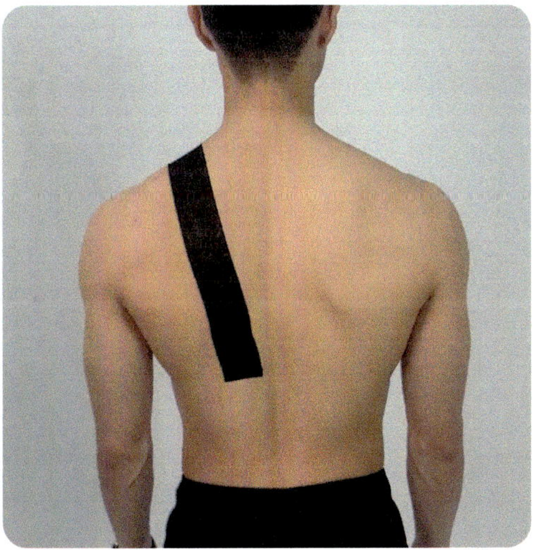

시작점: 몸쪽 쇄골 뼈 위에서 진행한다.

진행방향: 상부 승모근을 넘어와 척추 방향으로 진행한다.

테이핑 장력 설정 방법: 상부 승모근을 넘어올 때 최대 장력을 주고 척추방향으로 진행한다.

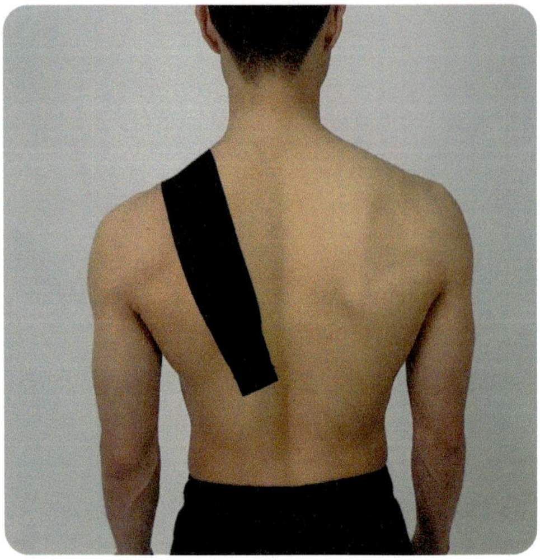

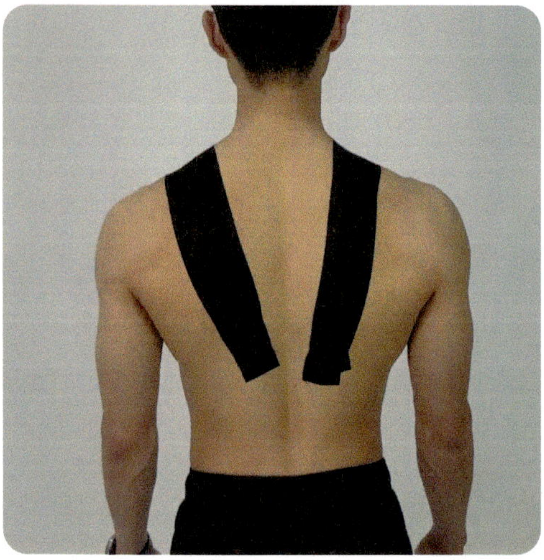

추가 또는 고정용 테이핑 방법: 한 쪽에 2회 정도 반복해 진행하며 반대쪽도 동일하게 진행한다.

위팔뼈 후방 글라이딩 도움 락킹 테이핑

테이핑 적용 방법

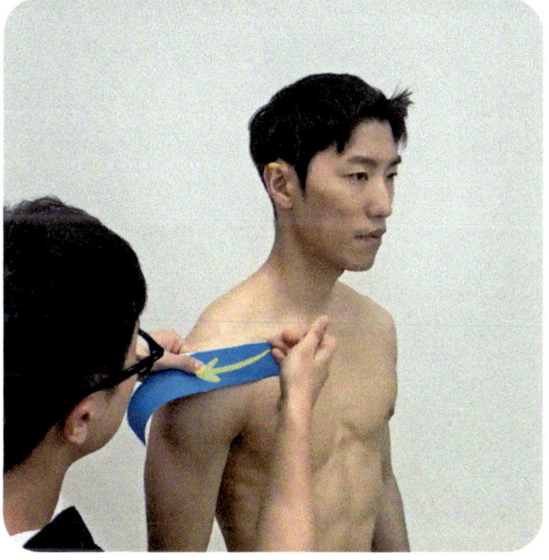

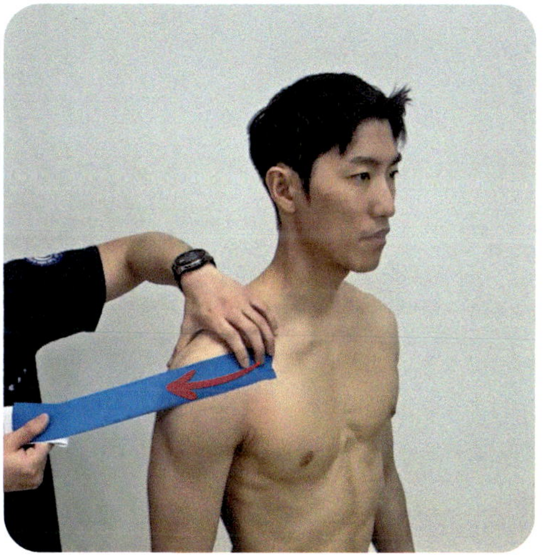

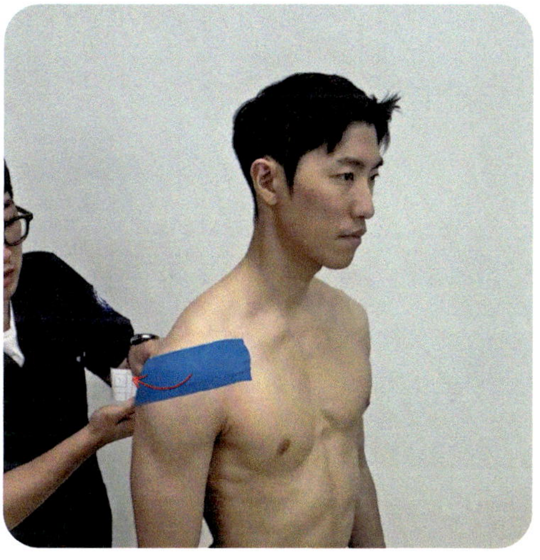

시작점: 쇄골 중앙 아래에서 테이핑을 시작한다.

진행방향:사선 아래 방향으로 진행하며 견봉뼈 바로 아래 위팔뼈를 감싼 뒤 날개뼈 중앙 방향으로 진행한다.

테이핑 장력 설정 방법: 팔을 아래로 내려준 후 테이프가 위팔뼈를 지나갈 때 최대 장력을 준다. 뒤로넘어가서 마무리 할 때는 장력을 줄여준다.

추가 또는 고정용 테이핑 방법: 2회 반복해 위팔뼈를 감싸준다.

운동

- 가슴 근육 스트레칭
- 천사 날개 운동법

방법

가슴 근육 스트레칭

❶ 벽 모서리 앞에 서서 어깨를 90도, 팔꿈치를 90도 벌린 후 양쪽 벽에 팔등을 붙인다.

❷ 한쪽다리는 앞으로, 한쪽다리는 뒤로 빼준후 런지 자세를 취한다.

❸ 앞으로 뻗은 다리를 자연스럽게 구부려 주며 가슴을 벽 모서리를 향해 가져간다는 느낌으로 움직여 준다.

❹ 이때 양쪽 날개뼈가 서로 등쪽 중앙으로 모인다는 느낌으로 등에 힘을 준다.

❺ 양쪽 가슴쪽에 늘어나는 느낌이 들때까지 앞으로 움직여 주며 스트레칭 정도를 더 하고 싶다면 팔을 위쪽으로 더 이동시키거나, 더 많이 앉는다.

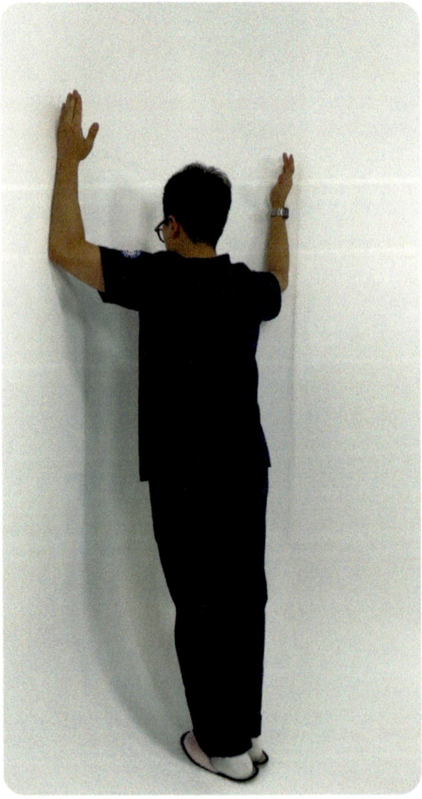

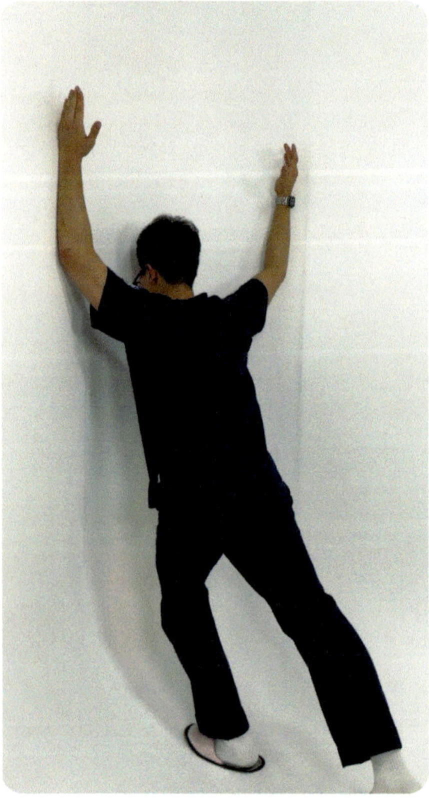

천사 날개 운동법

❶ 폼롤러 세로로 두고 그 위에 바로 눕는다.

❷ 팔을 90도 굽히고, 어깨를 90도 벌린 선서 자세를 만들어 준 후 팔꿈치가 바닥에 닿을 수 있도록 아래로 눌러준다.

❸ 팔꿈치가 바닥을 쓸면서 움직이도록 하며 만세 자세를 한다.

❹ 다시 천천히 처음 자세로 돌아온 후 팔꿈치가 옆구리에 닿을 때까지 밑으로 내려준다.

❺ 이 동작을 10~20회 씩 5세트 반복한다.

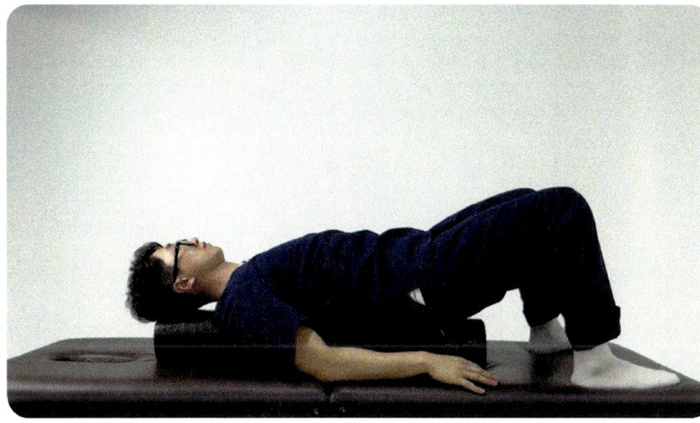

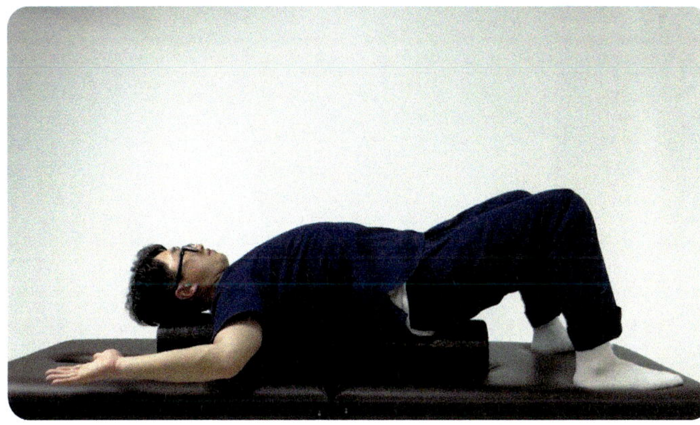

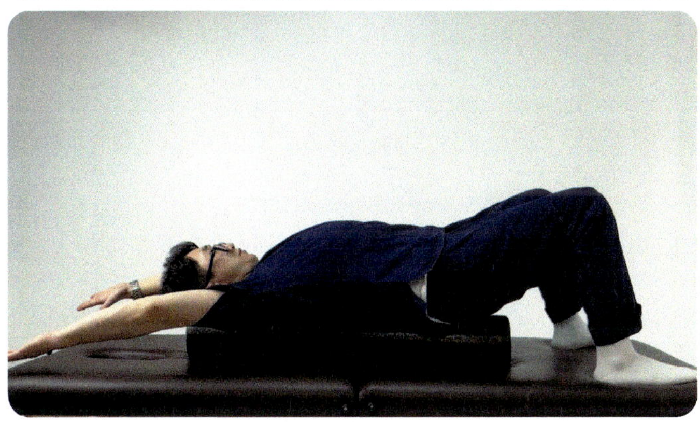

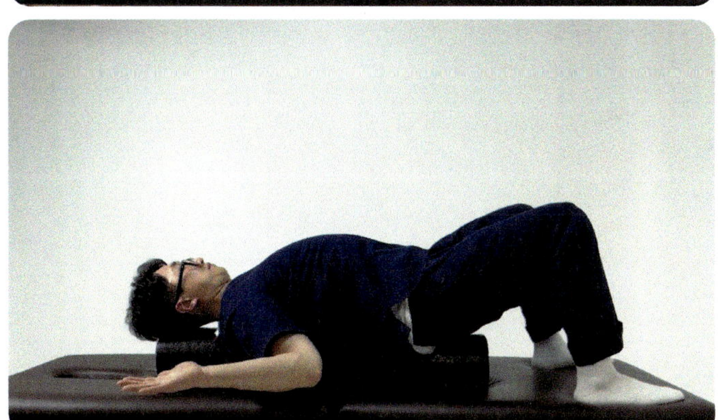

주의사항

어깨가 아프면 바로 중단하고, 운동 도중 등쪽에 지속적으로 힘이 들어온다는 느낌을 받아야한다.

날개뼈 위쪽 통증

1) 증상

날개뼈 위쪽의 통증은 일반적으로 지속적인 자세적 문제로 인해 발생하는 경우가 많다. 이는 머리가 앞으로 빠지는 전방머리 자세와 관련이 깊으며, 이 자세로 인해 목이 앞으로 내밀 때 상부 승모근과 어깨 올림근이 지나치게 긴장하여 과도한 스트레스가 발생한다.

만약 평소에 어깨 위쪽(날개뼈 위쪽) 부위가 아프고 항상 뭉쳐있는 기분이 든다면, 이는 자세의 문제로 인한 통증일 수 있다. 이 경우, 올바른 자세를 유지하고 상부 승모근과 어깨 올림근의 긴장을 완화시키기 위한 조치가 필요한데, 근육의 긴장을 완화시키는 스트레칭이나 강화 운동을 실시하여 자세를 개선하고 통증을 완화할 수 있다.

2) 테이핑 전 확인 할 사항

❶ 목 돌림시 날개뼈의 통증이 해당측의 상부승모근 또는 어깨 올림근의 과도한 활성화로 인해 발생하는지 체크한다.

❷ 고개를 돌렸을 때 어느쪽 목부위에 통증이 발생하는지 확인한다.

❸ 통증이 있는 방향의 상부승모근과, 어깨 올림근을 살짝 잡았을 때 목 돌림 시 통증이 감소하거나 목이 더 잘 돌아가는지 확인한다.

3) 테이핑 적용 방법

• 상부승모근 도움 락킹 테이핑

상부승모근 도움 락킹 테이핑

테이핑 적용 방법

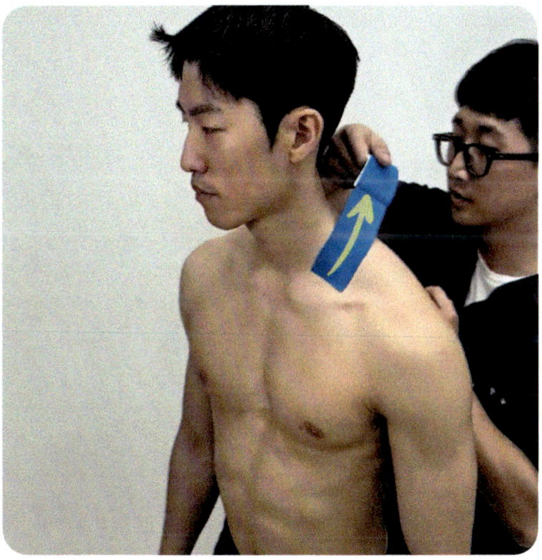

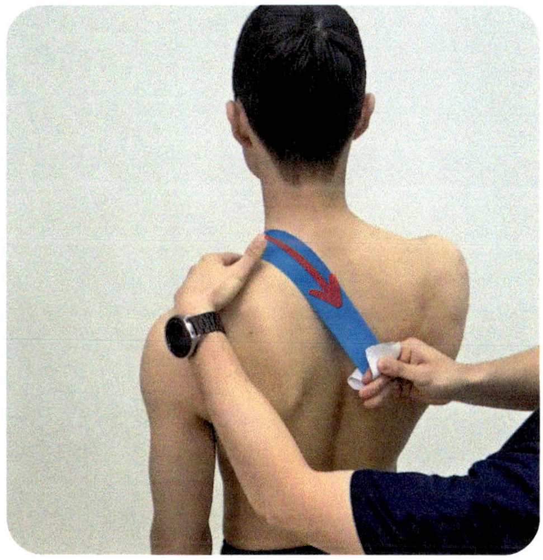

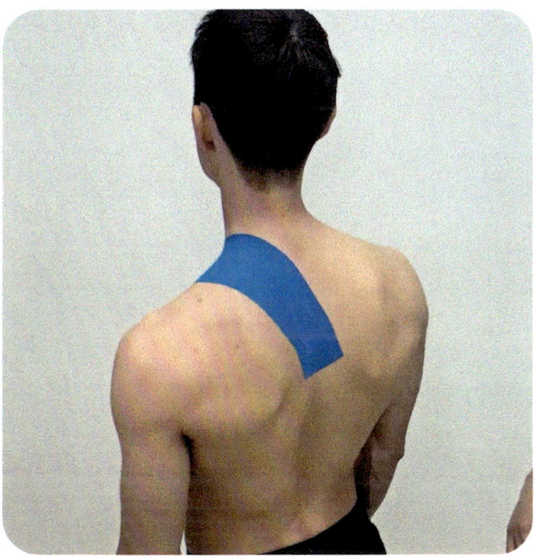

시작점: 쇄골의 몸쪽 가장 가까운 부위 바로 위에서 시작한다.

진행방향:상부승모근을 타고 뒤로 넘어와 척추뼈 중앙으로 진행한다.

테이핑 장력 설정 방법: 통증이 유발되기 전까지 팔을 벌림 시킨 후 상부승모근을 타고 뒤로 넘어왔을 때 최대 장력을 주고 척추뼈 중앙에서 마무리한다.

추가 또는 고정용 테이핑 방법: 테이프를 중간정도 겹쳐 가면서 최소 2회에서 3회정도 테이핑을 추가한다.

운동

- 셀프 상부승모근 스트레칭
- 셀프 어깨올림근 스트레칭

방법

❶ 의자 앉아 진행한다.
❷ 통증이 있는 방향의 손을 의자 뒤를 잡는다.
❸ 통증이 있는 방향의 옆통수 반대 손으로 잡아준 후 옆으로 지그시 당겨준다.
❹ 이때 고개를 통증이 있는 방향으로 돌려 주면 상부 승모근을 스트레칭 할 수 있다.
❺ 통증 반대 방향으로 고개를 돌려주면 어깨 올림근을 스트레칭 할 수 있다.
❻ 30초씩 3~4회 반복한다.

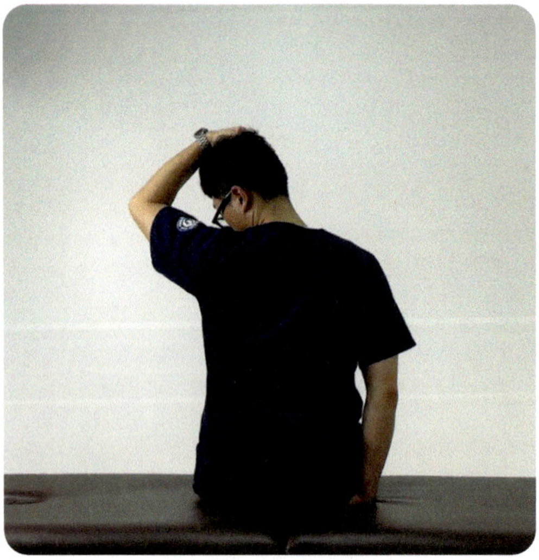

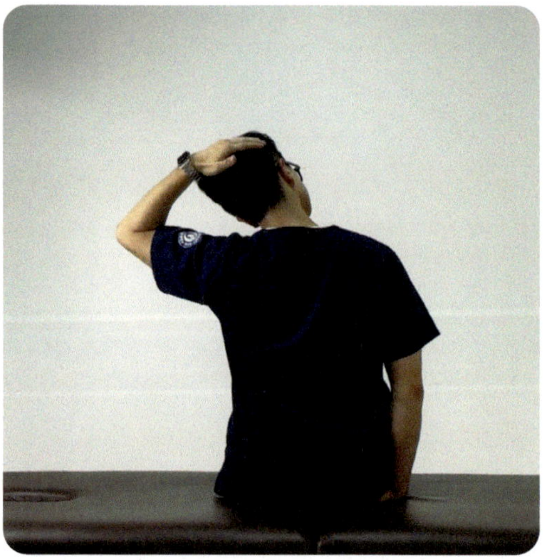

PART 4 • 생활 속 질환 테이핑

3 팔꿈치

테니스 엘보

1) 증상

팔뚝의 힘줄, 특히 신근 힘줄에 가해지는 반복적인 동작과 과도한 긴장은 힘줄 섬유에 염증과 미세파열을 유발한다. 이 힘줄은 팔뚝의 근육을 팔꿈치 바깥쪽에 있는 뼈 돌출부인 외측 상완골에 연결하는데, 테니스 엘보가 있는 사람은 손목을 위로 구부리거나 쥐는 동작을 하면 해당 부위의 통증이 악화된다.

테니스 엘보라는 이름에도 불구하고 테니스를 치지 않는 개인에게도 발생할 수 있다는 점에 유의해야 하며, 반복적인 손목 움직임이나 쥐는 동작을 포함하는 모든 활동이나 직업은 테니스 엘보 발달에 기여할 수 있다.

2) 스포츠 활동에서 발생할 수 있는 팔꿈치 바깥쪽 통증

외측 상과염이라고도 알려진 테니스 엘보는 스포츠 활동 중에 발생할 수 있는 팔꿈치 바깥쪽 통증을 특징으로 하는 질환이다. 반복적인 백핸드 동작을 포함하는 배드민턴 및 테니스와 같은 스포츠에 흔하게 발생할 수 있으며, 또한 웨이트트레이닝과 같이 강한 그립이 필요한 활동도 테니스 엘보 발생에 기여할 수 있다.

3) 테이핑 전 확인 할 사항

❶ 손목 뻠 시 팔꿈치 혹은 진원의 기쪽부위에 통증이 있는지 확인한다.

❷ 팔꿈치 가쪽면을 만졌을 때 손목 폄근에 압통점이 있는지 확인한다.

❸ 손목을 펴는 힘에 저항을 주었을 때 손모폄근에 통증 혹은 팔꿈치 가쪽에 통증이 발생할 때 테니스 엘보를 의심할 수 있다.

4) 적용 테이핑 법

- 손목 폄 락킹 테이핑
- 손목 폄 도움 락킹 테이핑

손목 폄 락킹 테이핑

테이핑 적용 방법

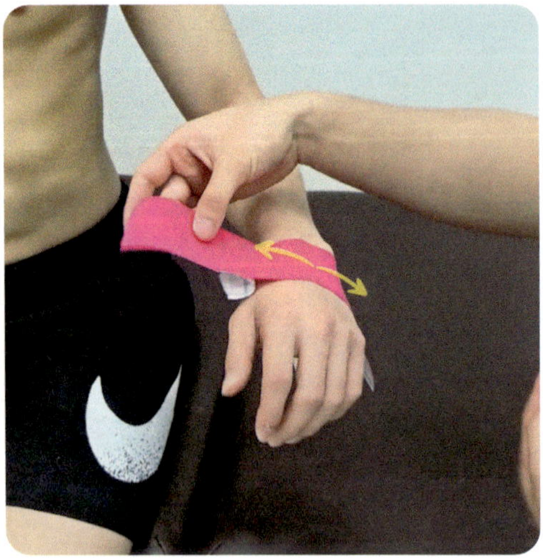
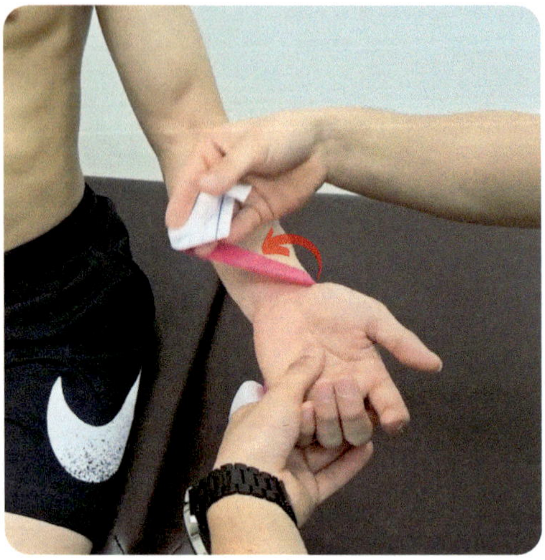
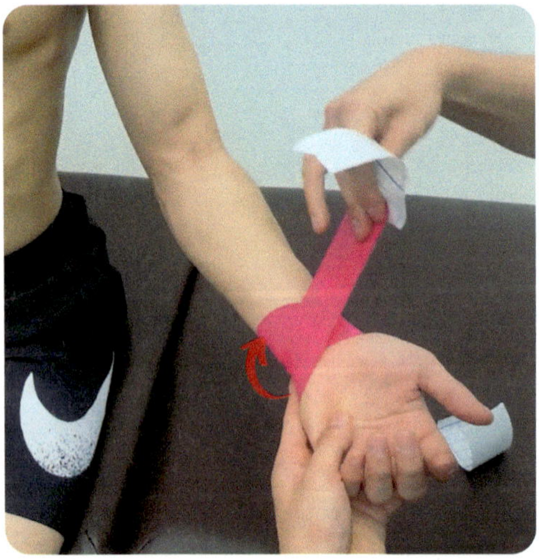
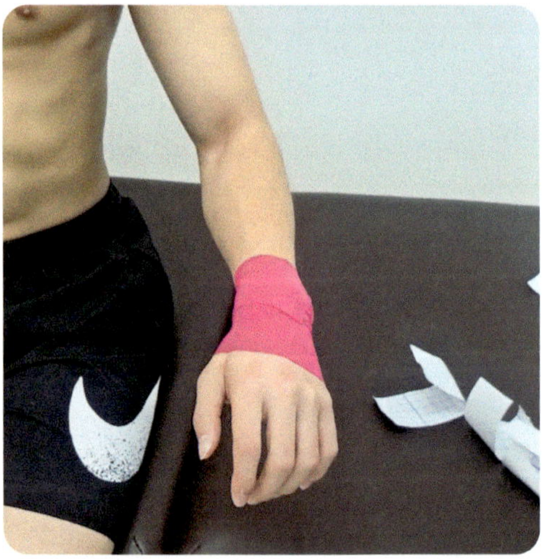

시작점: 손목관절 바로 위 손등 부위에 테이프 중앙을 부착한다.

진행방향: 양쪽 모두 손등에서 손목 아래 방향으로 테이프를 감아준다.

테이핑 장력 설정 방법: 대상자는 손목 통증 전 폄 범위를 유지하고 테이프가 손목 옆 방향을 지나갈때 테이프의 장력을 주어 손목 아래 방향에 부착한다.

추가 또는 고정용 테이핑 방법: 2회 반복 부착시키며 손목에 마무리 테이핑을 진행한다.

손목 폄 도움 락킹 테이핑

테이핑 적용 방법

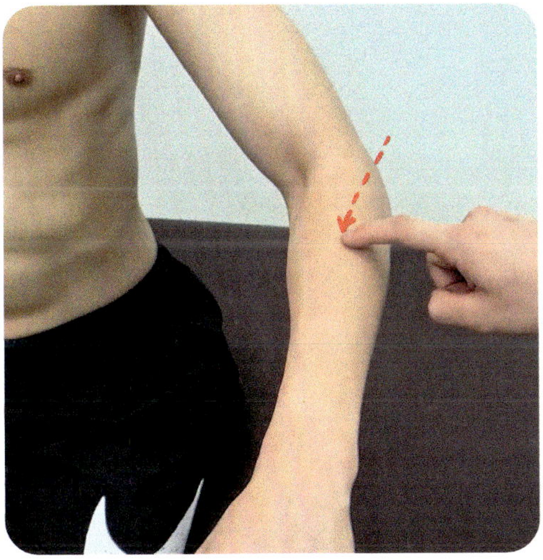
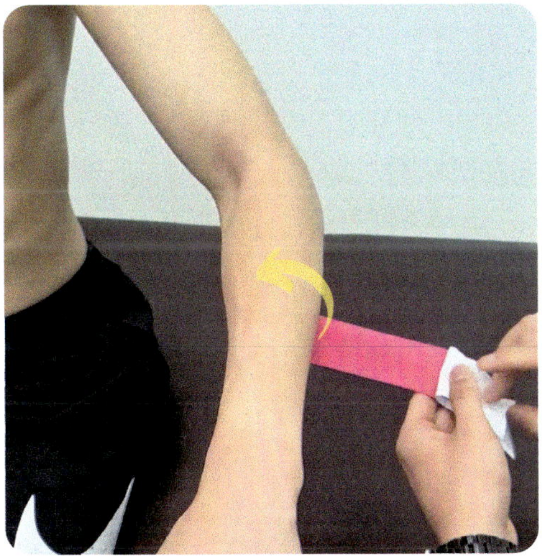
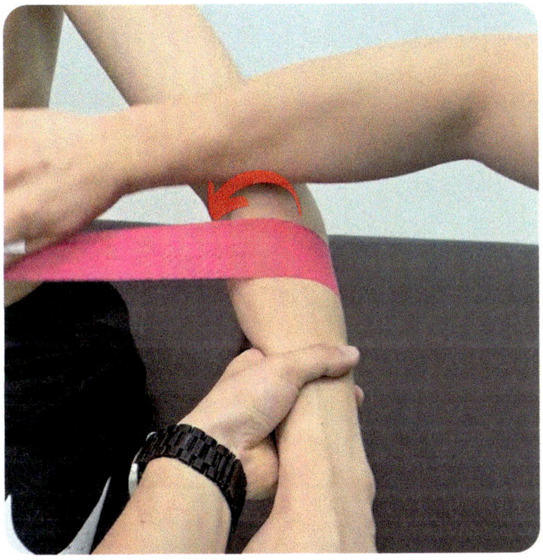
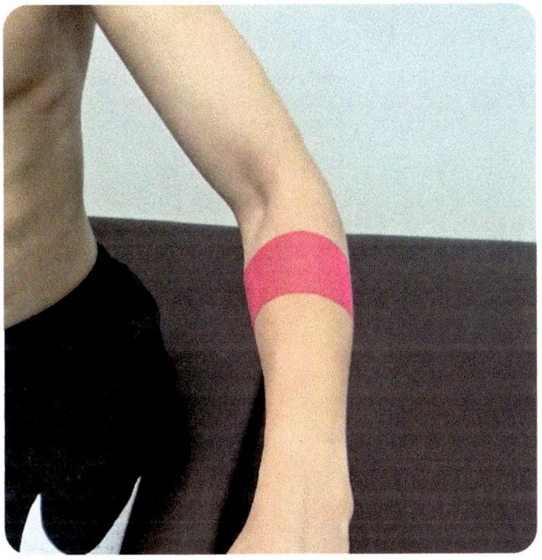

시작점: 압통 부위 반대편에서 테이프를 시작한다.

진행방향: 방향은 시전자가 편한 방향으로 진행한다.

테이핑 장력 설정 방법: 테이프를 한바퀴 돌려 압통부위를 지나갈때 테이프에 최대 장력을 주고 압통부위를 지나가면 테이프에 장력을 줄여 조직 순환에 방해가 가지 않도록 한다.

추가 또는 고정용 테이핑 방법: 2회 정도 반복해 부착한다.

운동

- 스트레칭
- 근력운동

방법

스트레칭

❶ 통증이 있는 팔을 앞으로 쭉 뻗어 준다.

❷ 손목을 아래로 굽혀주고 반대쪽 손으로 지그시 눌러준다.

❸ 이때 팔꿈치는 펴져있어야 한다.

❹ 10초 이상, 30 초 이하로 진행하며 3회에서 5회정도 반복한다.

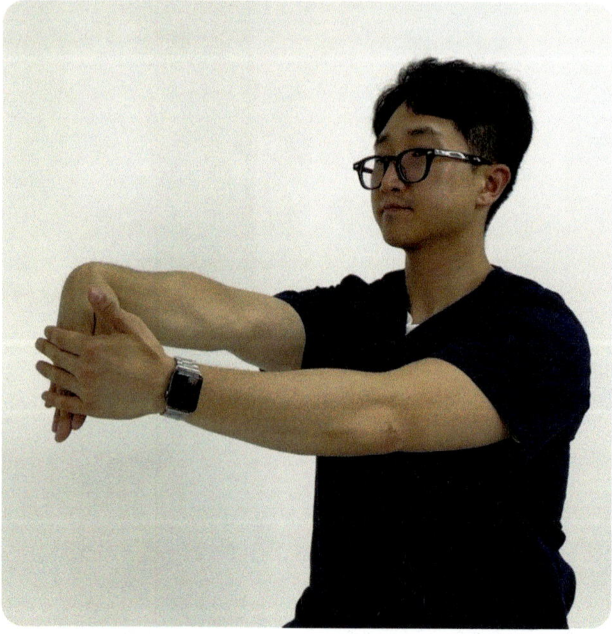

근력운동

❶ 500ml 물병을 손에 쥐고 손등이 천장을 향하도록 한 후 팔을 앞으로 쭉 뻗는다.

❷ 천천히 팔목을 아래로 굽혀준다.

❸ 다시 돌아갈때는 반대 손으로 손목을 올린다.

❹ 10회씩 3번 반복한다.

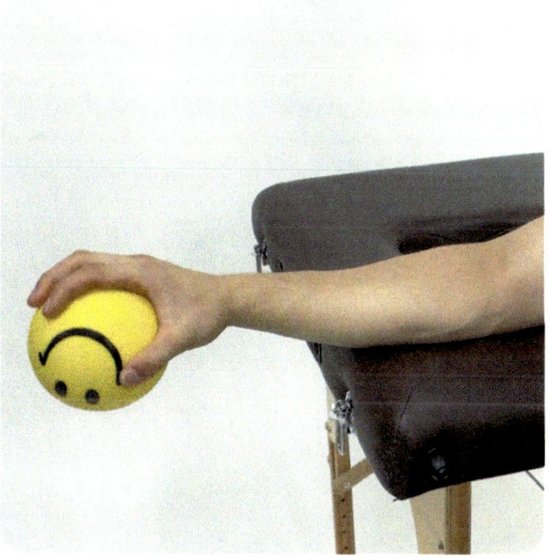

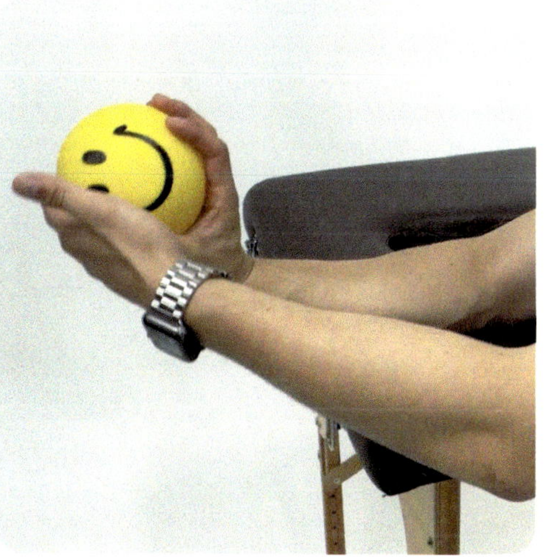

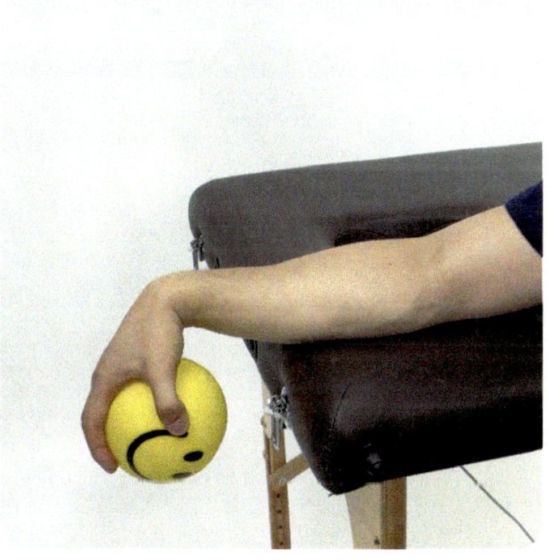

골프 엘보

1) 증상

골퍼 엘보우 또는 내상과염은 팔꿈치 안쪽의 통증, 압통, 뻣뻣함 등 다양한 증상을 유발한다. 골프 엘보는 손목을 반복적으로 구부러지며 힘줄의 미세한 손상이 일어나고 그에 따른 염증으로 유발된다. 골프엘보의 특징적인 증상 중 하나는 팔꿈치 안쪽의 돌출된 부분 바로 아래 부위에 압력이 가해질 때 심한 통증을 느끼는 것이다. 골퍼 엘보우가 있는 사람은 물건을 잡거나 손목을 구부릴 때 불편함을 느끼며, 통증은 팔뚝으로 퍼질 수 있으며 반복적인 손목 움직임이나 골프 스윙, 역기 들기 또는 악수와 같이 강하게 쥐는 활동을 할 때 악화될 수 있다. 통증 부위의 팔꿈치는 붓기와 약화도 나타날 수 있다. 증상의 심각성은 다양할 수 있으며 시간이 지남에 따라 점진적으로 발전할 수 있다는 점에 유의하는 것이 중요하다.

2) 스포츠 활동에서 발생할 수 있는 팔꿈치 안쪽 통증

흔히 내측상과염 또는 골퍼엘보우라고 하는 팔꿈치 안쪽 통증은 스포츠 활동 시 발생하는 통증의 일종이다. 강한 그립과 반복적인 손목 굴곡 운동이 필요한 활동에 종사하는 사람에게서 자주 관찰된다. 팔뚝의 힘을 많이 사용하는 골프, 볼링, 역도, 배드민턴과 같은 스포츠가 이 상태에 큰 영향을 미치며, 통증은 일반적으로 팔꿈치 안쪽에 국한되며 물건을 잡거나 손목 굴근을 긴장시키는 움직임을 수행하면 악화될 수 있다.

3) 테이핑 전 확인할 사항

❶ 손목 굽힘 시 팔꿈치 혹은 전완의 안쪽부위에 통증이 있는지 확인한다.
❷ 팔꿈치 안쪽면을 만졌을 때 손목 굽힘근에 압통점이 있는지 확인한다.
❸ 손목을 굽히는 힘에 저항을 주었을 때 손목 굽힘근에 통증 혹은 팔꿈치 안쪽에 통증이 발생할 때 골프 엘보를 의심할 수 있다.

4) 적용 테이핑 법

- 손목 굽힘, 폄, 치우침 락킹 테이핑
- 손목 굽힘근 도움 락킹 테이핑

굽힘, 폄, 치우침 도움 락킹 테이핑

테이핑 적용 방법

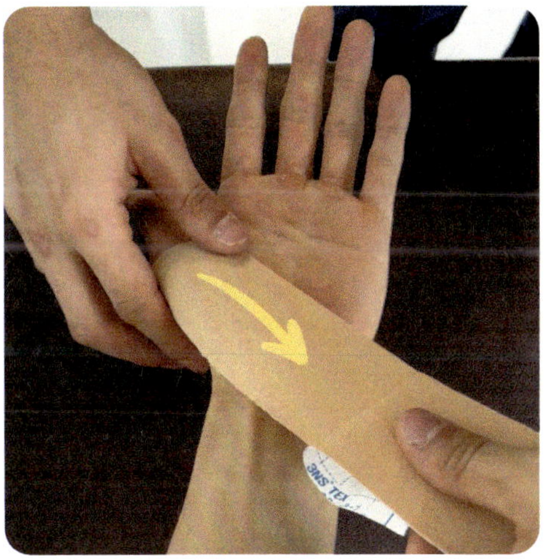

시작점: 엄지 두덩에서 테이프를 시작한다.

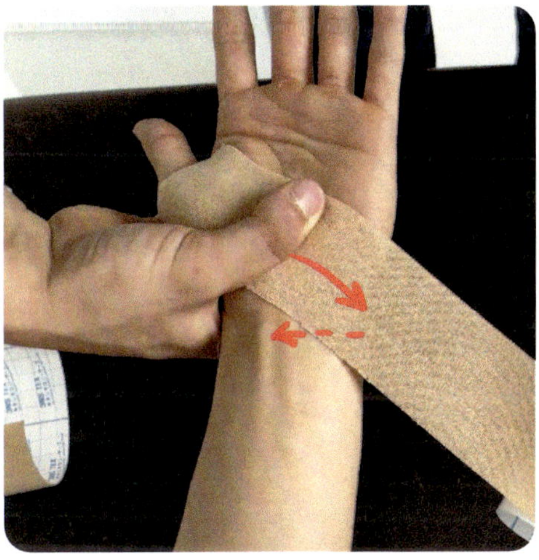

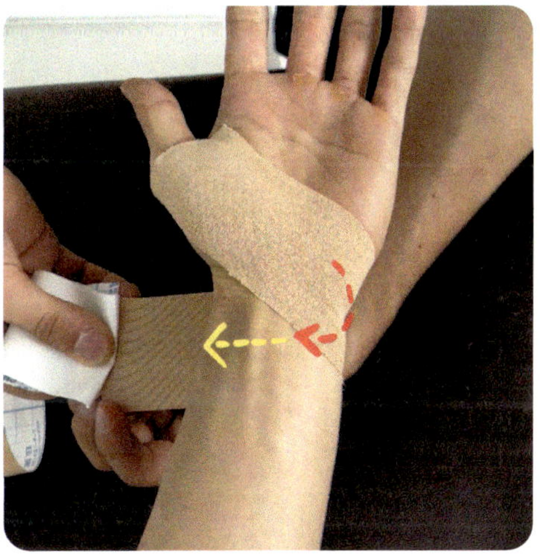

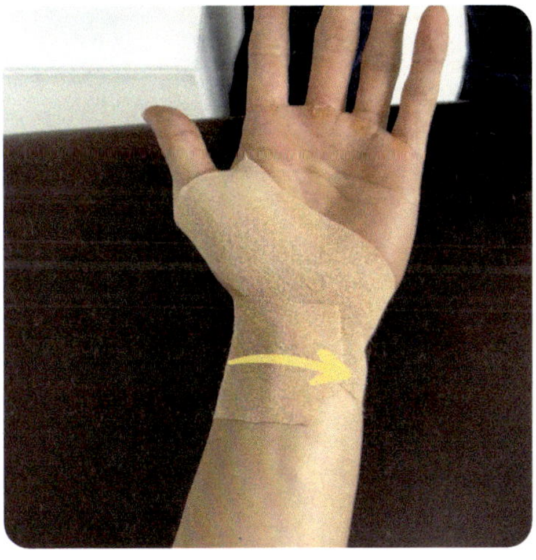

진행방향: 시작점에서 새끼 손가락 방향에 있는 팔목관절을 둘러 팔목관절 아래를 덮어준다.

테이핑 장력 설정 방법: 새끼손가락 방향 팔목을 돌릴때 최대 장력을 주고 손등방향의 팔목으로 넘어간다. 이때 테이프에 중앙에는 새끼손가락 방향에 있는 콩알뼈를 감싸주어야 한다.

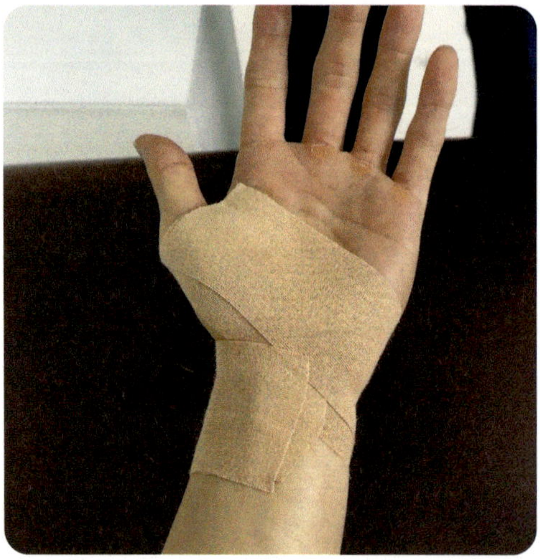
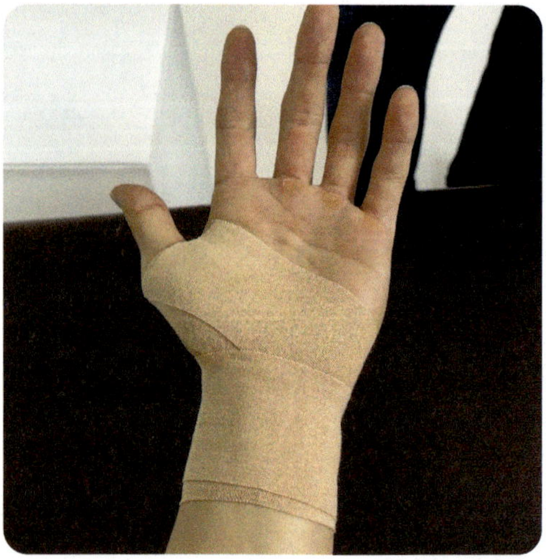

추가 또는 고정용 테이핑 방법: 2회 반복해주고, 손목에서 마무리 테이핑을 한번 감아준다.

손목 굽힘근 도움 락킹 테이핑

테이핑 적용 방법

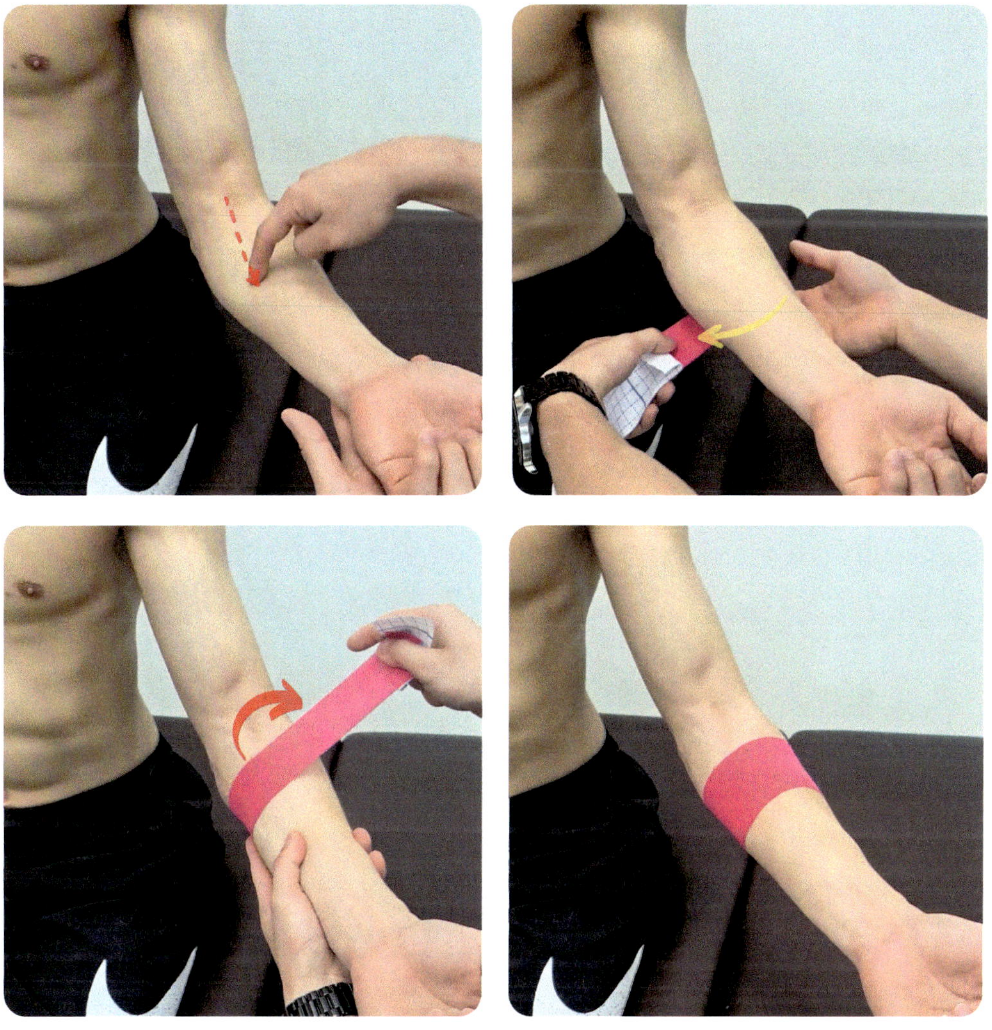

시작점: 압통 부위 반대편에서 테이프를 시작한다.

진행방향: 방향은 시전자가 편한 방향으로 진행한다.

테이핑 장력 설정 방법: 테이프를 한바퀴 돌려 압통부위를 지나갈때 테이프에 최대 장력을 주고 압통부위를 지나가면 테이프에 장력을 줄여 조직 순환에 방해가 가지 않도록 한다.

추가 또는 고정용 테이핑 방법: 2회 정도 반복해 부착한다.

운동

- 스트레칭
- 근력운동

방법

스트레칭

❶ 통증이 있는 팔을 앞으로 쭉 뻗어 준다.

❷ 손목을 위로 펴주고 반대쪽 손으로 지그시 몸쪽으로 당겨준다.

❸ 이때 팔꿈치는 펴져있어야 한다.

❹ 10초 이상, 30초 이하로 진행하며 3회에서 5회정도 반복한다.

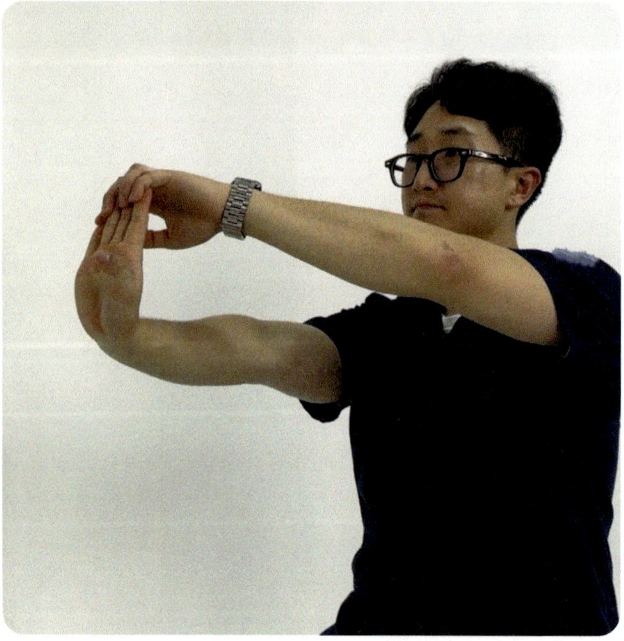

근력운동

❶ 500ml 물병을 손에 쥐고 손등이 바닥을 향하도록 한 후 팔을 앞으로 쭉 뻗어 준다.

❷ 천천히 팔목을 아래로 굽혀준다.

❸ 다시 돌아갈때는 반대 손으로 손목을 올려준다.

❹ 10회씩 3번 반복한다.

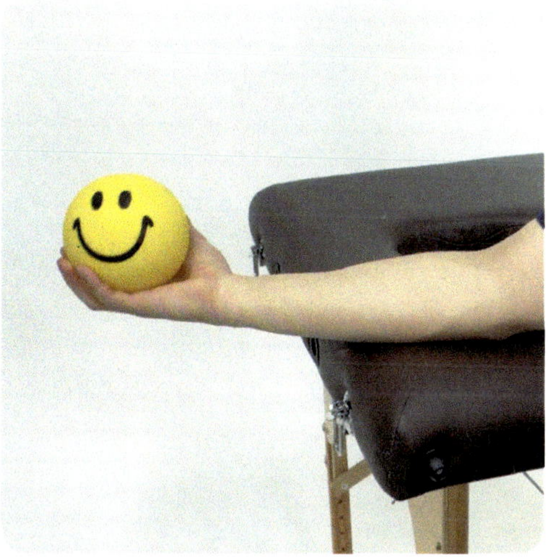

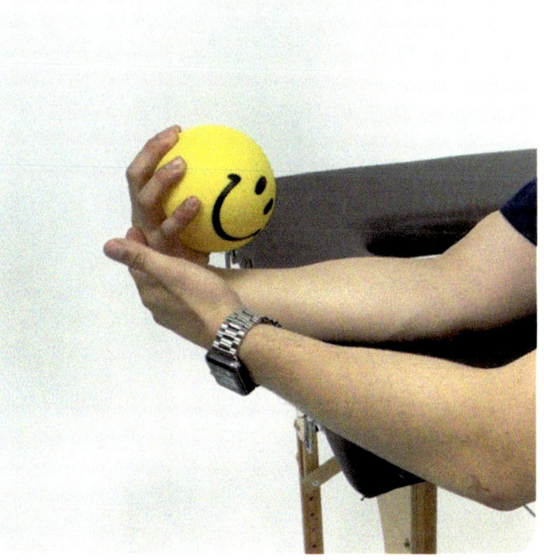

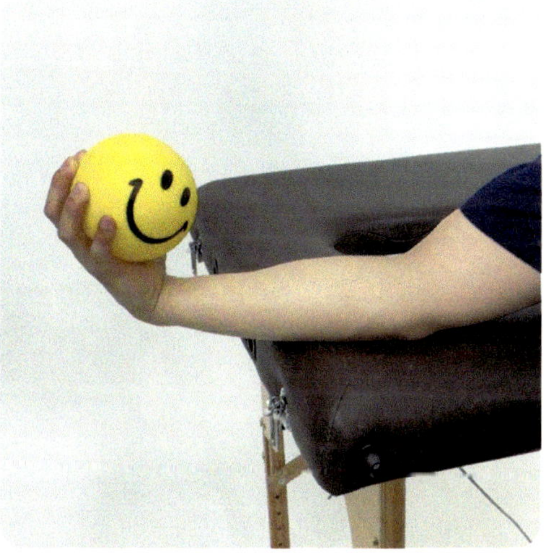

PART 4 • 생활 속 질환 테이핑

4 손목

삼각섬유연골 복합체 손상

1) 증상

TFCC(triangular fibrocartilage complex, 삼각섬유연골 복합체) 손상은 손목 디스크로 알려진 TFCC 내의 조직이 손상될 때 발생한다. 가장 흔한 증상은 특히 손목을 비틀거나 헝겊을 쥐거나 운전하는 것과 같이 물건을 꽉 쥐는 것과 관련된 활동 중에 손목의 척측에 통증이 발생한다.

TFCC 손상은 손목이 잘못된 정렬 상태에서 강한 충격을 받거나 뒤틀리는 경우에 자주 발생한다. TFCC는 혈액 순환이 제한된 영역으로 자연 치유과정이 느리거나 비효율적이다.

2) 스포츠활동에서 생할 수 있는 손목 통증

스포츠 활동과 관련된 손목 통증은 종종 TFCC 손상과 관련이 있다. 이러한 유형의 부상은 골프, 테니스, 야구 또는 라켓 스포츠와 같이 반복적인 스윙 동작이 포함된 스포츠에서 자주 발생하는데, 이러한 활동 중에 손목에 가해지는 강한 움직임과 충격은 TFCC에 무리를 주고 부상을 입힐 수 있다.

또한 손목이 지속적으로 스트레스를 받고 구부러진 위치에 있는 사이클링과 같은 활동도 TFCC 손상과 관련이 있다. 손목 관절에 반복되는 압력과 긴장은 TFCC 내에서 염증, 파열 또는 기타 부상을 유발할 수 있기 때문이다.

스포츠 활동에서 손목 통증을 예방하거나 해결하려면 특정 예방 조치를 취하는 것이 중요한데, 적절한 기술과 형태를 사용하고, 손목 정렬을 잘 유지하며 스포츠 참여의 강도와 지속 시간을 점진적으로 늘리면 TFCC 손상 위험을 줄이는 데 도움이 될 수 있다. 손목 지지대 또는 버팀대와 같은 보호 장구를 착용하면 스포츠 활동 중에 안정성과 지지력을 추가로 제공할 수 있다.

3) 테이핑 적용 전 확인 할 사항

❶ 손목 폄 또는 굽힘 그리고 손목에 압박력이 가는 동작 시 통증을 확인한다.
❷ 손목을 새끼손가락쪽으로 굽힘 시켰을 때 통증이 더 심해지는지 확인한다.

4) 적용 테이핑 법

• 손목 움직임(굽힘, 폄, 치우침) 도움 락킹 테이핑

굽힘, 폄, 치우침 도움 락킹 테이핑

테이핑 적용 방법

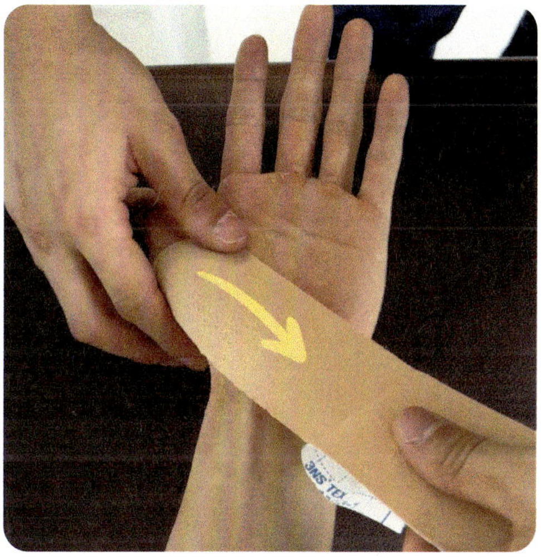

시작점: 엄지 두덩에서 테이프를 시작한다.

진행방향: 시작점에서 새끼 손가락 방향에 있는 팔목관절을 둘러 팔목관절 아래를 덮어준다.

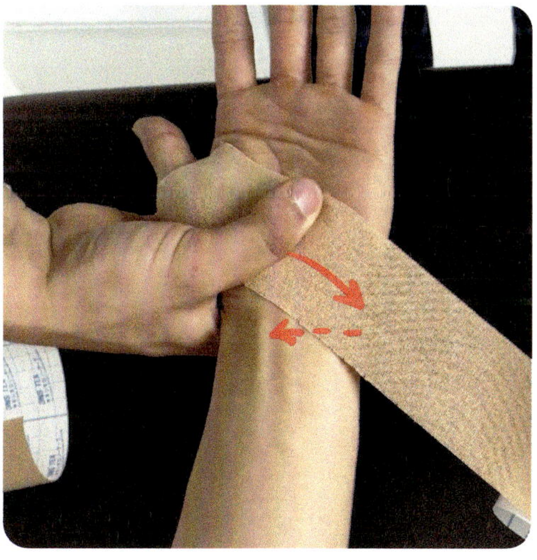

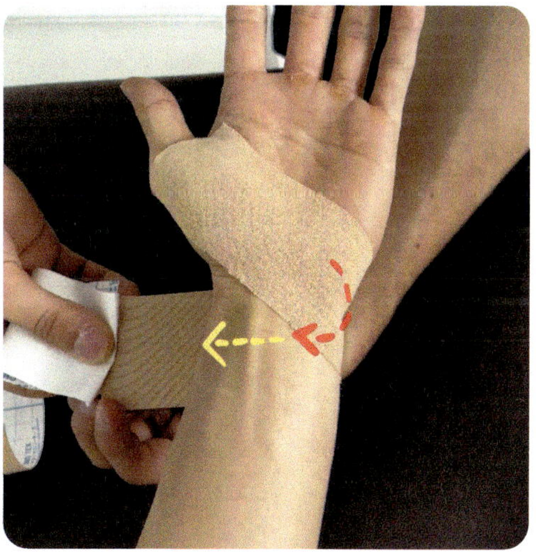

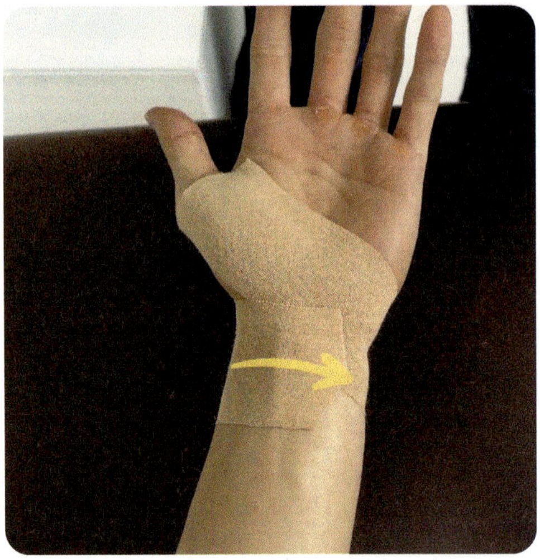

테이핑 장력 설정 방법: 새끼손가락 방향 팔목을 돌릴때 최대 장력을 주고 손등방향의 팔목으로 넘어간다. 이때 테이프에 중앙에는 새끼손가락 방향에 있는 콩알뼈를 감싸주어야 한다.

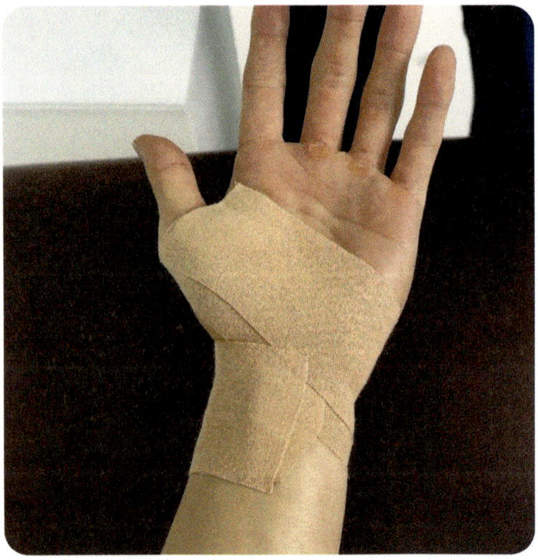

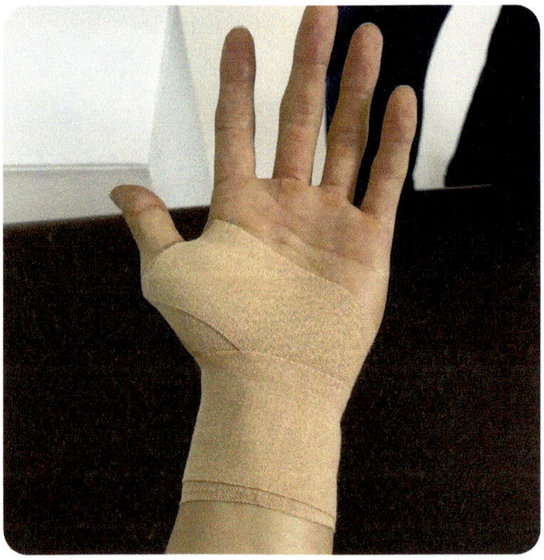

추가 또는 고정용 테이핑 방법: 2회 반복해주고, 손목에서 마무리 테이핑을 한 번 감아준다.

운동

• 공쥐기 운동

방법

❶ 말랑말랑한 공(테니스 공도 좋다)을 잡는다.

❷ (통증 없이) 공을 쥐어 짜내고 5-10초 동안 유지한다.

❸ 10회 반복하며, 하루에 3~5회 실시한다.

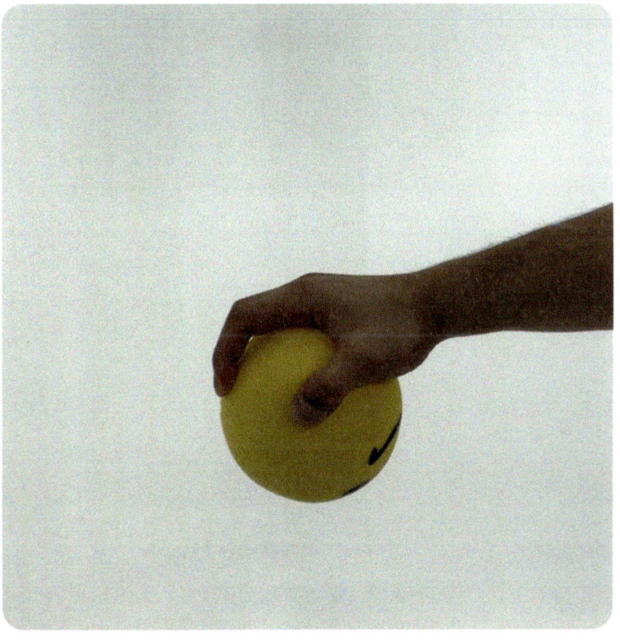

손목 터널 증후군

1) 증상

손목 터널 증후군은 손의 저림, 쇠약, 손목 통증을 특징으로 한다. 수근관이라고 하는 손목의 통로가 좁아져 힘줄과 정중신경에 압박이 가해질 때 발생하며, 일반적인 증상으로는 검지, 중지, 약지의 저림 증상이나 무감각, 엄지손가락의 쇠약 등이 있다. 심한 경우에는 손 전체가 마비되는 느낌을 호소한다. 주요 원인은 오랜 시간동안의 타이핑이나 반복적인 손 움직임과 관절염이나 손목 부상과 같은 질환이며, 치료로는 손목 보호대, 약물, 물리치료가 우선적으로 적용되며, 심각한 경우 수술이 요구된다.

2) 테이핑 적용 전 확인 할 사항

❶ 손가락에 저림증상, 혹은 악력의 약화가 있는지 확인한다.

❷ 합장 자세(양손바닥을 서로 붙인 후 손목을 90도로 꺾었을 때)로 30초 정도 있었을때 저림증상이 더욱 심해지면 손목 터널증후군을 의심할 수 있다.

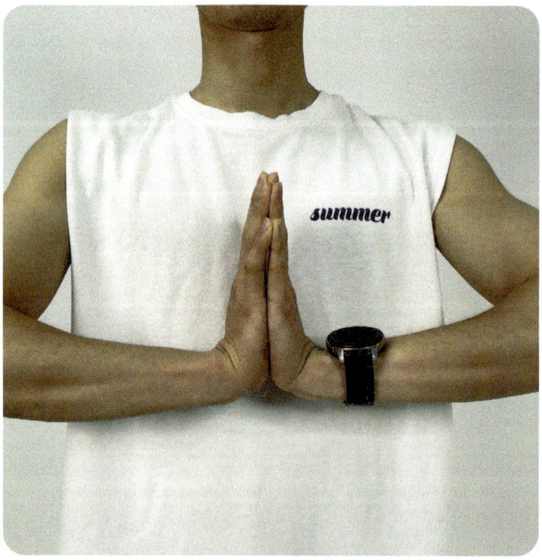

3) 적용 테이핑 법

• 손목 폄 락킹 테이핑

• 손목 폄 도움 락킹 테이핑

손목 폄 락킹 테이핑

손목의 폄은 정중신경의 통로인 손목터널을 좁게 만드는 원인이 될 수 있음으로 손목 폄 락킹테이핑을 적용시킨다.

테이핑 적용 방법

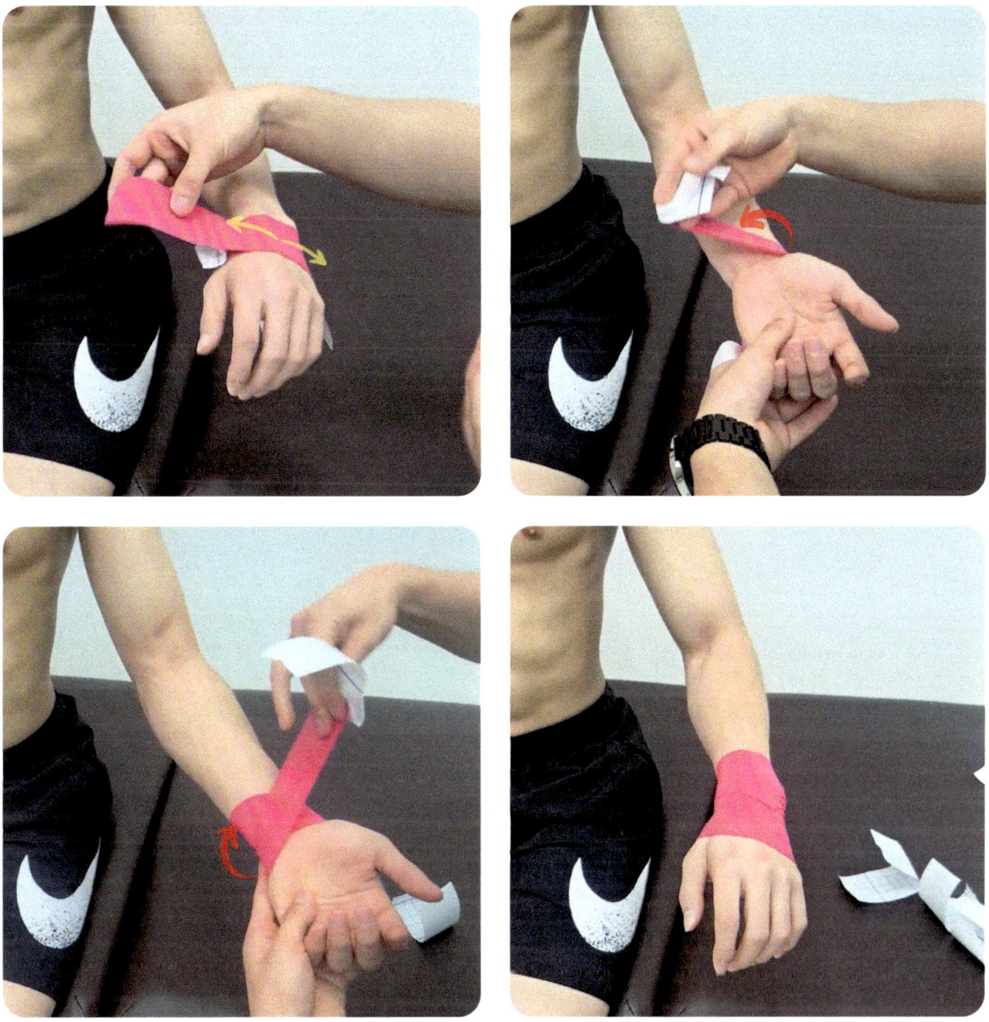

시작점: 손목관절 바로 위 손등 부위에 테이프 중앙을 부착한다.

진행방향: 양쪽 모두 손등에서 손목 아래 방향으로 테이프를 감아준다.

테이핑 장력 설정 방법: 대상자는 손목 통증 전 폄 범위를 유지하고 테이프가 손목 옆 방향을 지나갈 때 테이프의 장력을 주어 손목 아래 방향에 부착한다.

추가 또는 고정용 테이핑 방법: 2회 반복 부착시키며 손목에 마무리 테이핑을 진행한다.

손목 폄 도움 락킹 테이핑

정중신경이 지나가는 손목 터널은 손목굽힘근도 함께 통과하기 때문에 과도한 손목 굽힘근과, 손가락 굽힘든의 긴장도는 정중신경의 압박을 더 크게 만들기도 한다.

테이핑 전 확인할 사항

❶ 손목을 굽힘과 폄을 반복하며 움직여 팔꿈치 안쪽 부위에 불편한 부위를 찾는다. 직접 압통이 느껴지는 부위를 찾아도 좋은 방법이다.

테이핑 적용 방법

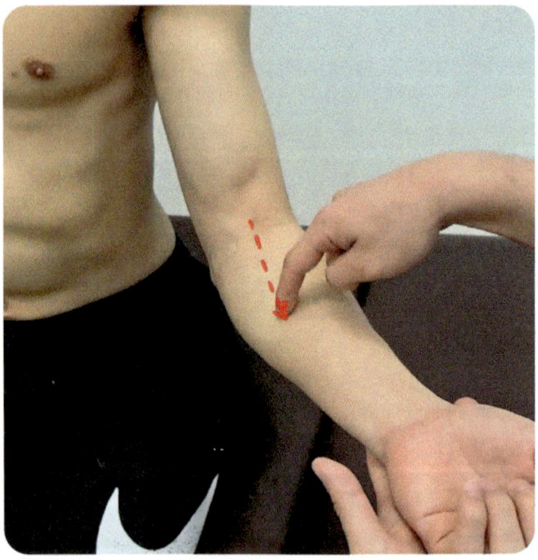

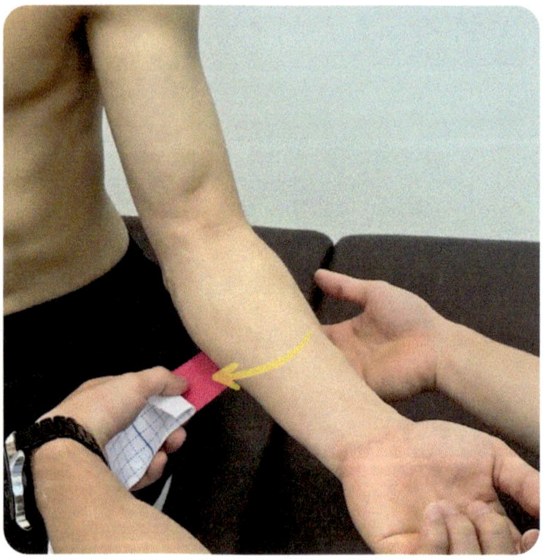

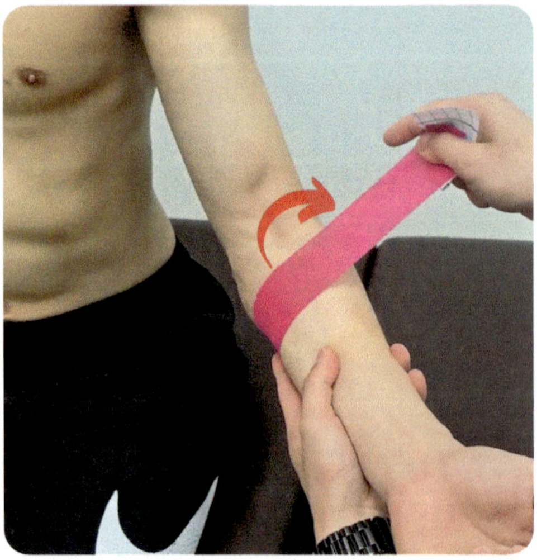

시작점: 압통 부위 반대편에서 테이프를 시작한다.

진행방향: 방향은 시전자가 편한 방향으로 진행한다.

테이핑 장력 설정 방법: 테이프를 한바퀴 돌려 압통부위를 지나갈때 테이프에 최대 장력을 주고 압통부위를 지나가면 테이프에 장력을 줄여 조직 순환에 방해가 가지 않도록 한다.

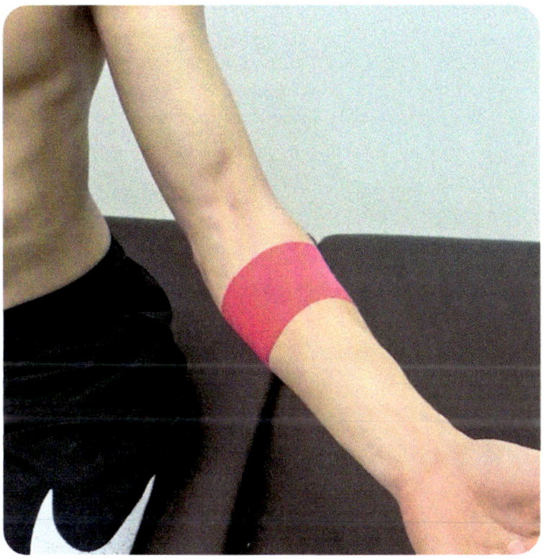

추가 또는 고정용 테이핑 방법: 2회 정도 반복해 부착한다.

운동

- 정중신경 스트레칭

방법

❶ 벽 옆에 서거나 앉은 상태에서 진행한다.
❷ 저린쪽 팔을 벽에 짚고 손끝이 바닥을 향하도록 한다.
❸ 이때 고개를 반대쪽으로 기울이며 정중신경이 늘어나게 한다.
❹ 팔이 저리거나 많이 당기면 목 움직임을 조절 해 스트레칭 해준다.

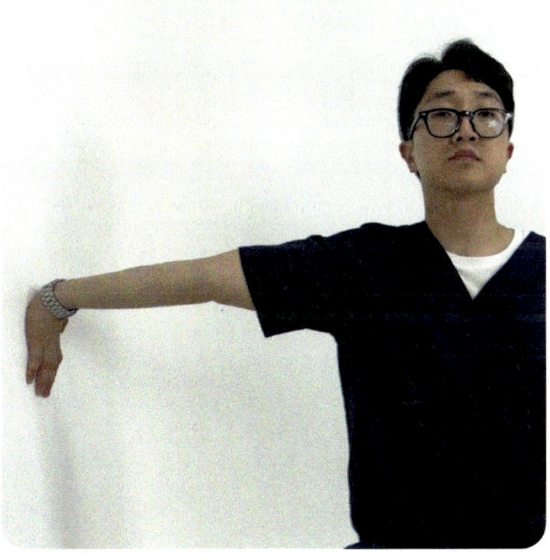

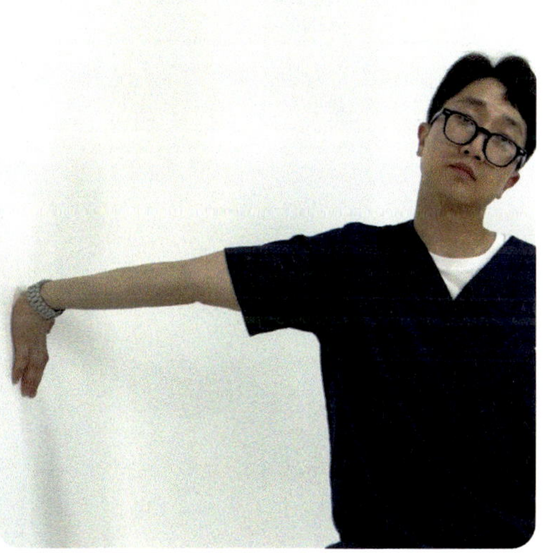

건초염(드퀘르뱅)

1) 증상

드퀘르뱅 건초염이라고도 알려진 드퀘르뱅 질환은 손목의 엄지손가락 쪽 힘줄에 염증이 생기는 질환으로, 유발된 엄지손가락 측의 손목에 통증, 부기가 유발되고 특히 물건을 쥐거나, 꼬집을 때 통증으로 인해 움직임이 어렵다. 주요 원인은 반복적인 엄지나 손목의 움직임과 체내 염증이다. 특히 임신 중이나 출산 후 여성에게 더 흔하게 나타나는데, 치료 목적으로 휴식, 고정, 냉찜질 요법, 약물, 손 요법 및 운동이 사용된다. 수술은 심한 경우 최후의 수단으로서, 적절한 진단과 맞춤 치료 옵션을 위해 의료 전문가와 상담하는 것이 중요하다.

2) 테이핑 전 확인 할 사항

❶ 엄지측 손목부위에 통증을 확인한다.

❷ 엄지손가락을 나머지 손가락으로 말아쥐어 주먹을 쥔 후 새끼손가락쪽으로 손목을 굽힘 시켰을 때 엄지측에 있는 손목 인대에 통증이 있을 때는 드퀘르뱅 병을 의심할 수 있다.

3) 적용 테이핑 법

- 엄지손가락 손허리손가락 관절 굽힘 락킹테이핑
- 굽힘, 폄, 치우침도움 락킹 테이핑

엄지손가락 손허리손가락 관절 굽힘 제한 락킹테이핑

테이핑 적용 방법

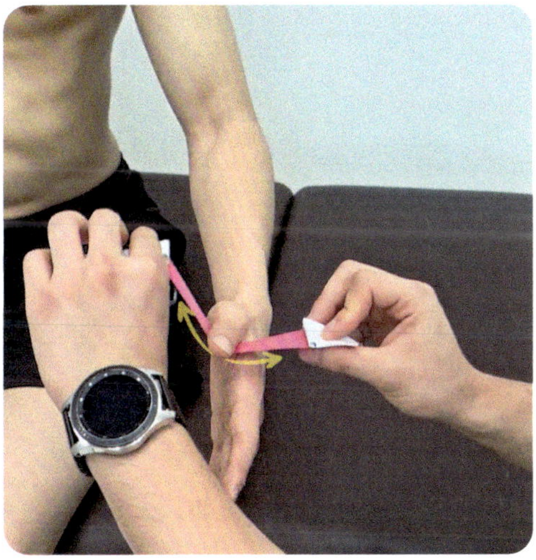

시작점: 손바닥 쪽 엄지손가락 첫번째 마디에서 테이프 중앙을 부착한다.

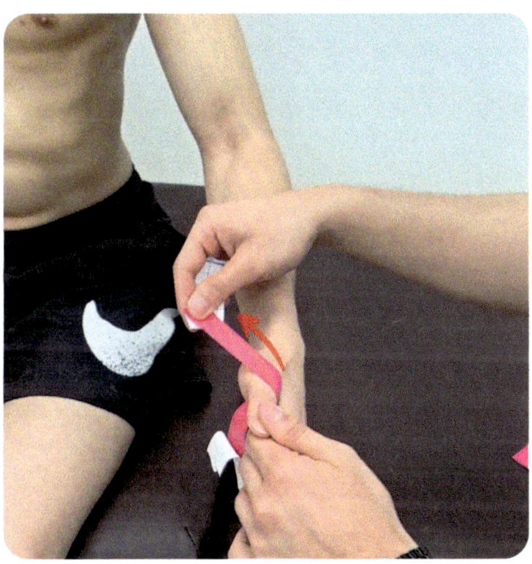

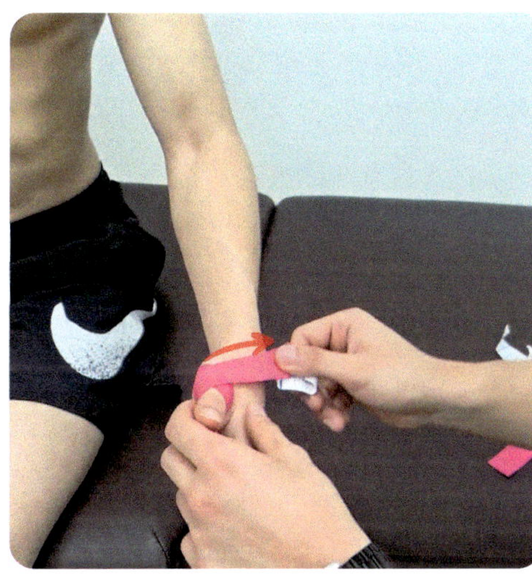

진행방향: 한쪽은 엄지 관절을 감싸 엄지두덩 쪽으로 진행하며, 다른 한쪽은 손등쪽으로 넘어간다.

테이핑 장력 설정 방법: 엄지관절을 감쌀때 장력을 주고 마무리할때는 장력을 줄여준다.

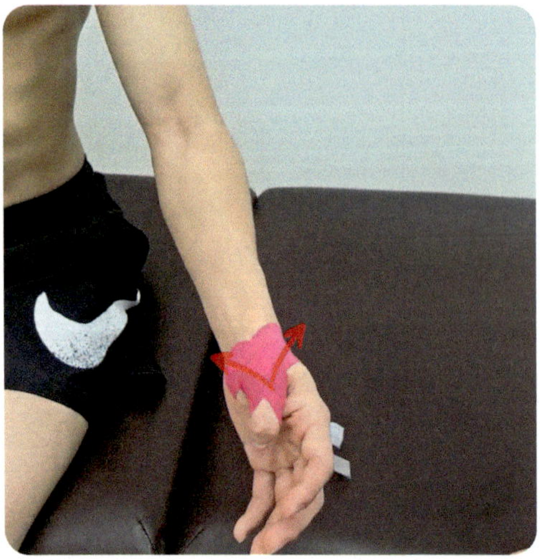

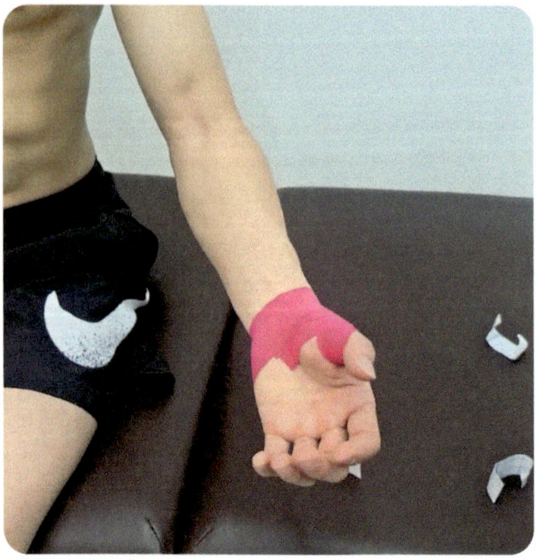

추가 또는 고정용 테이핑 방법: 2회 반복해 부착한 후 손목관절에서 마무리 테이핑을 진행한다.

굽힘, 폄, 치우침도움 락킹 테이핑

테이핑 적용 방법

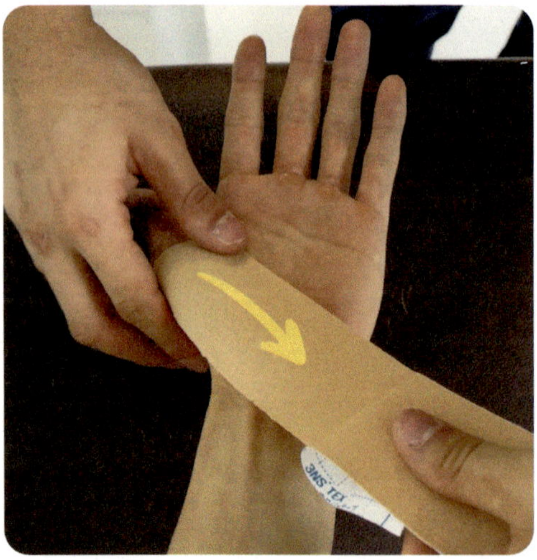

시작점: 엄지 두덩에서 테이프를 시작한다.

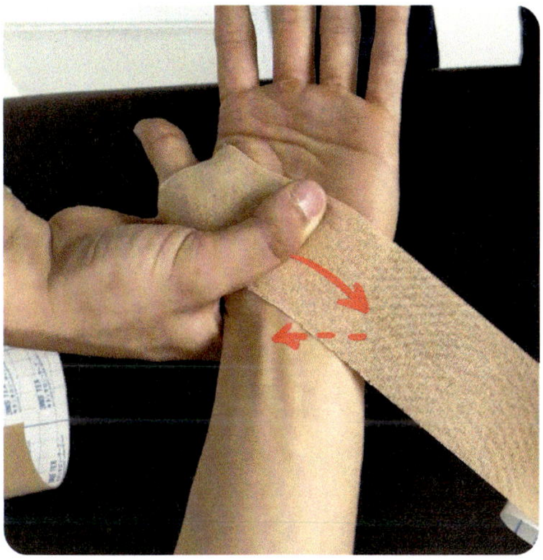

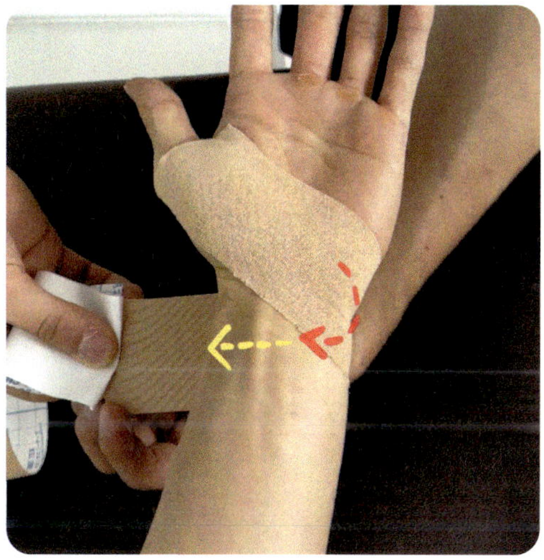

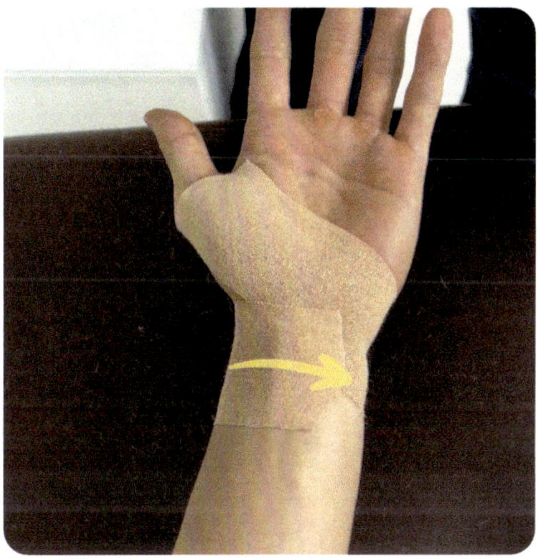

진행방향: 시작점에서 새끼 손가락 방향에 있는 팔목관절을 둘러 팔목관절 아래를 덮어준다.

테이핑 장력 설정 방법: 새끼손가락 방향 팔목을 돌릴때 최대 장력을 주고 손등방향의 팔목으로 넘어간다. 이때 테이프에 중앙에는 새끼손가락 방향에 있는 콩알뼈를 감싸주어야 한다.

추가 또는 고정용 테이핑 방법: 2회 반복해주고, 손목에서 마무리 테이핑을 한번 감아준다.

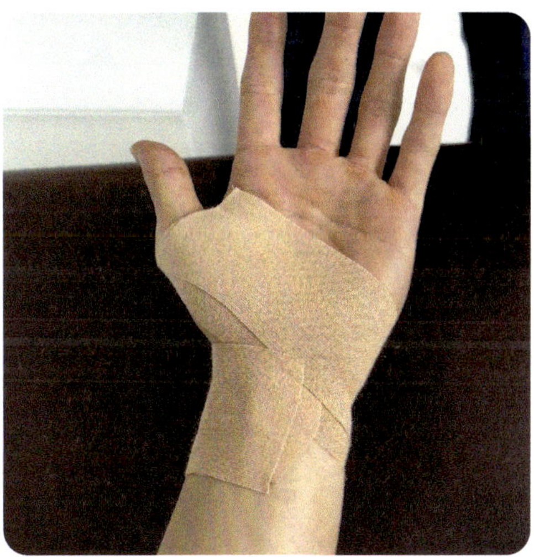

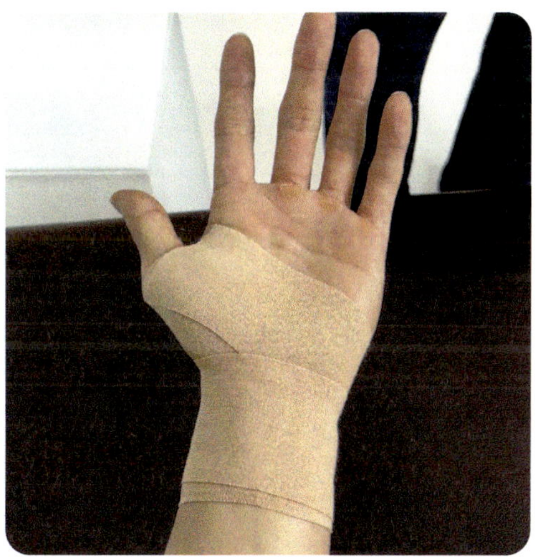

운동

- 손목 돌리기 운동

방법

❶ 엄지손가락 끝 한마디를 손 안으로 들어가게 하고 주먹을 쥔다.

❷ 손목으로 원을 그리며 손목을 움직인다.

❸ 천천히 움직이는 것이 중요하며 10회씩 3회 진행한다.

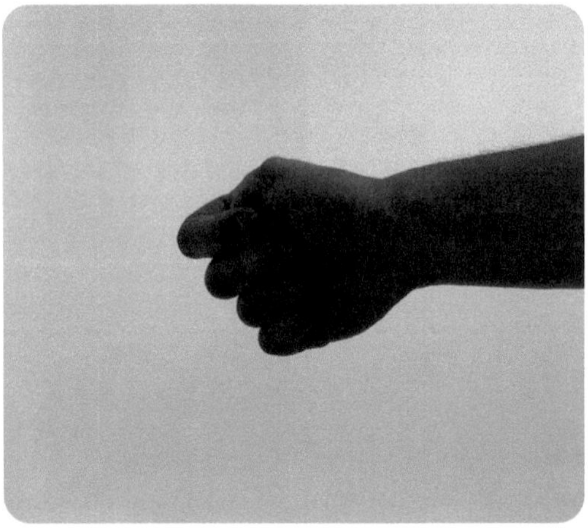

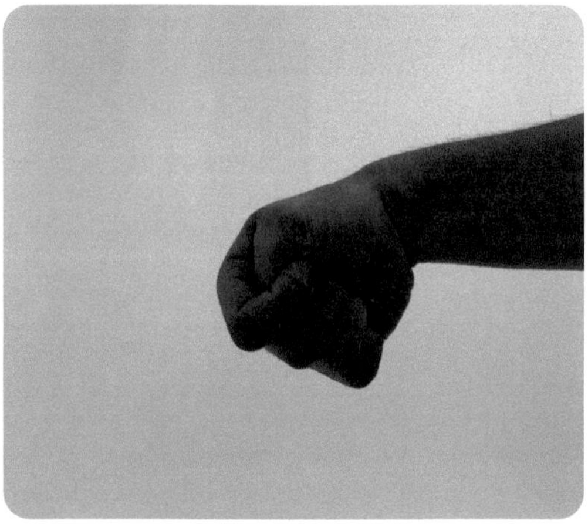

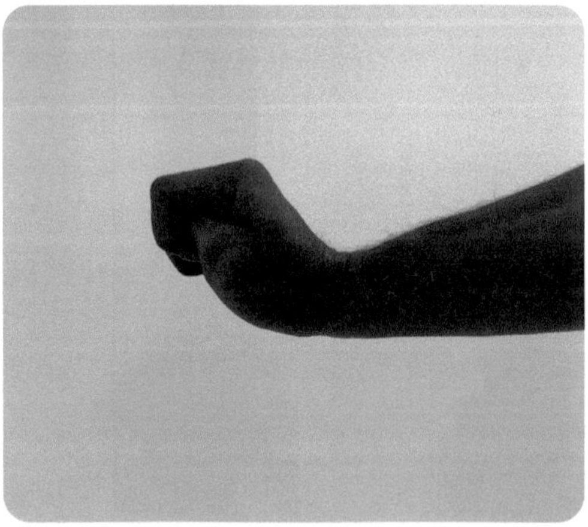

주의 사항

급성기 통증에 해당할때는 최대한 휴식과 냉찜질로 염증을 관리 해 준후 운동을 하는것이 중요하다.

PART 4 • 생활 속 질환 테이핑

5 허리

무거운 물건을 들다 허리를 삐끗한 경우(염좌)

1) 증상

무거운 물건을 들다가 허리를 다치게 되면 허리에 갑자기 뚝 소리가 나면서 근육이 긴장되고 통증이 유발될 수 있다. 이 부상은 종종 인대와 근육 힘줄의 과도한 사용이나 손상을 수반하며 요추 관절의 활액 조직에 염증을 일으킬 수도 있다. 통증과 근육 경련은 주로 척추 주변의 근육에 영향을 주지만 엉덩이, 허리 부위, 허벅지 뒤쪽으로 퍼지고 심지어 옆으로 확장될 수도 있다. 무거운 물건을 들어 올린 후 이러한 증상이 나타나면 의사의 진료와 적절한 치료를 받는 것이 좋다.

2) 스포츠 활동에서의 허리 통증

운동을 하다보면 순간적으로 허리를 돌리거나, 무거운 물건을 들어 올릴 때 뜨끔하며 허리의 통증을 호소할때가 종종 있다. 이처럼 순간적으로 강한 동작을 요구하는 스포츠 동작에서 허리 통증의 발생을 제한하거나 예방하기 위하여 다음과 같은 테이핑 법을 적용해 보길 추천한다.

- 골프:허리 돌림
- 헬스: 허리 굽힘 혹은 폄
- 자전거:허리 굽힘
- 테니스: 허리 돌림

3) 테이핑 전 확인 할 사항

❶ 자신이 어떤 허리 움직임 시 통증이 발생하는지 확인한다.

- 몸통 폄 통증
- 몸통 돌림 통증
- 몸통 굽힘 통증

4) 적용 테이핑 법

- 몸통 폄 제한 락킹 테이핑
- 몸통 회전 제한 락킹 테이핑
- 몸통 굽힘 제한 락킹 테이핑

몸통 폄 통증

엄지손가락 손허리손가락 관절 굽힘 제한 락킹테이핑

테이핑 적용 방법

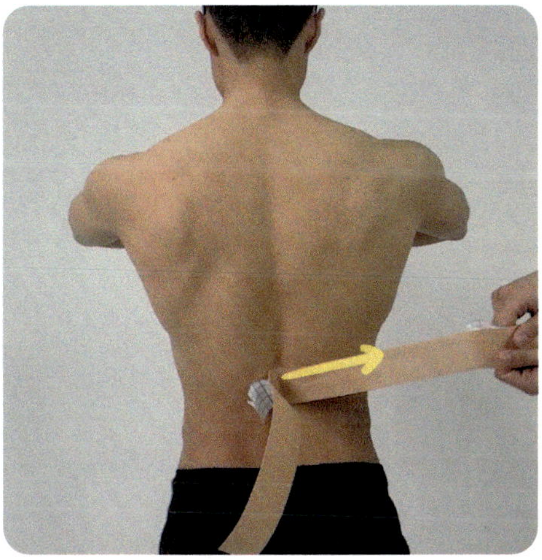

시작점: 허리 폄 통증보다 한 레벨 위쪽에서 테이프 중앙을 붙여 준다.

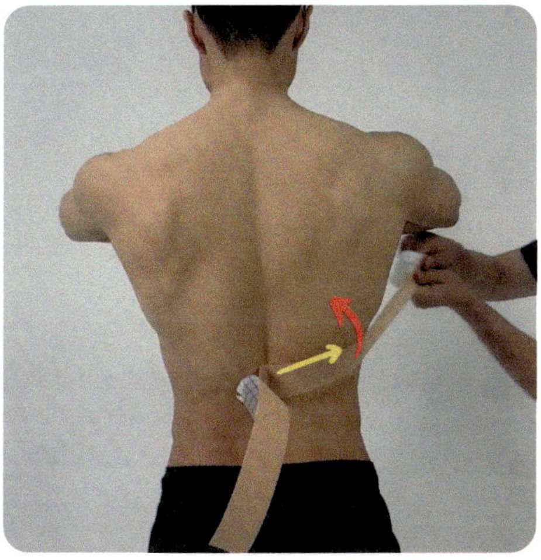

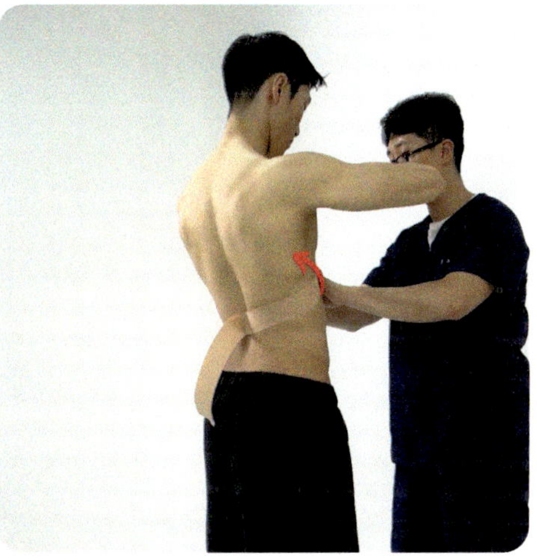

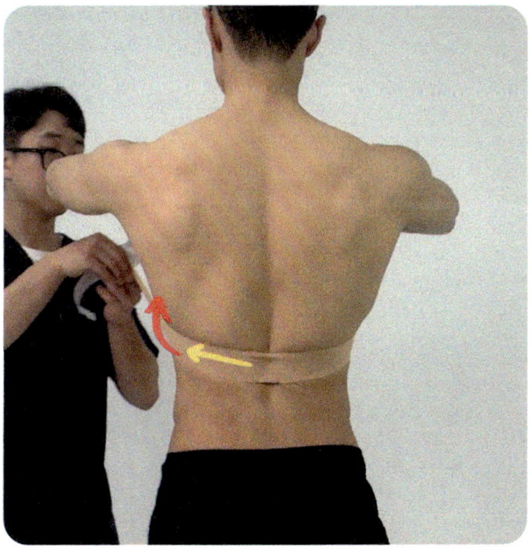

진행방향: 위쪽 사선 30~45 각도 방향으로 진행하며 앞쪽 복부 중앙을을 넘어서 마무리한다.

테이핑 장력 설정 방법: 옆구리 까지는 장력 없이 진행하다가 옆구리 넘어서 최대 장력을 주어 동일하게 복부 중앙 넘어서 마무리한다.

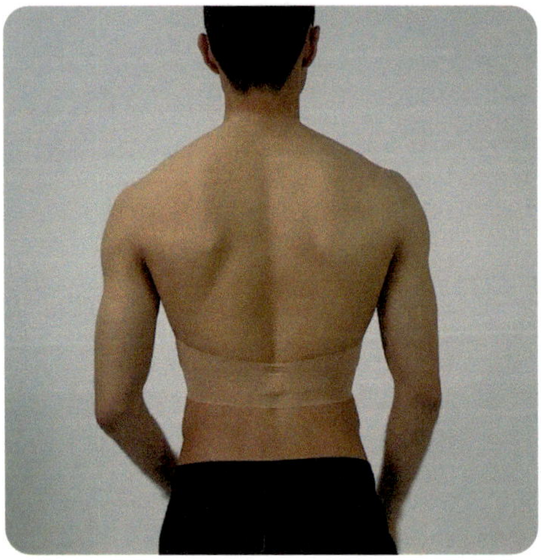

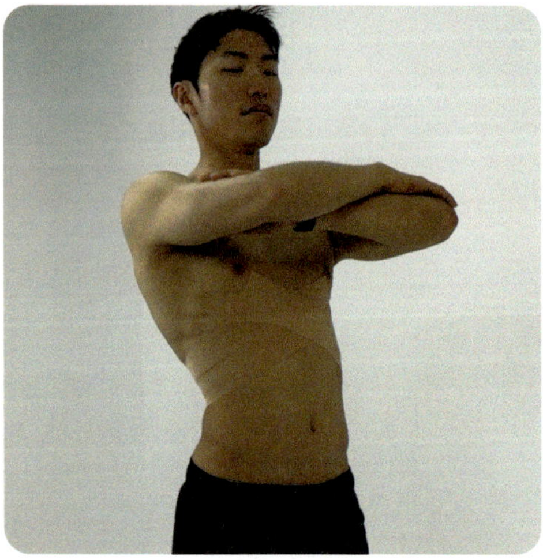

추가 또는 고정용 테이핑: 2장 정도 진행하며 각각의 테이핑을 각도를 살짝 다르게 설정해 진행해 준다.

골반 전방 경사 락킹테이핑

적용대상

허리에 과도한 전만 곡선을 가지고 있는 분들은 골반의 과도한 전방 경사를 가진 경우가 많이 있다 이와 같은 경우 허리 관절이 일반인들보다 과도하게 펴 되어져 있는 경우가 많이 있으며 주로 허리를 펼때 과도한 허리관절 압박력으로 통증이 느낄 가능성이 있다. 따라서 허리 펴 시 통증을 호소하는 분들이 하면 좋은 테이핑 방법이다.

테이핑 적용 방법

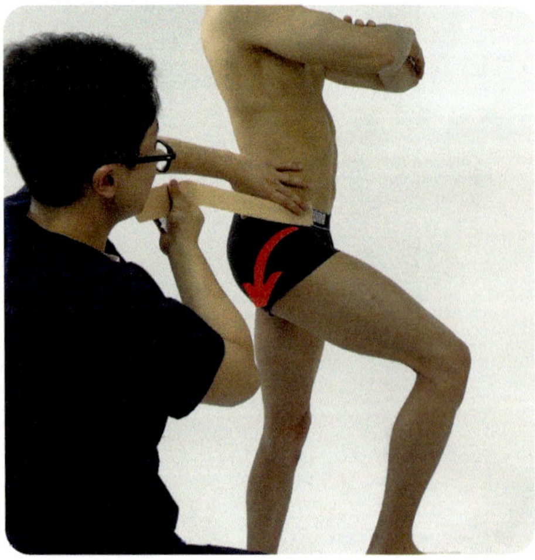

시작점: 아래로 내려간 위앞장골가시(ASIS, Anterior superior iliac spine)에서 시작한다. 시작점에 부착후 대상자는 발 받침에 발을 올려 준다.

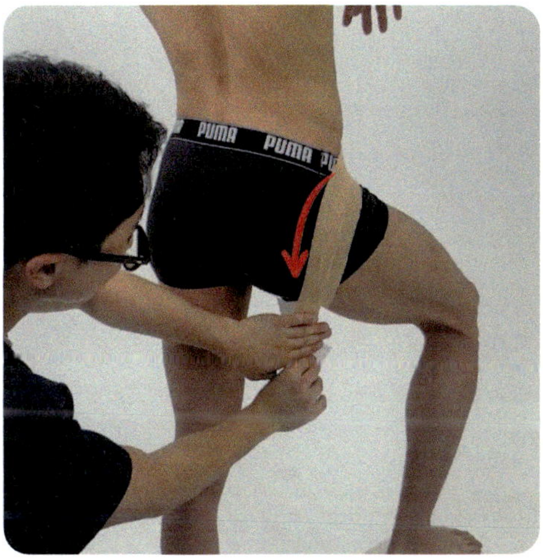

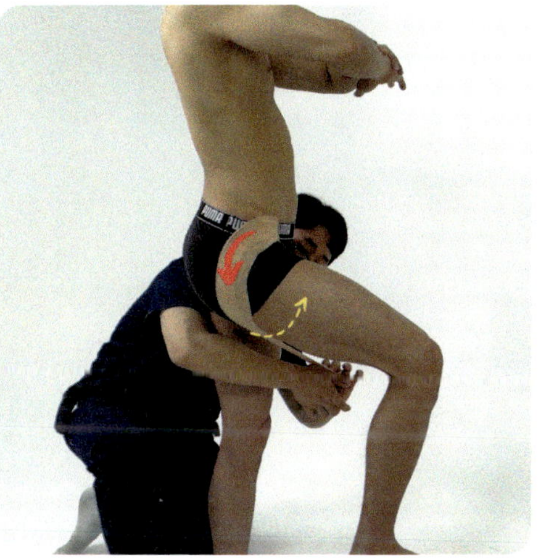

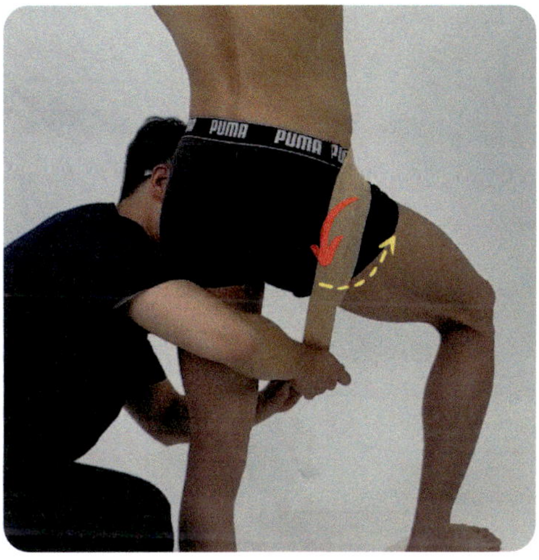

진행방향: 위앞장골가시(ASIS, Anterior superior iliac spine)에서 뒤쪽 골반능을 타고 내려가 대퇴골두 뒤을 지나 좌골결절을 통과해 허벅지 뒤쪽을 돌아 허벅안쪽에서 마무리한다.

테이핑 장력 설정 방법: 위앞장골가시(ASIS, Anterior superior iliac spine)에서 뒤쪽 골반능을 타고 내려갈때 장력을 주고 좌골결절을 지난 후 부터는 장력을 풀어 허벅지 안쪽에서 마무리한다.

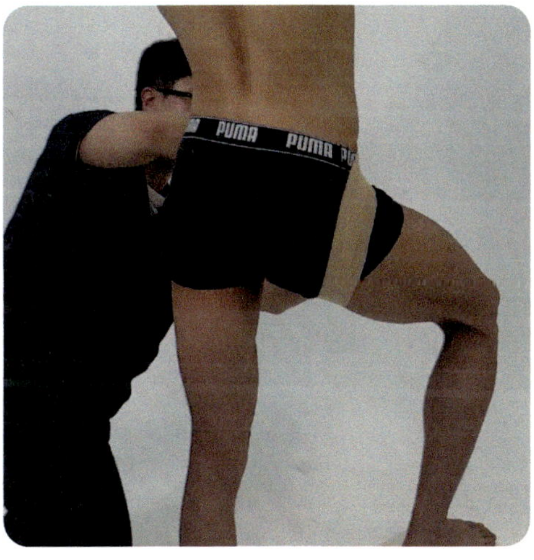

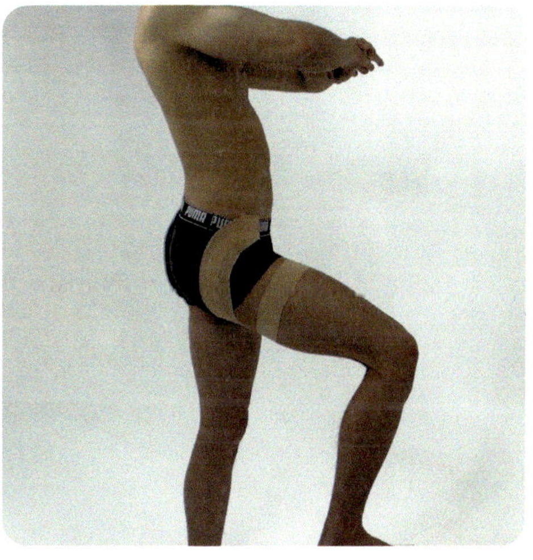

추가 또는 고정용 테이핑: 2번 반복해 진행하며 허벅지 쪽에서 한바퀴 돌려 고정용 테이핑을 진행한다.

운동

• 데드버그 운동

방법

❶ 바로 누운 상태에서 진행한다.
❷ 배꼽이 바닥을 누른다는 느낌으로 복부에 힘을 준다.
❸ 양팔을 앞으로 나란히 양다리는 무릎을 90도 고관절 90도 구부려 바닥에서 들어 올린다.
❹ 한팔과 반대쪽 다리를 천천히 펴며 내려가며 이때 복부의 힘이 풀려서는 안 된다.
❺ 만약 동작이 어렵다면 팔과 다리의 움직임을 따로 따로 진행한다.
❻ 한번 내려갔다 올라오는것이 1번 기준으로 총 10회씩 3세트 진행한다.

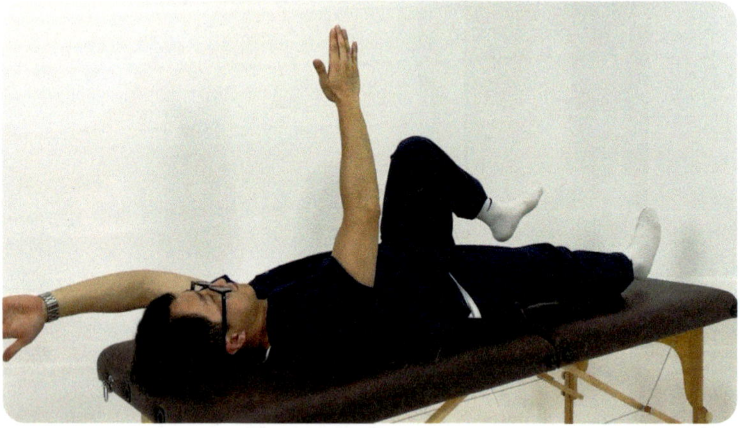

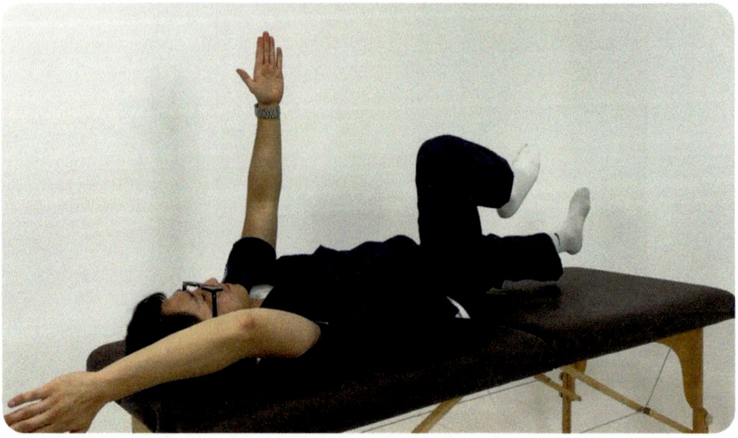

허리 통증 시 변형 동작

다리를 완전히 펴지 않고 구부린 상태에서 내려가도록 한다.

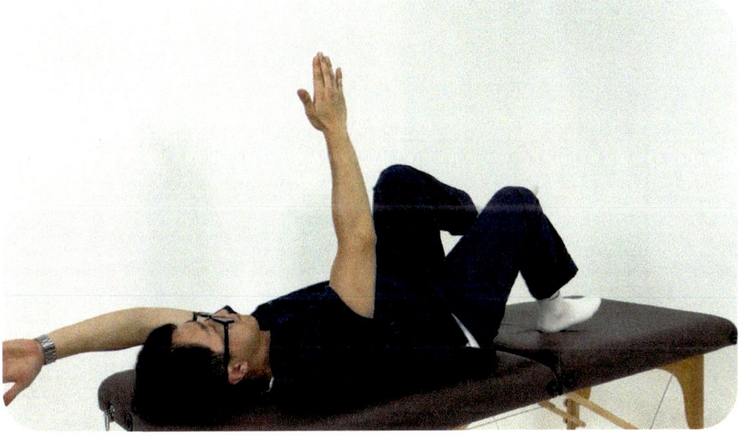

몸통 돌림 통증

몸통 회전 제한 락킹 테이핑

테이핑 적용 방법

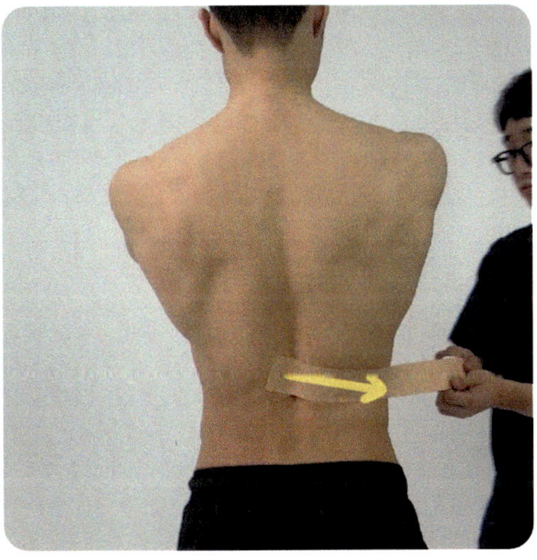

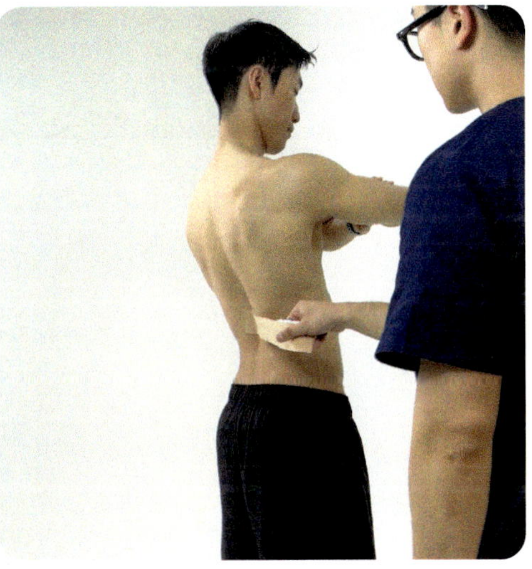

시작점: 해당 통증 레벨보다 한 레벨(척추뼈 한마디) 높은 부분의 척추 가시돌기를 살짝 넘어 시작한다.

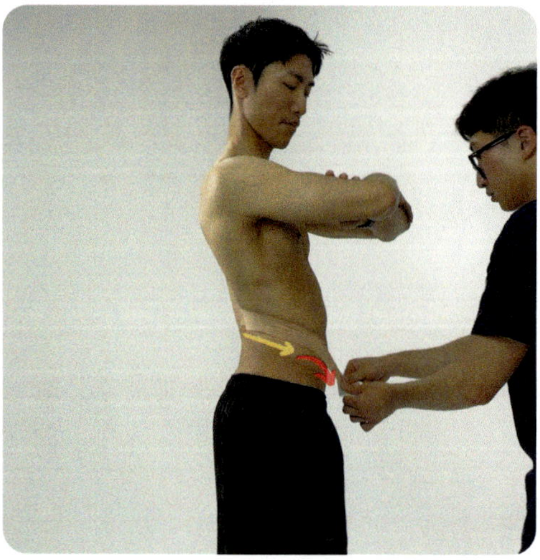

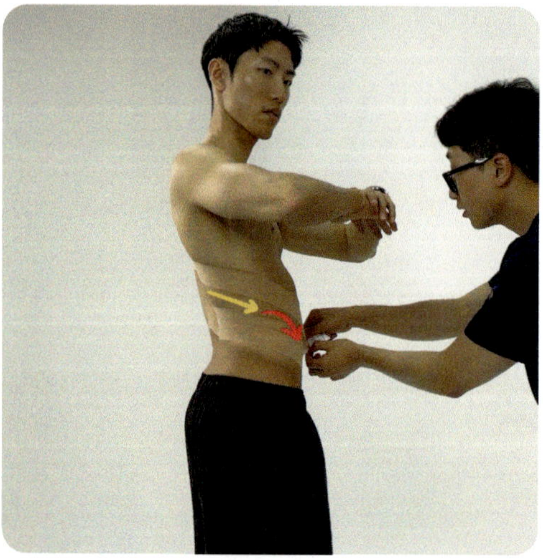

진행방향: 흉추 같은 경우 해당 갈비뼈 진행 방향으로 사선 아래로 내려가가 옆구리를 지나 복부쪽으로 내려가며 요추 같은 경우 대략적으로 30도 정도 아래 방향으로 옆구리를 지나 복부 방향으로 향해 내려간다.

테이핑 장력 설정 방법: 옆구리 까지는 장력없이 내려가며 옆구리를 지난 후 대상자는 허리 통증 발생 전까지 허리를 동측으로 회전시킨다. 이때 대상자의 몸통 회전이 끌려올 정도로 테이프에 최대 장력을 주어 복부쪽으로 진행해 테이프를 마무리한다.

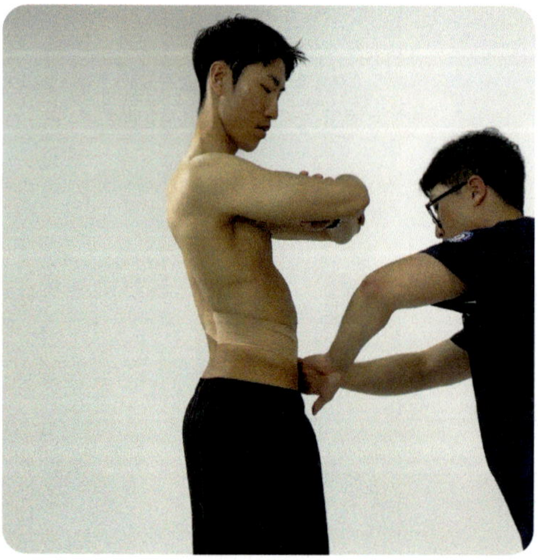

추가 또는 고정용 테이핑: 2회 정도 반복해 진행하며 고정용 테이핑은 따로 하지 않는다.

운동

- 허리 돌리기 운동

방법

❶ 천장을 보고 누운 상태에서 무릎을 최대한 구부려 준다.

❷ 배꼽이 땅을 누른다는 느낌으로 배에 힘을 준다.

❸ 배에 힘을 유지한 상태로 양쪽 무릎을 천천히 오른쪽, 왼쪽으로 이동시킨다.

❹ 통증이 없는 범위까지 진행하며 10회씩 3세트 진행한다.

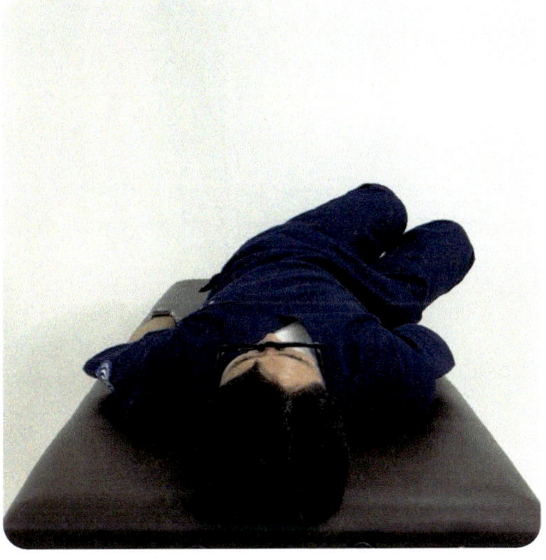

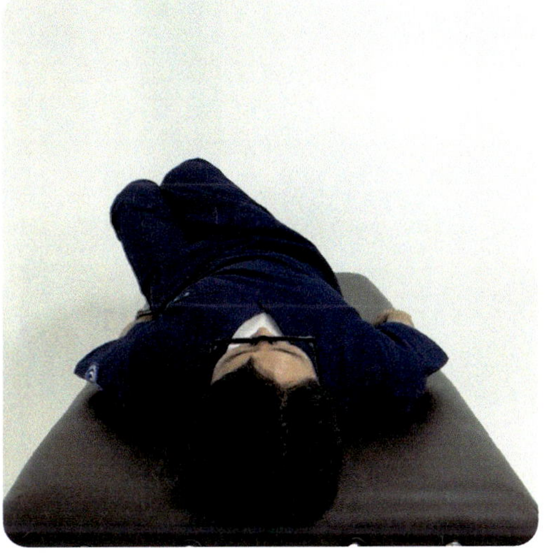

허리 굽힘 통증

허리 굽힘 제한 락킹 테이핑

적용대상

허리를 염좌시 허리를 구부릴때 통증이 발생하는 경우 과도한 허리 굽힘 움직임을 제한해 허리 굽힘통증을 완화하기 위해 사용할 수 있는 테이핑 법이다. 이는 골반의 후방경사 락킹 테이핑과 함께 사용하면 도움이 될 수 있다.

테이핑 적용 방법

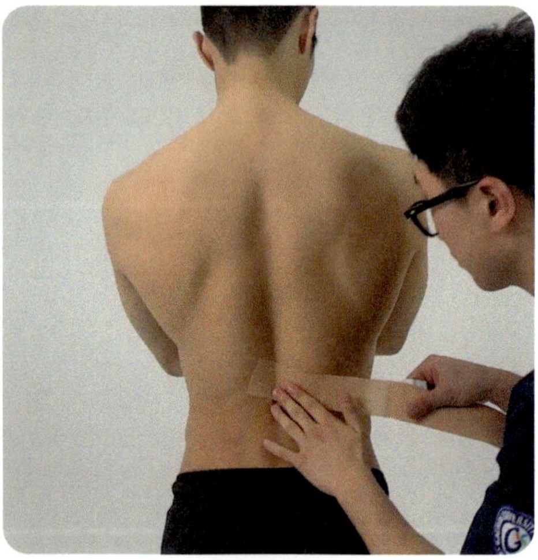

시작점: 허리 굽힘 통증보다 한 레벨 위쪽에서 테이프 중앙을 붙여 준다.

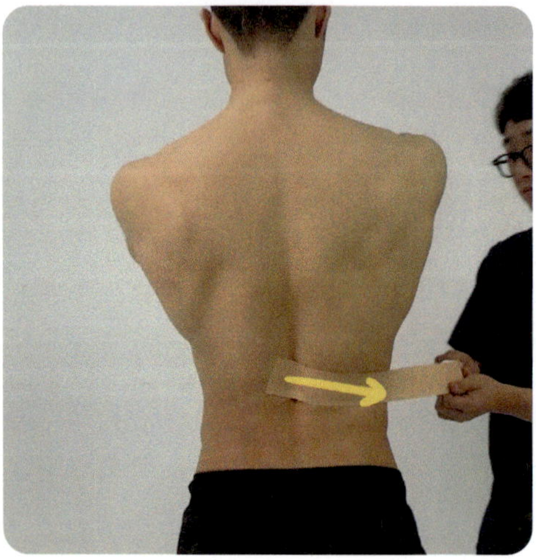

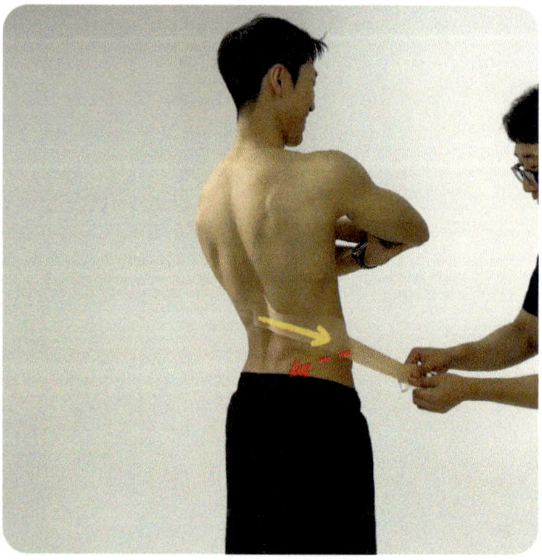

진행방향: 아래 사선 30~45 각도 방향으로 진행하며 앞쪽 복부 중앙을 넘어서 마무리한다.

테이핑 장력 설정 방법: 옆구리 까지는 장력 없이 진행하다가 옆구리 넘어서 최대 장력을 주어 동일하게 복부 중앙 넘어서 마무리한다.

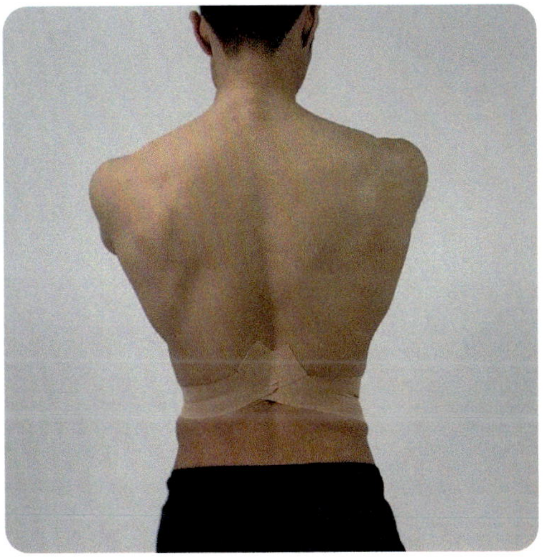

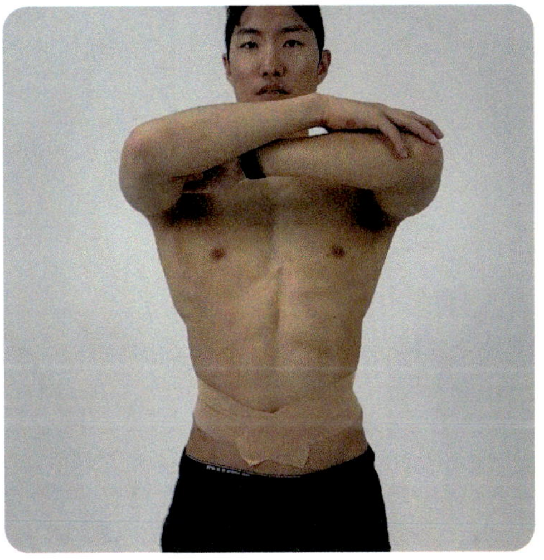

추가 또는 고정용 테이핑: 반대쪽도 동일하게 진행하며 각 2장씩 진행해 준다. 굽힘시 저항 강도가 부족하면 사선의 각도를 좀더 높게 설정해면 높은 강도의 락킹을 적용할 수 있다.

골반 후방 경사 락킹테이핑

적용대상

골반의 과도한 후방 경사로 인한 주변 근육의 불균형과 허리의 불안정성이 허리 통증을 유발시키는 경우가 많이 있다. 주로 허리를 구부릴 때 허리통증이 있는 분들 중 자신이 주로 비스듬하게 앉아 있는 좌식생활을 하거나 자세정렬에 문제가 있는 경우 이러한 골반 테이핑 방법이 유효하다.

테이핑 적용 방법

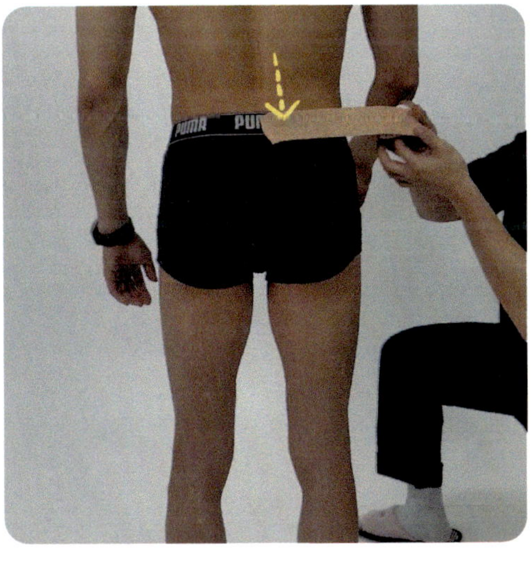

시작점: 아래로 내려간 위뒤장골가시(PSIS, posterior superior iliac spine)에서 시작한다.

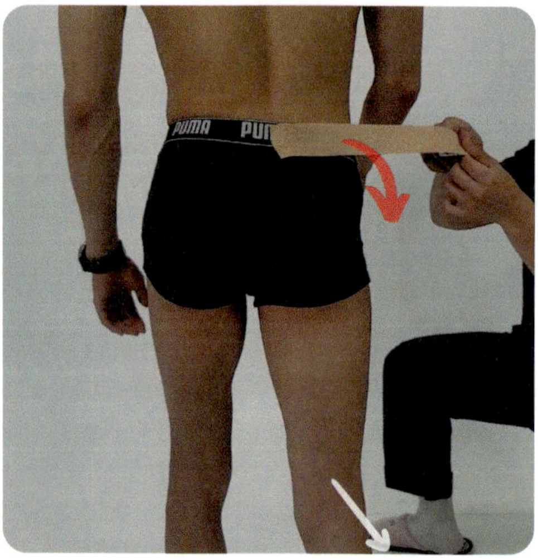

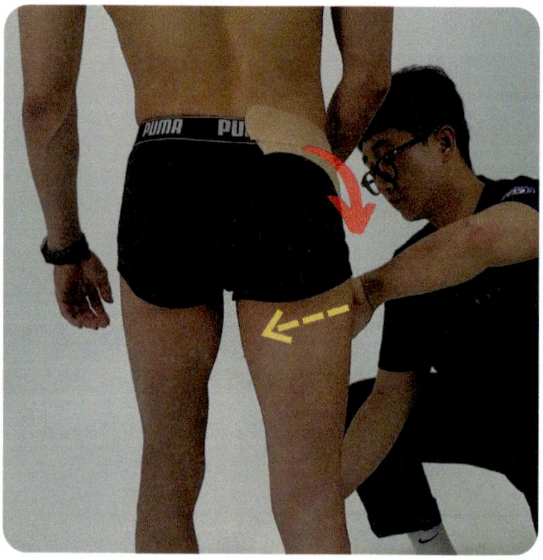

진행방향: 위뒤장골가시(PSIS, posterior superior iliac spine)에서 앞쪽 골반능을 타고 내려가 대퇴골두 앞을 지나 허벅지 전면과 안쪽을 향해 진행한다.

테이핑 장력 설정 방법: 골반능과 대퇴골두를 지나갈때 테이프 장력을 주고, 허벅지 앞쪽부터는 장력을 줄여 허벅지 안쪽에서 부착한다.

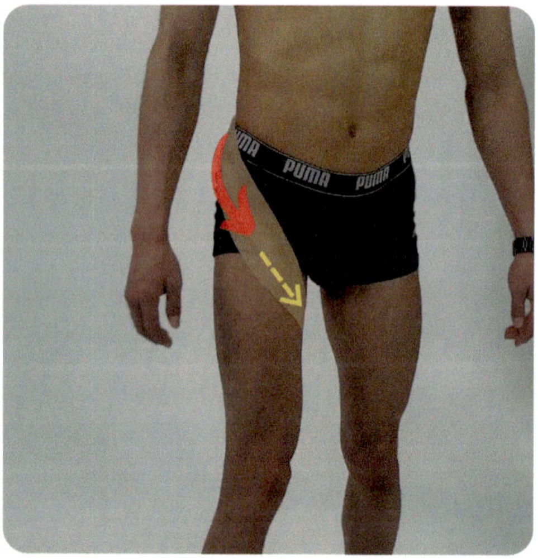

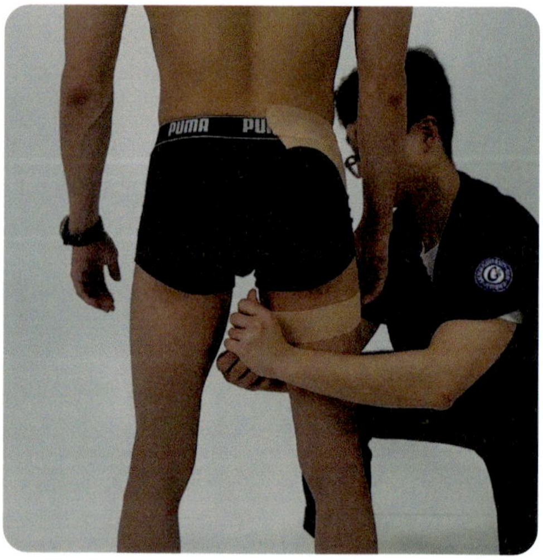

추가 또는 고정용 테이핑: 2번 반복해 진행하며, 허벅지 안쪽 테이프가 부착한 부위에 마무리 테이핑으로 한 바퀴 더 감아준다.

운동

- 버드독

방법

❶ 네발 기기자세에서 진행하다.

❷ 배꼽이 척추쪽으로 올라간다는느낌으로 복부에 힘을 준다.

❸ 한팔과 반대쪽 다리를 천천히 펴 바닥에서 때주고 이때 복부의 힘이 풀려서는 안 된다.

❹ 만약 동작이 어렵다면 팔과 다리의 움직임을 따로 따로 진행해 본다.

❺ 한번 올라갔다 내려오는 것을 1회 기준으로 총 10회씩 3세트 진행한다.

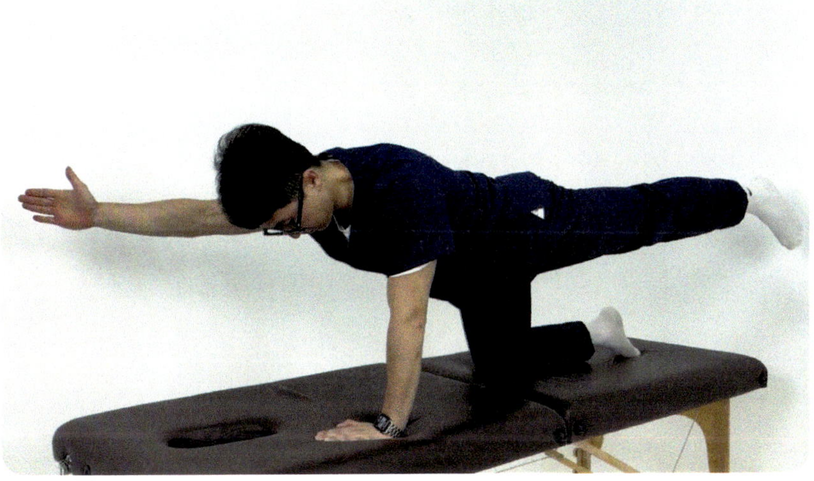

PART 4 • 생활 속 질환 테이핑

6 고관절

고관절 충돌(찝힘)

1) 증상

고관절 충돌이란 고관절을 형성하는 골반뼈와 대퇴골이 서로 부딪혀 통증을 유발하는 질환이다. 주로 스쿼트 자세와 같은 고관절을 많이 굽히는 동작, 스트레칭, 양반다리 자세에서 고관절 부위에 통증을 호소하는 경우가 많이 있으며 이러한 충돌을 오랜 시간동안 방치했을 때 관절순의 섬유성 조직이 찢어지거나 관절 연골이 상하게 되는 경우도 있다.

고관절 충돌 증후군의 증상으로는 고관절 통증, 뻣뻣함, 운동 범위 감소, 고관절의 딸깍거리는 느낌 또는 잠기는 느낌 등이 있다. 시간이 지남에 따라 반복적인 마찰과 충돌로 인해 연골이 손상되고 골관절염이 발생할 수 있다.

고관절 충돌 증후군의 정확한 원인은 항상 명확하지는 않지만, 유전적 요인과 고관절에 과도한 스트레스를 가하는 반복적인 고관절 움직임 또는 활동으로 인해 발생하는 것으로 알려져 있다.

2) 스포츠 활동 시 고관절 통증

주로 고관절을 굽혔다 폈다 하는 동작을 많이 하는 자전거, 등산과 같은 스포츠 들은 고관절 내부의 충동 증후군이 있다면 지속적인 통증으로 많이 불편함을 겪을 수 있다. 따라서 등산을 하거나 자전거 라이딩 시 고관절에 지속적인 충돌 통증이 있으신 분들이 사용하시면 좋은 테이핑 법이다.

3) 테이핑 전 확인 할 사항

❶ 고관절 굽힘동작(자전거 타기, 스쿼트, 계단 오르기 등)에서 고관절 앞쪽에 불편한 통증이 있는지 확인한다.

4) 적용 테이핑 방법

- 골반 전방 경사 락킹테이핑
- 고관절 굽힘 서포팅 테이핑

골반 전방 경사 제한 락킹테이핑

적용대상

고관절을 굽힘 시킬 때 우리 골반은 뒤쪽으로 돌아가는 모양을 하기 때문에 고관절 굽힘이 힘든 사람들 고관절 굽힘 도움 테이핑으로도 이용가능하다.

테이핑 적용 방법

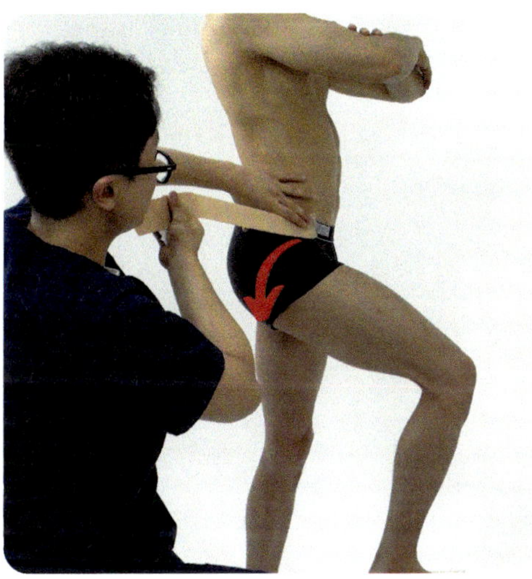

시작점: 아래로 내려간 위앞장골가시(ASIS, Anterior superior iliac spine)에서 시작한다. 시작점에 부착 후 대상자는 발 받침에 발을 올려준다.

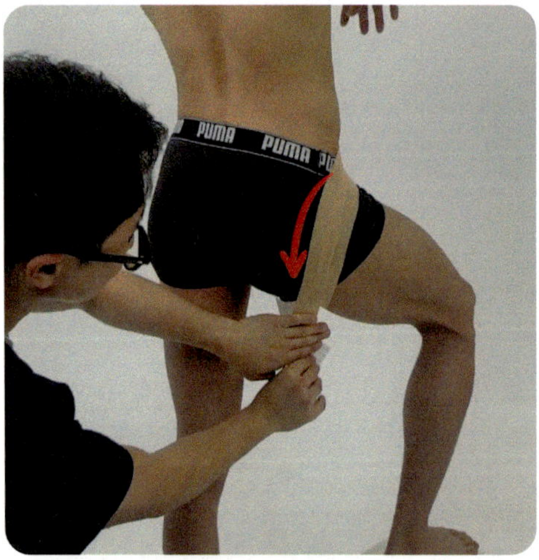

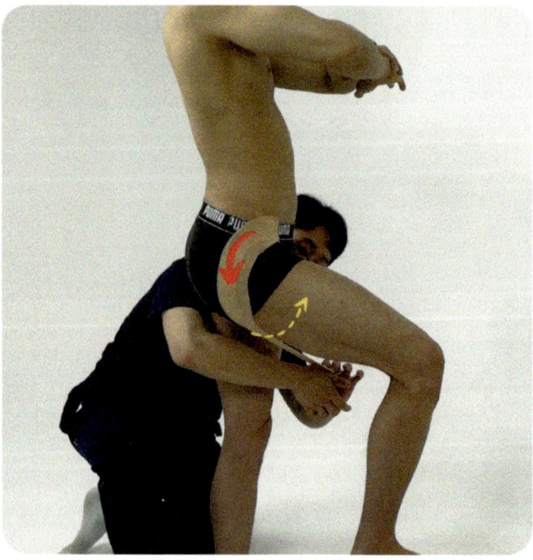

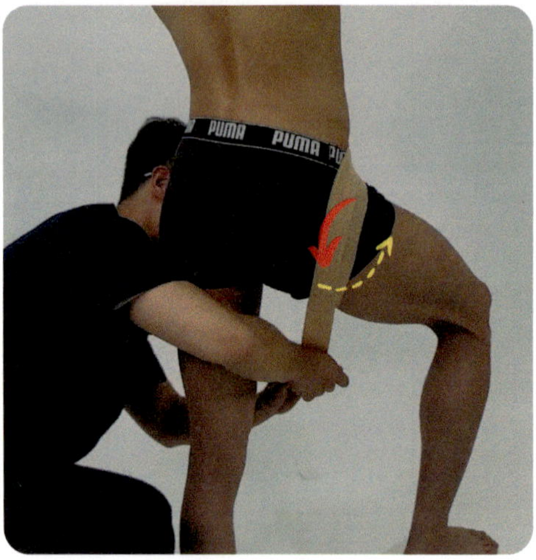

진행방향: 위앞장골가시(ASIS, Anterior superior iliac spine)에서 뒤쪽 골반능을 타고 내려가 대퇴골두 뒤을 지나 좌골결절을 통과해 허벅지 뒤쪽을 돌아 허벅안쪽에서 마무리한다.

테이핑 장력 설정 방법: 위앞장골가시(ASIS, Anterior superior iliac spine)에서 뒤쪽 골반능을 타고 내려갈때 장력을 주고 좌골결절을 지난 후 부터는 장력을 풀어 허벅지 안쪽에서 마무리한다.

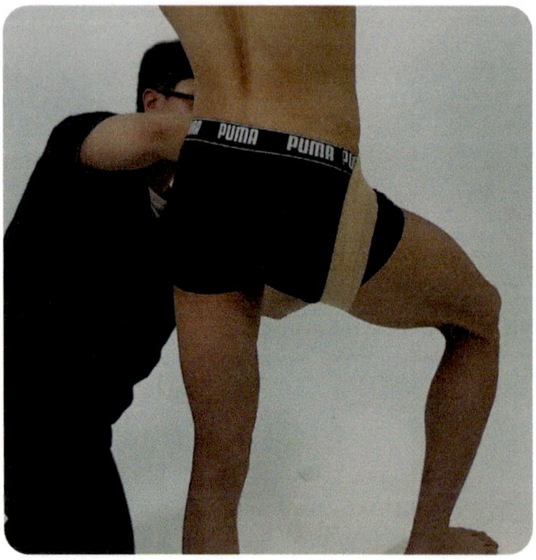

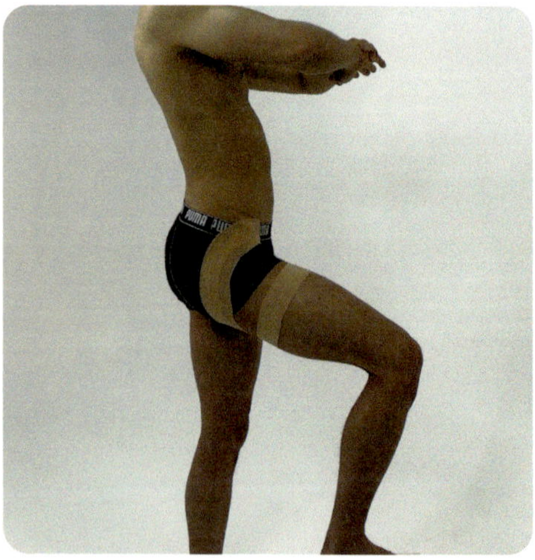

추가 또는 고정용 테이핑: 2번 반복해 진행하며 허벅지 쪽에서 한바퀴 돌려 고정용 테이핑을 진행한다.

고관절 굽힘 서포팅 테이핑(고관절 외회전 서포팅)

테이핑 전 확인할 사항

❶ 고관절 굽힘 시 날카로운 충돌 통증이 발생하는지 확인한다.

❷ 고관절 굽힘의 제한이 동반되는지 확인한다.

테이프 재단 방법

❶ 무릎안쪽에서 부터 시작해 허벅지를 가로질러 대전자까지 재단한다.

❷ 2개 준비한다.

테이핑 적용 방법

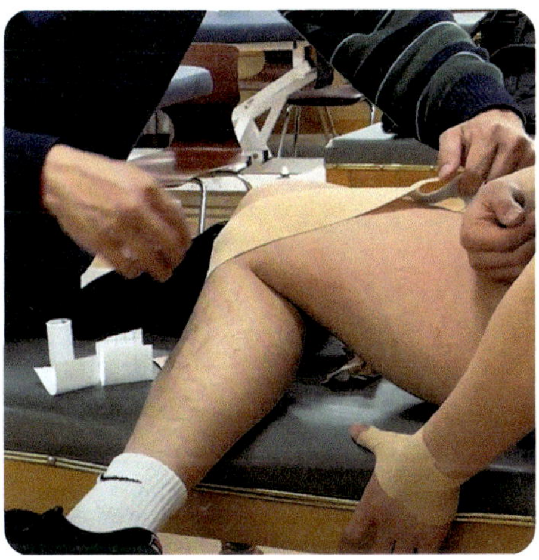

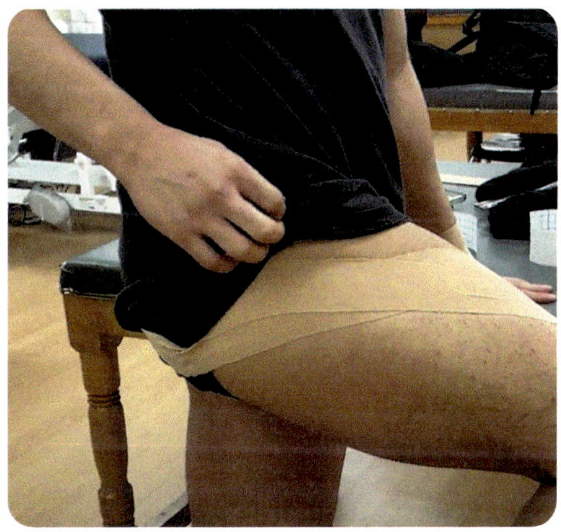

❶ 무릎 내측에서 시작해 허벅지 중앙을 지나 외측 엉덩이 방향으로 테이핑 적용을 진행한다.

❷ 전체적인 장력을 주기 위해 대상자 자세는 무릎과 고관절을 굽힌 상태에서 진행한다.

❸ 테이핑은 대전자를 지나 엉덩이 중간 약간 앞에서 마무리한다.

운동

- 엉덩관절 열어주기 운동

방법

❶ 양쪽 무릎을 꿇고 앉고 고관절 충돌이 일어나는 다리는 최대한 몸통과 평행하게 옆으로 벌려준다.

❷ 옆으로 벌려준 다리 쪽으로 골반을 움직이며 고관절 스트레칭을 진행한다.

❸ 이때 벌려주는 다리쪽으로 충돌이 일어난다면 같은 방향 손을 이용해 고관절 아래 대퇴 부위를 아래로 눌러주면서 움직임을 반복한다.

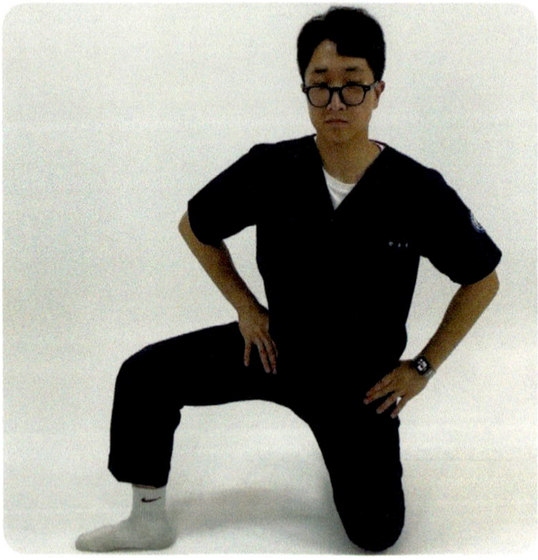

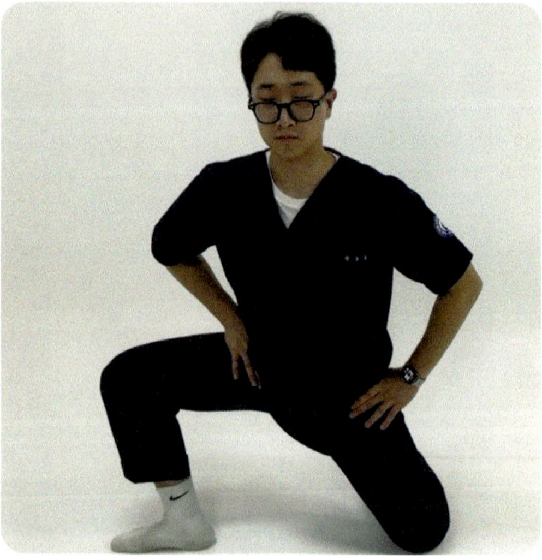

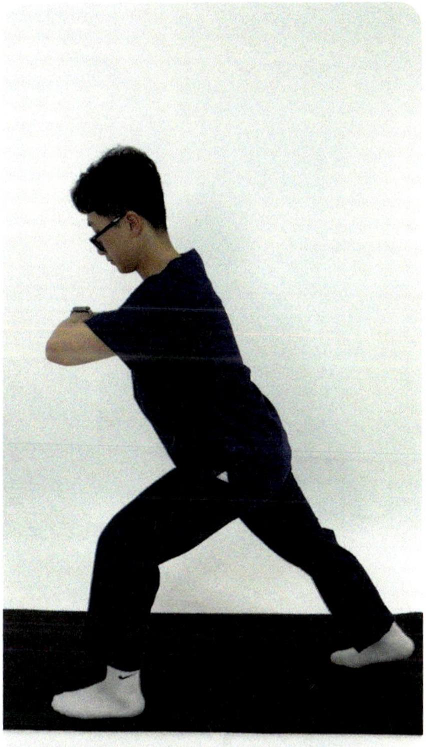

운동

- Half knee tubing rotation

방법

❶ 증상이 있는 발목을 앞으로 하고 런지자세를 취한다.
❷ 이때 상체를 앞으로 살짝 숙인다(허리는 곧게 편 상태에서 고관절을 이용한 고관절 굽힘 움직임이 나와야 한다.).
❸ 반대쪽 다리는 뒤로 쭉 뻗어 발 뒷꿈치를 살짝 들어준 상태를 유지하고 앞으로 나간 다리에 체중을 실어 준다.
❹ 몸통을 앞으로 뻗어 있는 다리 쪽으로 천천히 돌려주며 진행하고 이때 고무줄 저항을 주어준다(저항이 없다면 맨손으로 해도 충분하다.).
❺ 10회씩 5세트 진행한다.

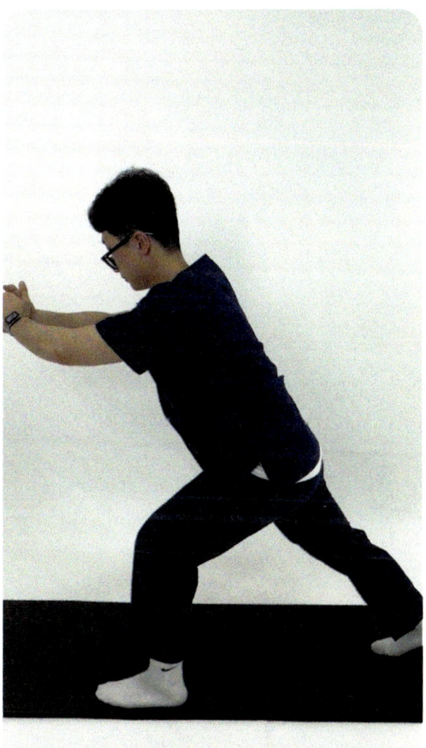

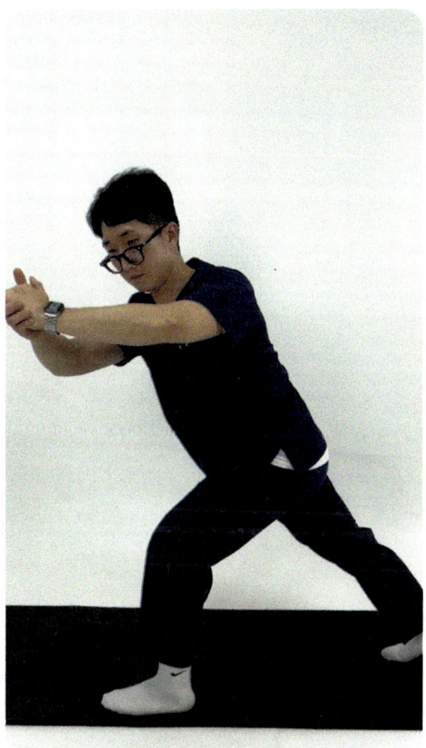

운동

- 궁둥구멍근(이상근) 스트레칭

방법

❶ 의자에 앉은 후 좌골 신경통이 있는 부위의 다리를 반대쪽 무릎 위에 올려준다.
❷ 양손으로 무릎과 발목을 잡아주어 무릎이 움직이지 않도록 고정한다.
❸ 이때 고관절을 앞으로 숙이며 이상근을 스트레칭 해준다.
❹ 주의할 점은 허리를 구부리는 것이 아니라 허리는 곧게 편 상태에서 고관절만을 이용해 앞으로 몸을 숙인다.

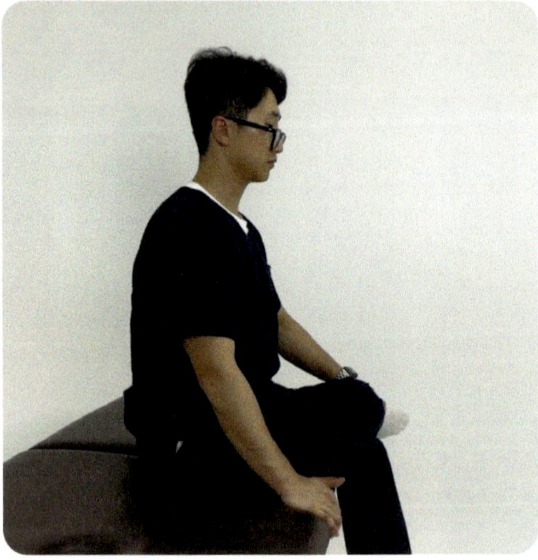

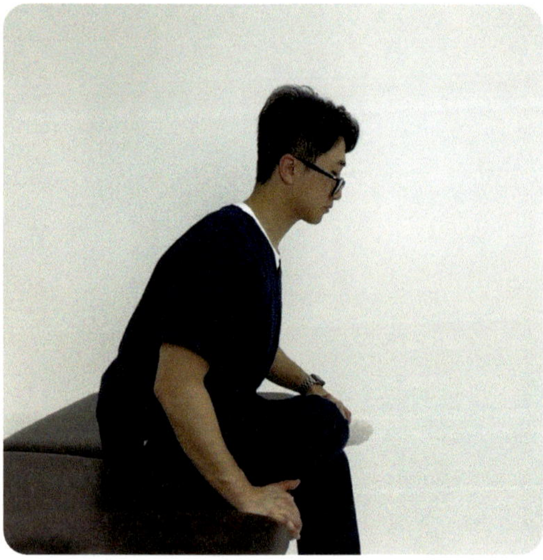

PART 4 • 생활 속 질환 테이핑

7 무릎

무릎앞쪽의 시큰거림 - 슬개대퇴통증증후군 PFPS

1) 증상

슬개대퇴 통증 증후군은 무릎 앞쪽의 통증과 불편함을 특징으로 하는 질환이다. 무릎관절은 슬개골(무릎뼈), 대퇴골(넙다리뼈), 경골(정강이뼈)로 구성된 복잡한 구조물이며, 건강한 무릎에서는 정상적인 관절 운동 중에 이러한 구성 요소가 자연스럽게 움직인다. 그러나 슬개대퇴 통증 증후군에서는 무릎의 비정상적인 정렬이나 허벅지 부위의 근육 불균형이 무릎 관절의 적절한 움직임을 방해하여 통증과 기능 장애를 유발할 수 있다.

슬개대퇴 통증 증후군의 주요 증상은 무릎 앞쪽의 통증으로, 걷기, 달리기, 쪼그리고 앉기 또는 계단 오르기와 같이 무릎을 구부리는 활동 중에 통증을 경험할 수 있다. 이 상태에 있는 개인은 장시간 앉아 있다가 일어날 때 통증을 느낄 수 있으며, 일부의 경우 아침에 무릎 부위의 뻣뻣한 느낌을 동반한 통증을 경험한다.

여러 요인이 슬개대퇴 통증 증후군의 발생에 기여할 수 있다. 여기에는 관절에 강한 스트레스를 가할 수 있는 슬개골의 과도한 움직임과 같은 슬개골의 잘못된 정렬 때문에 발생한다. 또한 허벅지 부위의 근육 불균형, 특히 대퇴사두근 또는 고관절 근육의 약화 또는 긴장도 비정상적인 무릎 역학 및 통증의 원인이 될 수 있다. 무릎 관절에 대한 과도한 사용 또는 반복적 스트레스, 부적절한 훈련 기술, 부적절한 워밍업 또는 스트레칭, 무릎의 특정 구조적 이상도 슬개대퇴 통증 증후군 발병 위험을 증가시킬 수 있다.

2) 스포츠에서 발생할 수 있는 무릎 앞쪽 통증

무릎을 구부렸다 폈다를 수없이 반복하는 스포츠 활동에서 가장 흔하게 발생하는 무릎 통증 양상이며 축구나 등산 그리고 자전거를 많이 타는 동작에서 흔하게 발생하는 통증 양상이다.

3) 테이핑 전 확인 할 사항

무릎을 구부리거나 펴보면서 어떤 상태에서 통증이 발생하는지 파악한 후, 아래에 제시된 테이핑을 적용해 본다.

- 무릎 굽힘 시 통증
- 무릎 폄 시 통증

4) 적용 테이핑

무릎 굽힘 통증

- 경골의 내측 돌림 도움 테이핑 무릎
- 무릎 굽힘 도움 락킹 테이핑

무릎 폄 통증

- 경골의 외측 돌림 도움 테이핑
- 무릎 폄 도움 락킹 테이핑

무릎 굽힘 통증

경골 내측 돌림 도움 테이핑

테이핑 적용 방법

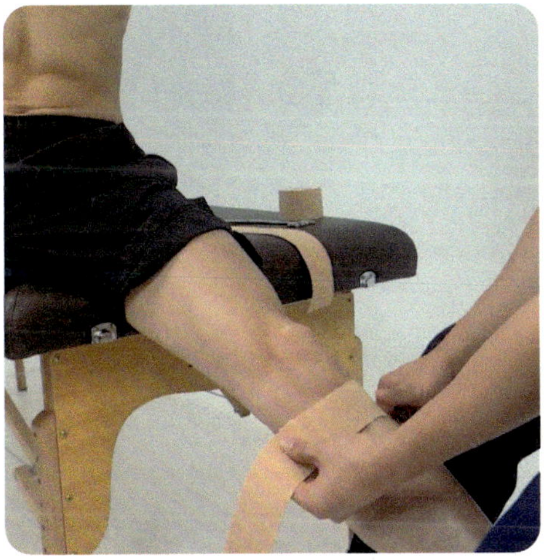

시작점: 경골 조면에서 시작한다.

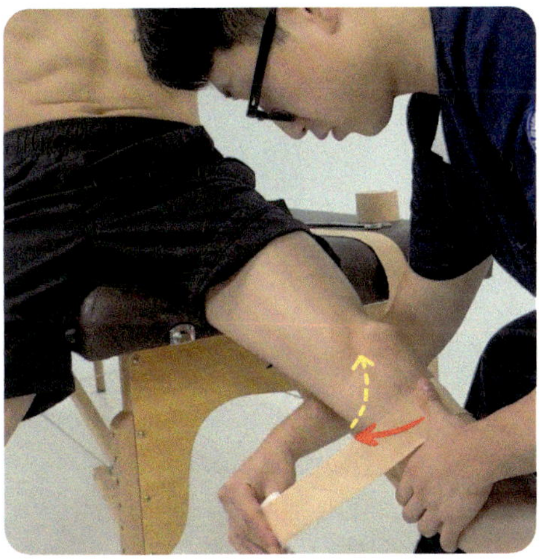

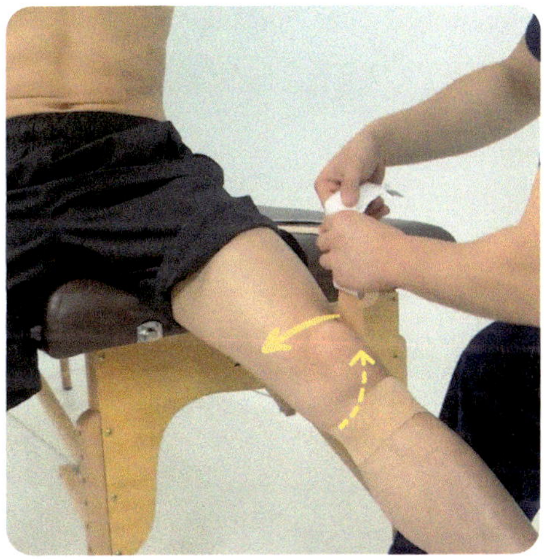

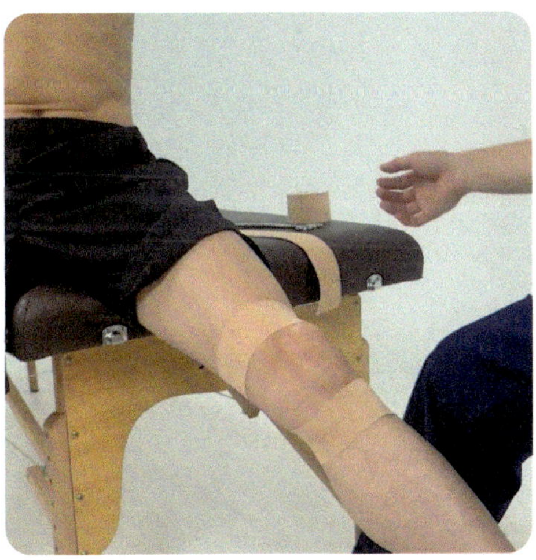

진행방향: 경골 조면에서무릎 안쪽을지나 허벅지 뒤를 돌려 무릎뼈위 허벅지 중간으로 진행한다.
테이핑 장력 설정 방법: 경골 조면에서 무릎 안쪽 면까지 최대 장력을 주고, 이후 오금을 지나 허벅지 앞으로 넘어올 때는 장력을 줄여서 부착한다.

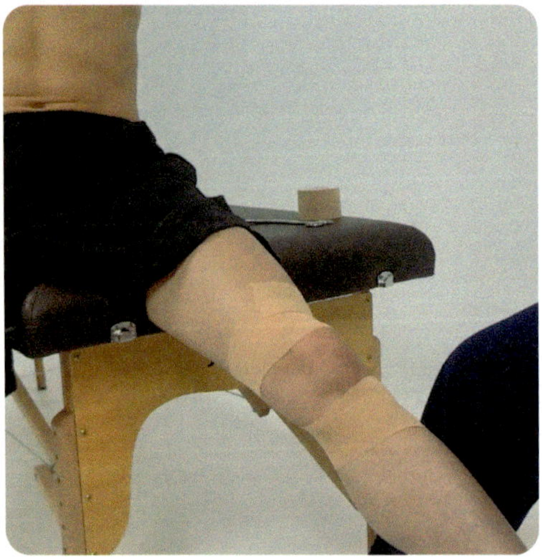

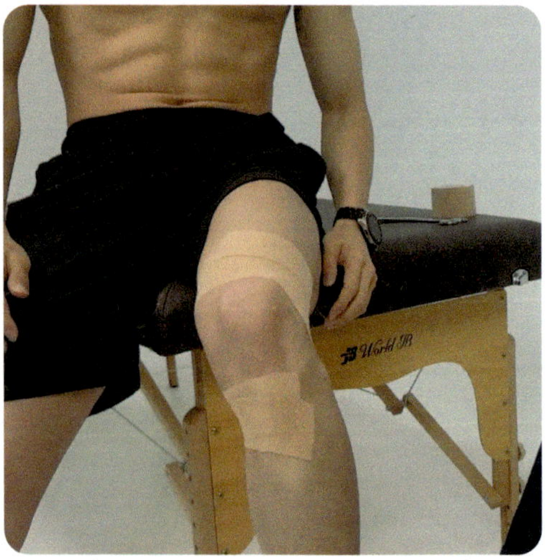

추가 또는 고정용 테이핑: 2회 반복해서 진행한다.

굽힘 도움 락킹 테이핑

테이핑 적용 방법

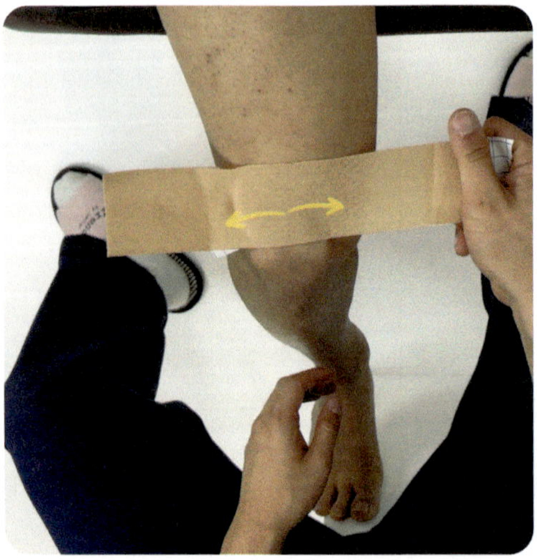

시작점: 무릎뼈 바로 위쪽에서 테이프 중앙을 부착한다.

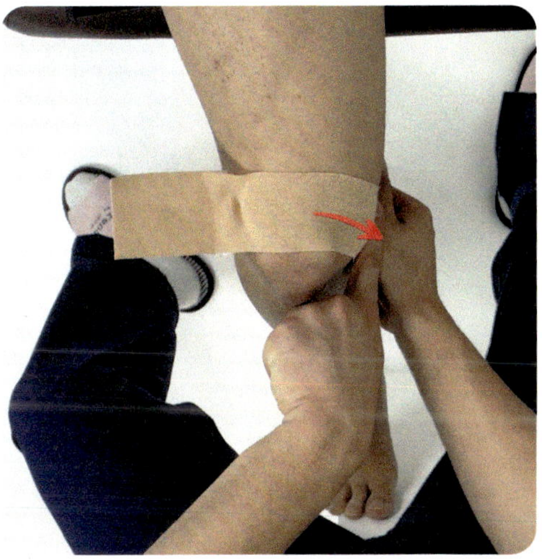

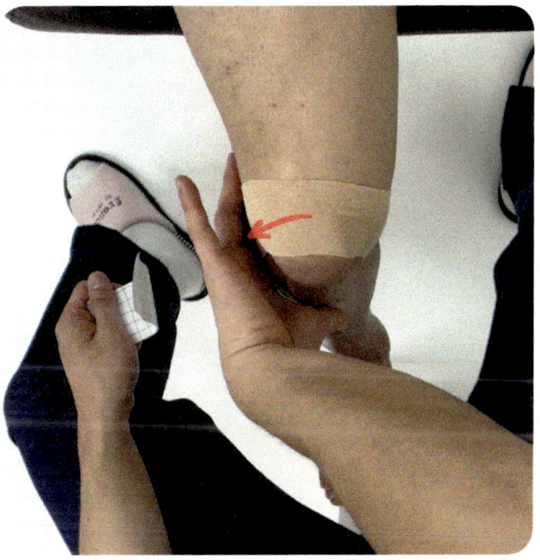

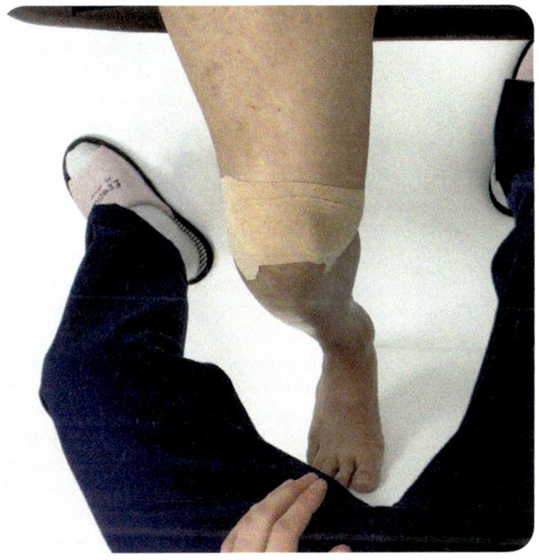

진행방향: 안쪽 테이프를 장력을 주어 무릎관절 안쪽 중앙에 부착하고 바깥쪽 테이프를 장력을 주어 정강뼈 머리까지 부착한다.

테이핑 장력 설정 방법: 시작점에서부터 장력을 주어 테이프를 부착한다.

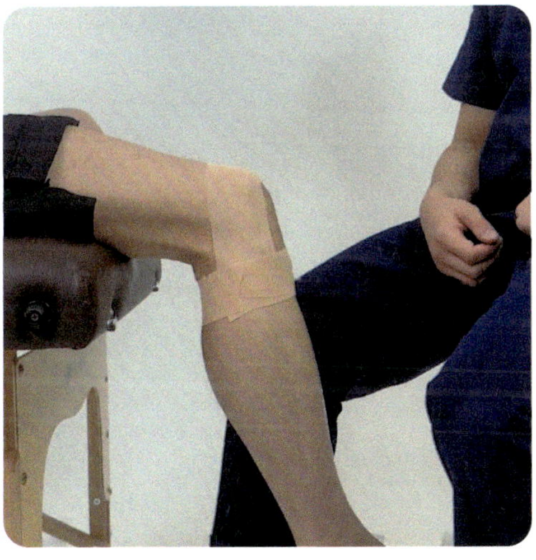

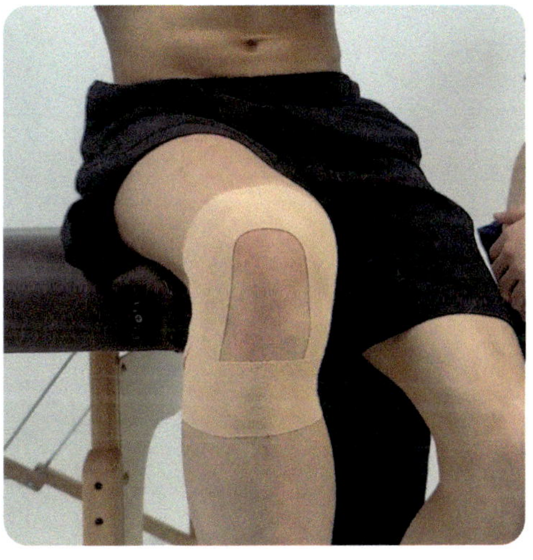

추가 또는 고정용 테이핑 방법: 무릎뼈 아래 지점과 정강이 앞 돌출된 뼈 사이에 50% 장력으로 종아리를 둘러 시작점을 겹쳐 부착한다.

무릎 폄 통증

경골 외측 돌림 도움 테이핑

테이핑 적용 방법

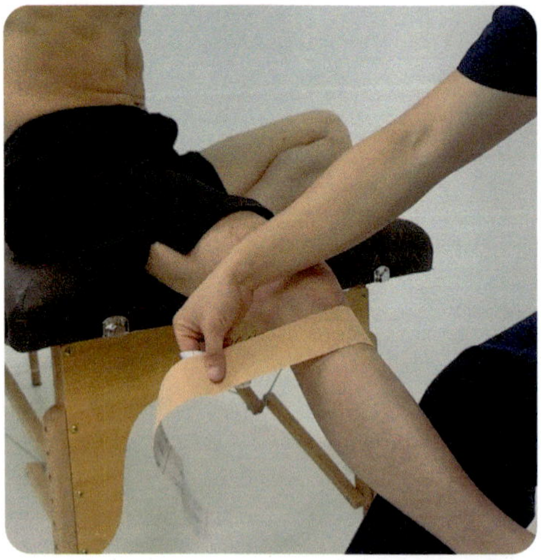

시작점: 경골 조면에서 시작한다.

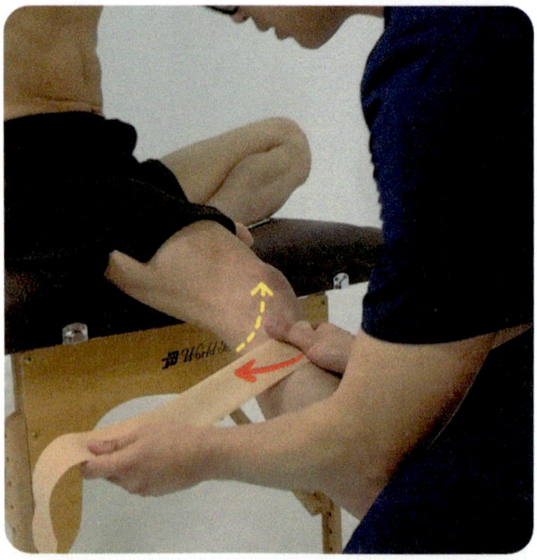

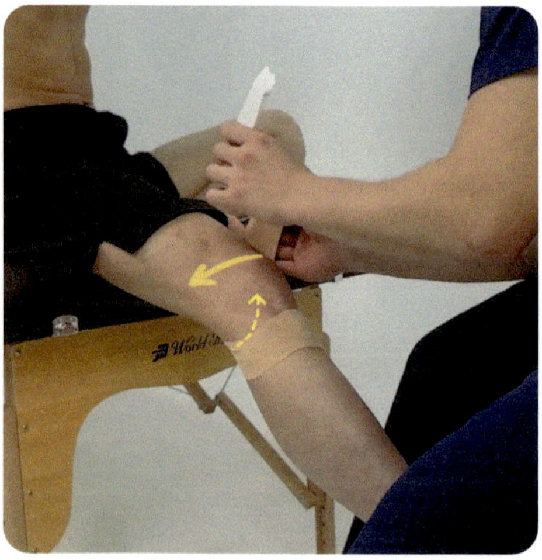

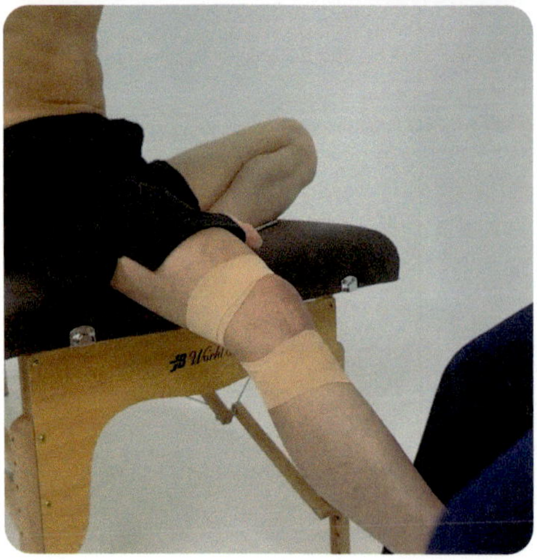

진행방향: 경골 조면에서 무릎 가쪽을지나 허벅지 뒤를 돌려 무릎뼈위 허벅지 중간으로 진행한다.

테이핑 장력 설정 방법: 경골 조면에서 무릎 가쪽을 돌아 오금 전까지 최대 장력을 주고, 이후 오금을 지나 허벅지 앞으로 넘어올 때는 장력을 줄여서 부착한다.

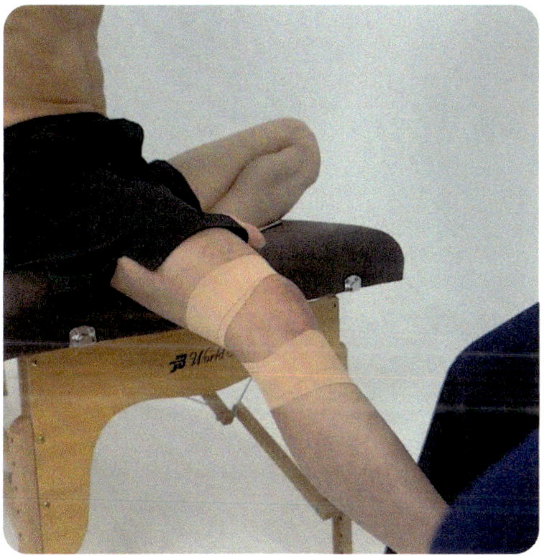

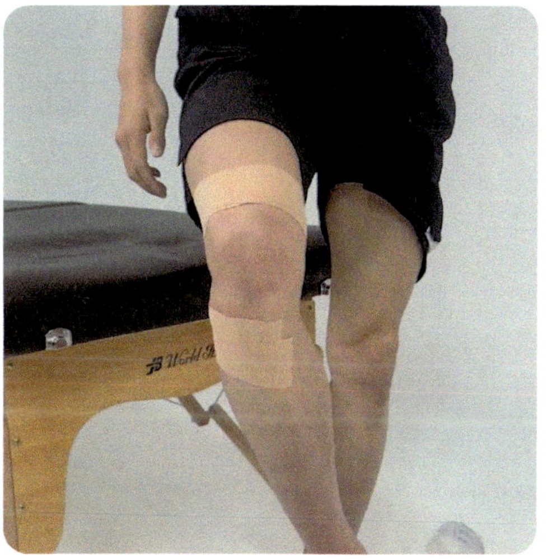

추가 또는 고정용 테이핑: 2회 반복해서 진행한다.

무릎 펌 도움 락킹 테이핑

테이핑 방법

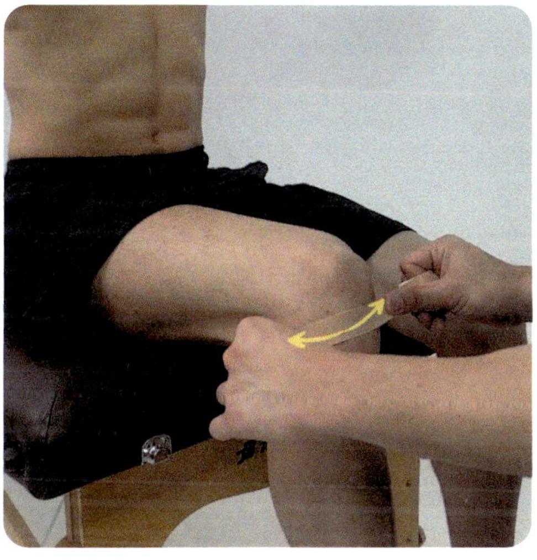

시작점: 무릎뼈 아래에서 테이프 중앙을 부착한다.

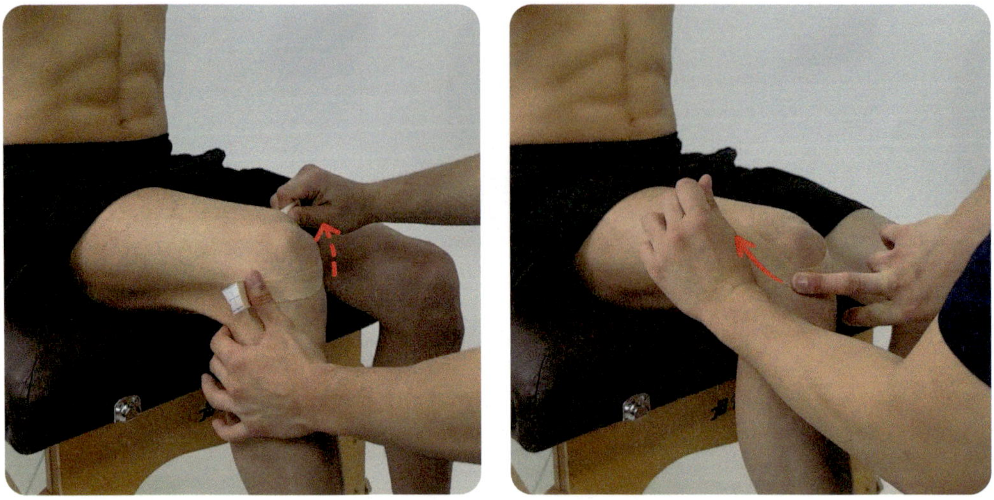

진행방향: 안, 가쪽 모두 무릎뼈안쪽과 가쪽을 감싸 허벅지 위 방향으로 진행한다.

테이핑 장력 설정 방법: 무릎뼈옆면을 지나 허벅지에 부착할때 까지 장력을 유지한다.

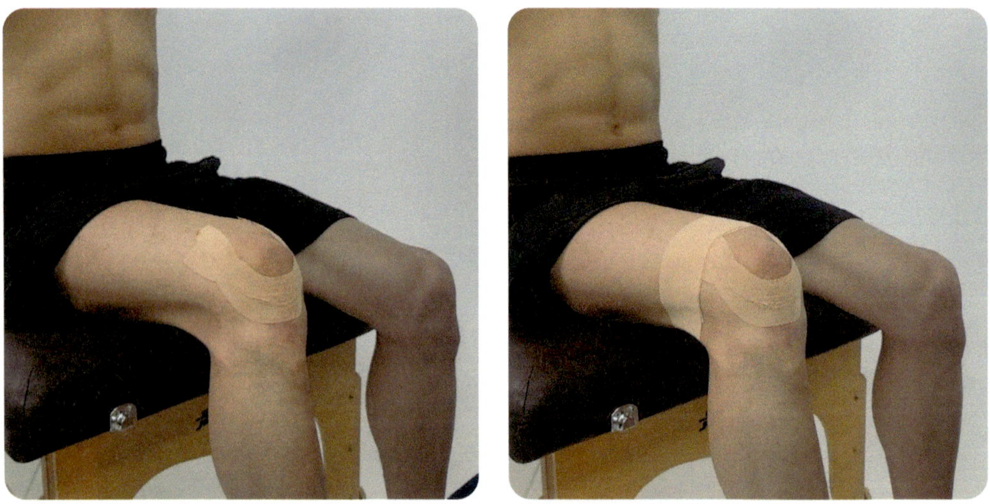

추가 또는 고정용 테이핑 방법: 2회 추가 테이핑 해주고 허벅지에서 마무리 테이핑을 한다.

운동

• 한다리 의자 데드리프트

방법

❶ 의자 앞에 손을 지지하고 선다.

❷ 통증있는 부위의 다리를 바닥에 고정한 후 반대쪽 다리를 뒤쪽으로 쭉 뻗어 준다.

❸ 이때 몸통도 앞으로 숙여주고 무릎은 발끝보다 나오지 않을 정도로 자연스럽게 굽혀 준 후 10초 정도 버텨준다.

❹ 10초씩 총 5회 진행한다.

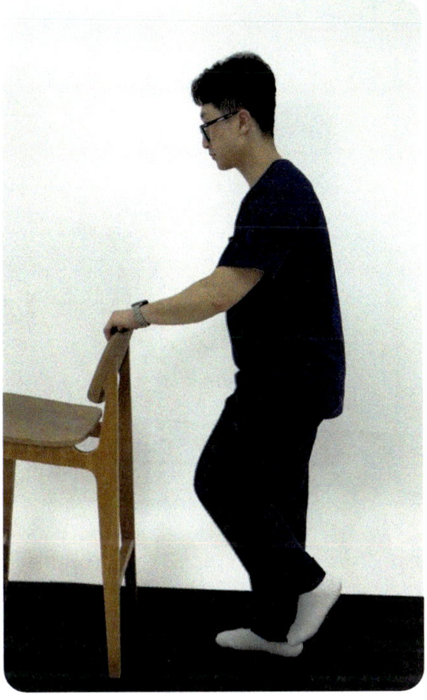

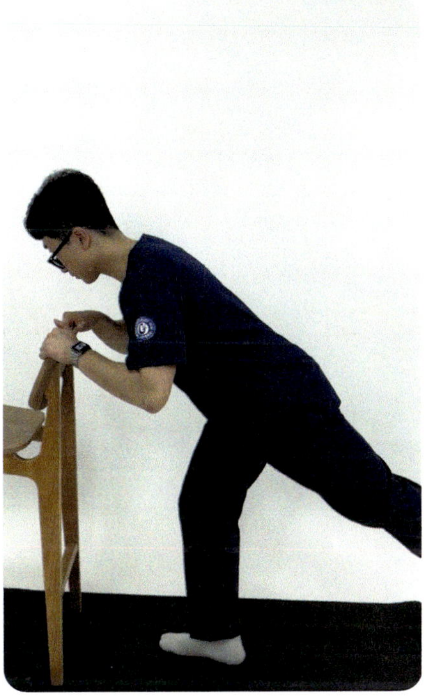

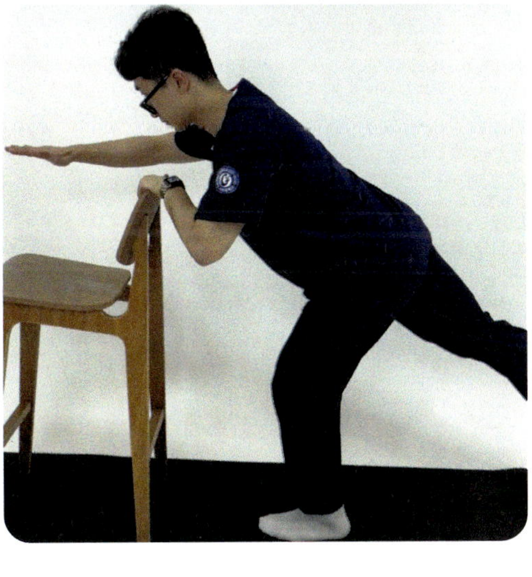

난이도를 올리고 싶을 때는 의자를 잡은 손을 하나씩 놓아 준다.

달릴때 무릎 외측으로의 통증 - 장경인대 증후군

1) 증상

장경인대 증후군은 무릎 외측(외측)의 통증과 불편함이 특징적으로 나타난다. 허벅지 바깥쪽을 따라 이어지는 두꺼운 결합조직 띠인 장경인대(iliotibial band)와 무릎관절 바깥쪽에 뼈가 돌출된 대퇴골 외측 상과(femur lateral epicondyle) 사이의 반복적인 마찰로 인해 발생하며, 무릎 바깥쪽의 통증이 주요 증상이다. 이 통증은 달리기, 자전거 타기 또는 계단 오르기와 같이 무릎을 반복적으로 구부리고 펴는 활동 중에 흔히 발생하는데, 처음에는 통증이 경미할 수 있으며 특정 움직임 중에만 발생한다. 그러나 치료하지 않고 방치하면 통증이 심해지고 더욱 뚜렷해져 일상 활동에 영향을 미치고 스포츠나 운동 참여가 제한될 수 있다.

무릎 외부의 통증 외에도 장경인대 증후군이 있는 사람은 영향을 받는 부위에서 부종이나 염증을 경험한다. 통증은 장기간 또는 격렬한 활동으로 악화될 수 있으며 특히 계단을 내려가거나 내리막길을 달릴 때 두드러진다. 또한 일부는 무릎 바깥쪽에서 인대가 튕기는 느낌을 경험한다.

몇 가지 요인이 장경인대 증후군의 유발에 크게 영향을 미친다. 여기에는 과도한 달리거나 자전거 타기, 특히 고르지 않은 표면이나 부적절한 형태의 활동에 참여하는 것과 같이 무릎 관절에 대한 과도한 사용 또는 반복적인 스트레스가 포함된다. 특히 둔부 근육 또는 대퇴사두근의 근육 불균형 또는 약화도 이 상태에서 많은 영향을 미치며, 다리 길이 불일치 또는 하지의 비정상적인 정렬과 같은 해부학적 요인은 장경인대 증후군 발병 위험을 증가시킬 수 있다.

2) 스포츠에서 발생할 수 있는 무릎 외측 통증

주로 점프 동작을 많이하는 스포츠 또는 주로 달리기를 주로 하는 스포츠 동작에서 많이 발생하며 축구나 농구, 그리고 무릎을 굽혔다 폈다 많은 동작을 반복하는 자전거에서도 흔하게 발생한다. 특히 등산과 같이 내리막길을 내려갈 때 심한 통증을 느낀다.

3) 테이핑 전 확인 할 사항

무릎을 구부리거나 펼 때 가쪽에 무릎 통증이 오는지 확인한다.

4) 적용 테이핑

- 무릎뼈의 과도한 외측움직임 락킹 테이핑
- 외측 광근 도움 락킹 테이핑

무릎뼈의 과도한 외측움직임 락킹

테이핑 적용 방법

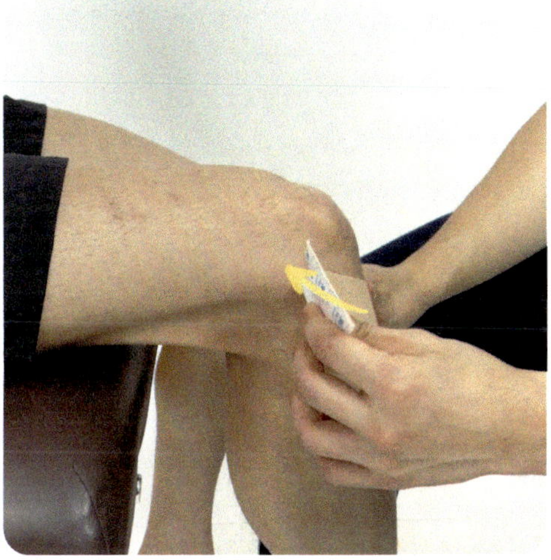

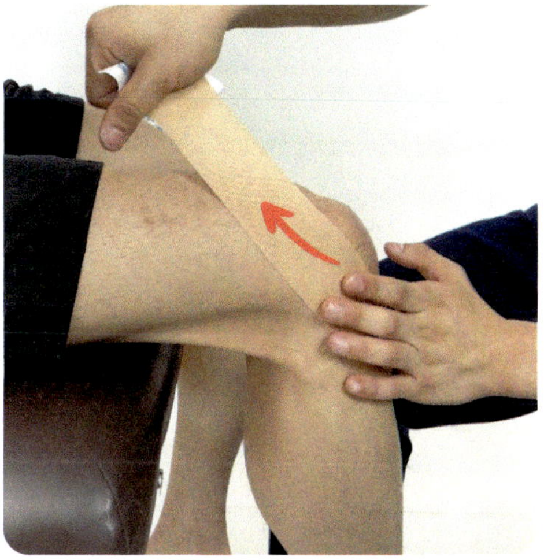

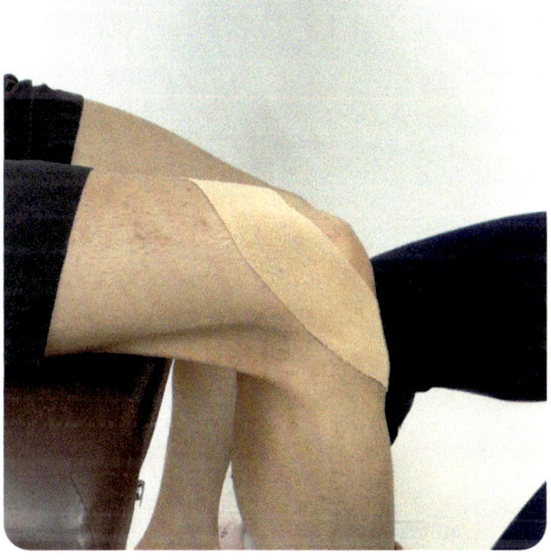

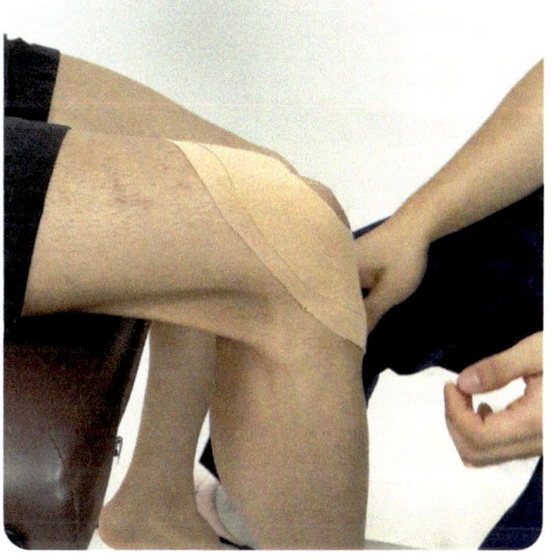

시작점: 경골 조면과 무릎뼈 사이에서 중간지점에서 시작한다.

진행방향: 무릎뼈 가쪽을 타고 넘어가며 허벅지 중앙으로 넘어간다.

테이핑 장력 설정 방법: 무릎뼈의 가쪽, 외측면을 타고 넘어갈때 최대 장력을 준다.

추가 또는 고정용 테이핑: 2회 반복해 부착하며, 필요시 허벅지 중간과 경골쪽에 마무리 테이핑을 진행한다.

무릎뼈의 과도한 외측움직임 락킹

테이핑 적용 방법

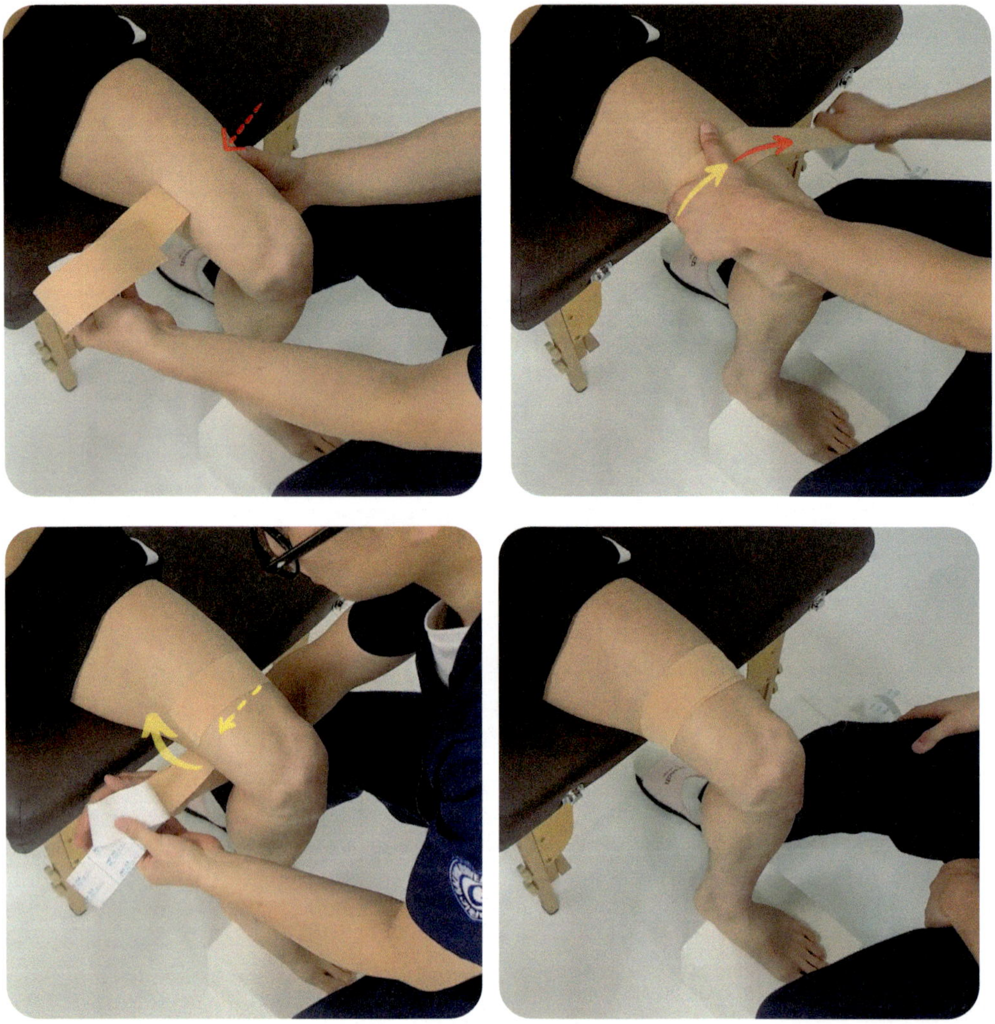

시작점: 허벅지 앞 압통점과 같은 레벨의 가쪽 혹은 안쪽부위에 테이핑을 부착한다.

진행방향: 압통점이 있는 부위를 포함하도록 허벅지를 한바퀴 감아준다.

테이핑 장력 설정 방법: 압통점이 있는 있는 부위를 지나갈 때 테이프에 최대한 장력을 준 후 압통점을 지나 반바퀴 돌렸을 때 장력을 풀어준다.

추가 또는 고정용 테이핑 방법: 2회 정도 반복해 감아준다.

운동

• 한다리 데드리프트

방법

❶ 통증있는 부위의 다리를 바닥에 고정한 후 반대쪽 다리를 뒤쪽으로 쭉 뻗는다.
❷ 이때 몸통도 앞으로 숙여주고 무릎은 발끝보다 나오지 않을 정도로 자연스럽게 굽혀 준 후 10초 정도 버틴다.
❸ 10초씩 총 5회 진행한다.

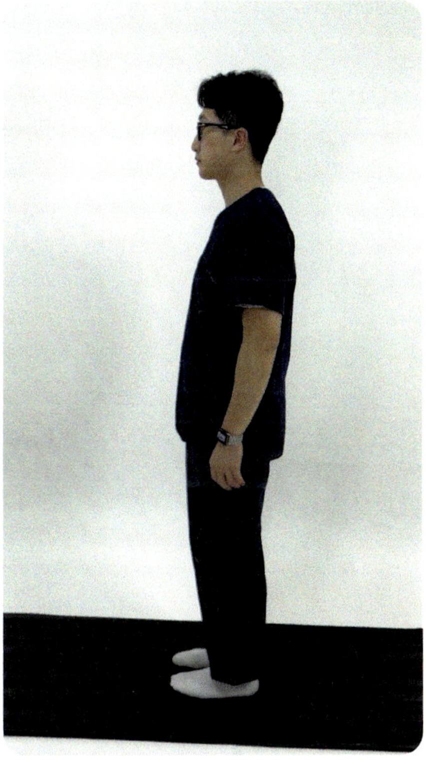

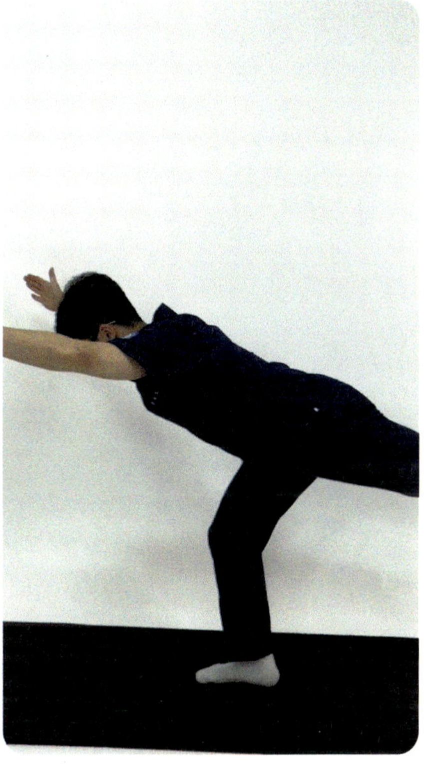

주의 사항

동작이 어렵다면 의자 데드리프트를 연습한 후 진행한다.

서 있을 때 오금에 통증이 올때(과신전 무릎)

1) 증상

무릎이 과신전되는 주요 원인은 한쪽 다리에 체중을 싣는 활동을 하는 동안 무릎 관절이 뒤로 과도하게 펴지는 것이다. 이것은 인대, 힘줄 및 근육을 포함한 후방 무릎 구조에 지속적인 스트레스를 주며, 근육 불균형, 부적절한 근력 또는 조절력, 비정상적인 생체 역학과 같은 요인이 과신전 발생에 관련된다. 반복되는 과신전 무릅은 무릎 뒤쪽에 특징적인 통증을 발생기키며 주변 조직의 염증으로 인한 열감이 발생할 수 있고, 느슨해진 무릎 주위부 근육과 인대 조직으로 인해 무릎 관절의 불안정성도 발생할 수 있다. 이러한 불안정성 때문에 반복적인 점프, 착지 또는 갑작스러운 방향 전환과 관련된 특정 스포츠 활동에서 무릎이 부상의 위험을 증가시킬 수 있다.

2) 테이핑 전 확인 할 사항

❶ 오금쪽 통증이 있는 부위의 무릎이 과신전 되는지 확인한다.

❷ 무릎을 서있는 상테에서 의식적으로 뒤로 쭉 펴본다.

❸ 이때 거울을 통해 통증이 있는 부위의 무릎이 더 뒤로 밀려나 있는지 확인한다.

3) 적용 테이핑

- 무릎 폄 락킹 테이핑

보조 테이핑

- 햄스트링 도움 락킹 테이핑
- 종아리 도움 락킹 테이핑

무릎

무릎 폄 도움 락킹 테이핑

테이핑 적용 방법법

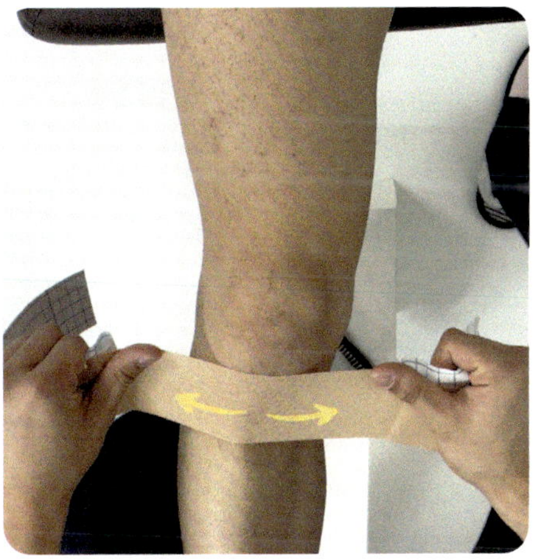

시작점: 무릎뼈 아래에서 테이프 중앙을 부착한다.

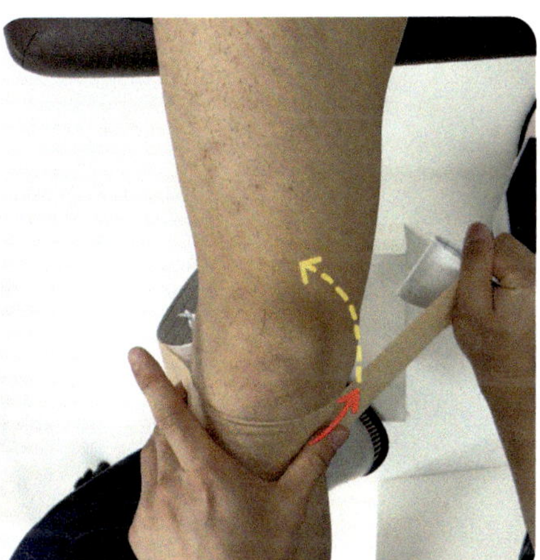

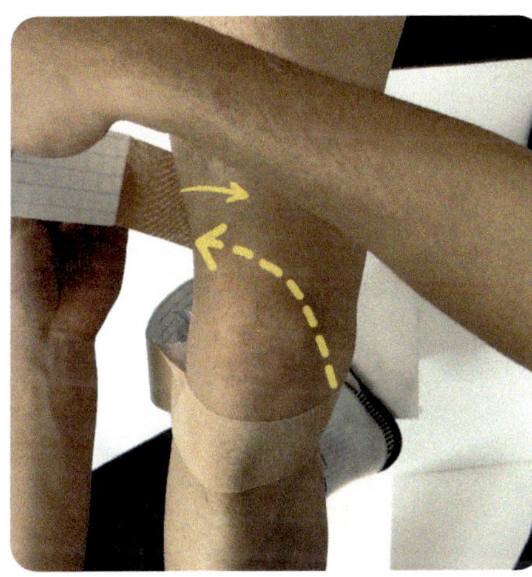

진행방향: 안쪽테이프는 무릎 안쪽을 지나 허벅지 뒤쪽으로 돌려 앞쪽에 부착시키고, 가쪽 테이프는 무릎 가쪽을 지나 허벅지 뒤쪽으로 돌려 앞쪽 허벅지에서 마무리한다.

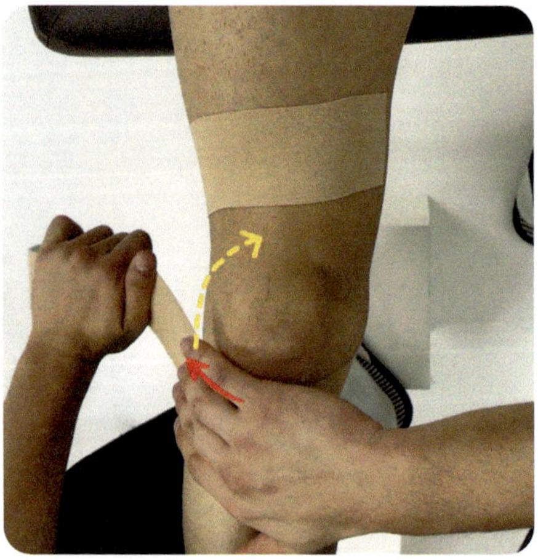
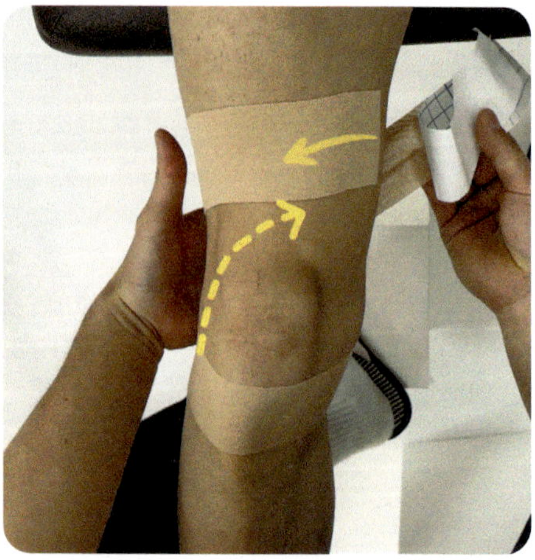

테이핑 장력 설정 방법: 장력은 각 안 가쪽테이프가 무릎 안, 가쪽을 지나 허벅지 뒤까지만 설정한다.

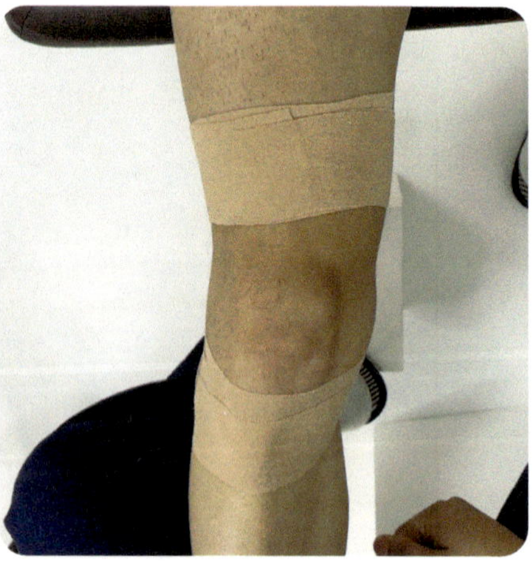

추가 또는 고정용 테이핑 방법: 2회 반복해 부착한다.

보조 테이핑

테이핑 적용 방법

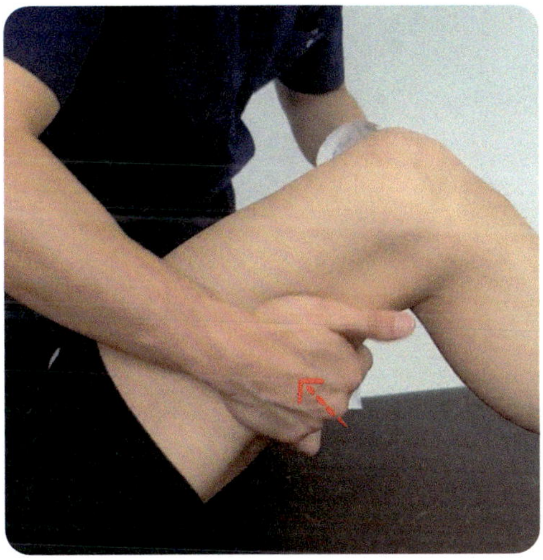

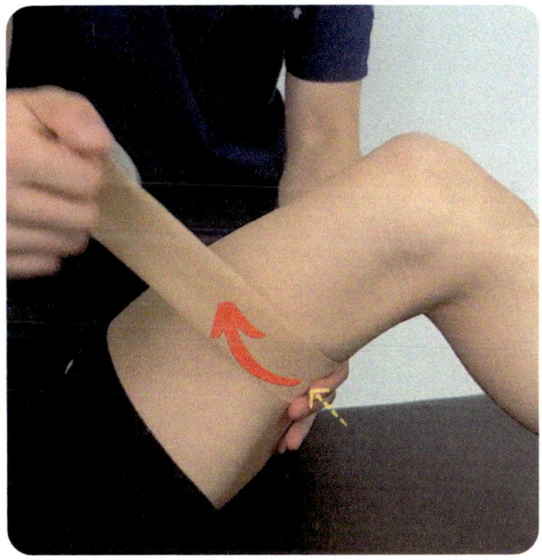

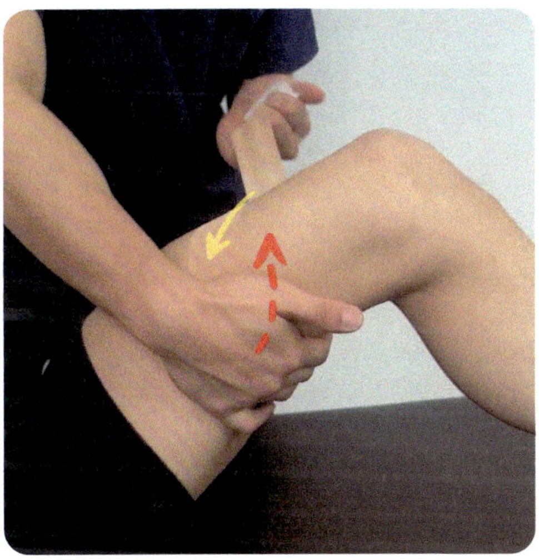

시작점: 허벅지 뒤 압통점이 있는 부위에 테이프 중앙을 부착한다.

진행방향: 한쪽은 허벅지 안쪽을, 한쪽은 허벅지 가쪽을 돌아 허벅지를 반반바퀴 감아준다.

테이핑 장력 설정 방법: 부착부위에서 장력을 주어 허벅지 안쪽과 가쪽을 돌려 주고 허벅지 안쪽과 가쪽 중간을 지날때 테이프 장력을 풀어준다.

추가 또는 고정용 테이핑 방법: 2회 정도 반복해 감아준다.

테이핑 적용 방법

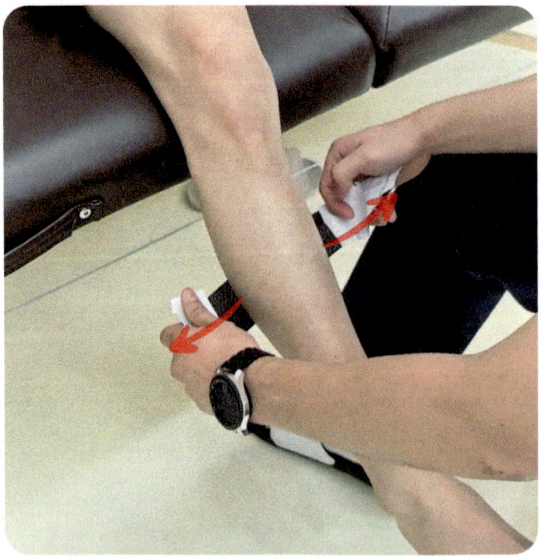
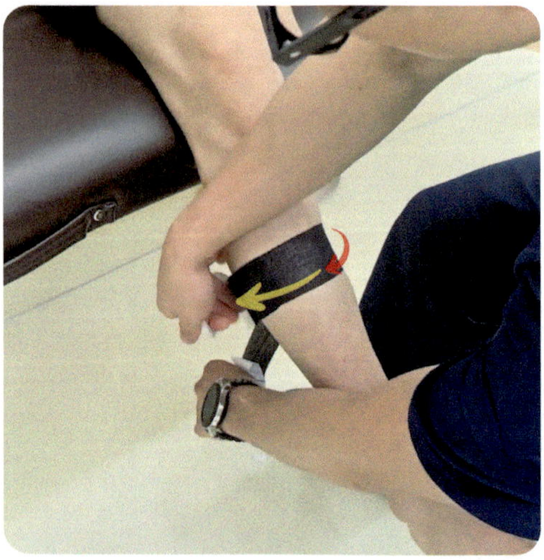
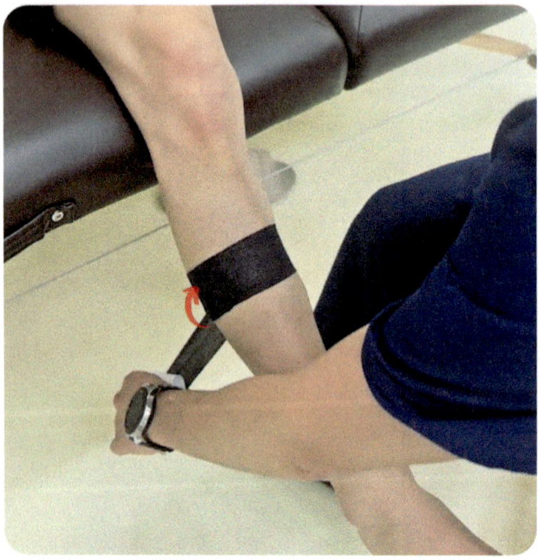
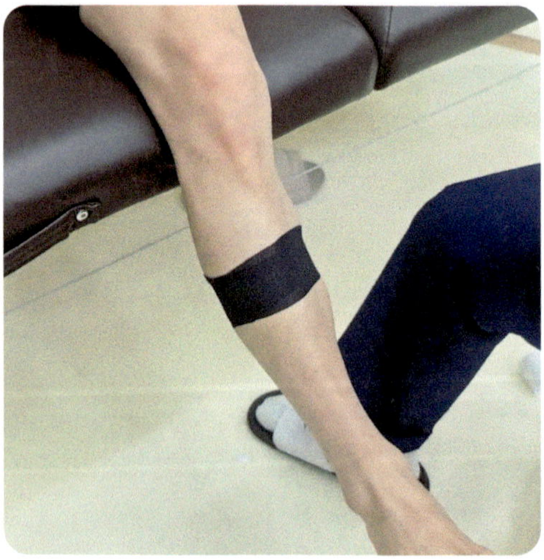

시작점: 종아리 압통점 중앙 부위에 테이프 중간을 부착한다.

진행방향: 한쪽씩 정강이 앞쪽으로 테이프를 둘러 감아준다.

테이핑 장력 설정 방법: 종아리 뒤에서 앞쪽 정강이로 넘어올때 최대 장력을 준 후 정강에 부착 후 장력을 줄여준다. 안쪽, 가쪽 모두 동일하게 적용시킨다.

추가 또는 고정용 테이핑 방법: 2회 반복 부착한다.

운동

워킹 브릿지

방법

❶ 천장을 바라보고 눕는다.

❷ 무릎은 90도 구부려 발뒤꿈치를 바닥에 고정 시키고 엉덩이를 바닥에서 들어 올린다.

❸ 발 뒷꿈치로 천천히 걸어서 내려간다.

❹ 마지막 동작에 통증이 있는 다리를 고정하고 반대쪽다리를 들어 5~10초 버틴 후 돌아오고 10회 반복한다.

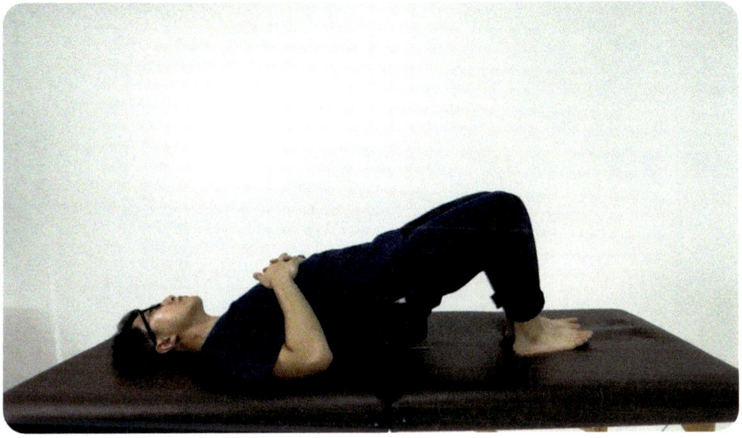

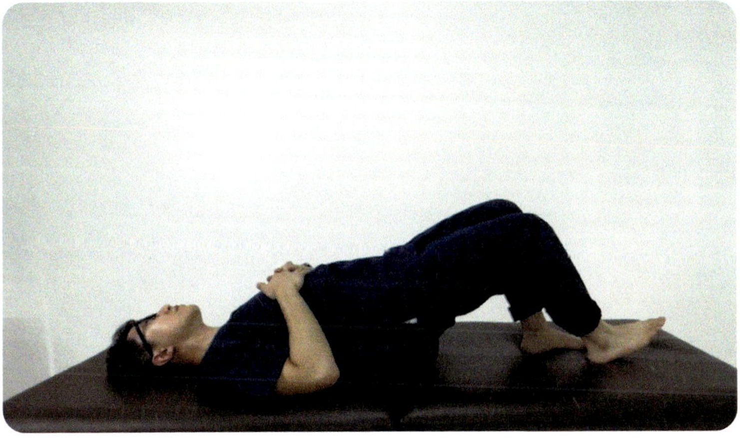

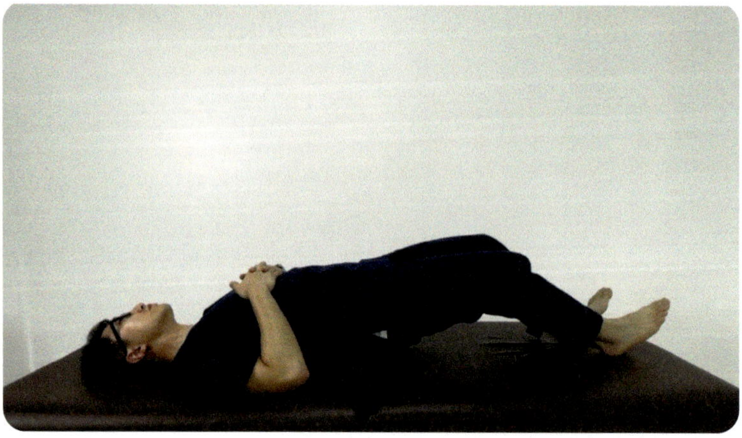

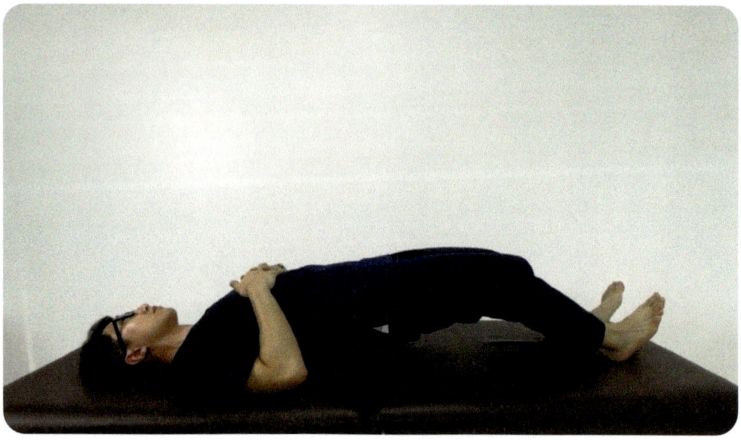

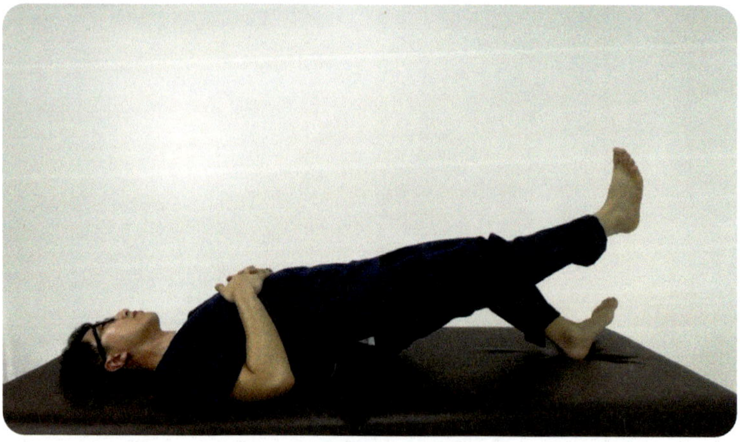

무릎 관절염

1) 증상

무릎 관절의 퇴행과 염증이 특징인 질환으로, 보통 지속적인 관절 압박으로 인해 한쪽 부위의 관절이 점차 닳아 염증이 유발되고, 이로 인하여 나타나는 여러가지 증상이 나타난다. 가장 흔하게는 관절 내부의 통증과 뻣뻣함, 붓기, 통증으로 인한 운동 범위의 제한이 있고 시큰거리는 느낌과 함께 무릎의 부종으로 인해 터질것 같은 느끼을 호소 하는것이 일반적이다. 무릎 관절염은 보통 나이가 들수록 발병위험이 높고 시간이 지남에 따라 연골이 닳고 관절이 마모되는 정도가 심해진다. 이때 가장 중요한 것이 바로 관절 압박력을 줄여 주는 것이 중요하며, 체중을 줄여주는 것도 좋은 방법이다. 관절의 비정상적인 정렬로 인해 특정 부위에 지속적인 압박력이 주어지는 것을 방지하기 위해 무릎 정렬을 잡아주는 운동치료 혹은 테이핑 요법을 사용할 수 있다.

2) 테이핑 전 확인 할 사항

무릎이 통증이 발생하는 방향을 찾고 그에 맞는 테이핑을 적용한다.

- 무릎 굽힘 시 통증
- 무릎 폄 시 통증

3) 적용 테이핑

무릎 굽힘 통증

- 경골의 내측 돌림 도움 테이핑 무릎
- 무릎 굽힘 도움 락킹 테이핑

무릎 폄 통증

- 경골의 외측 돌림 도움 테이핑
- 무릎 폄 도움 락킹 테이핑

무릎 굽힘 통증

경골 내측돌림 도움 락킹 테이핑

테이핑 적용 방법

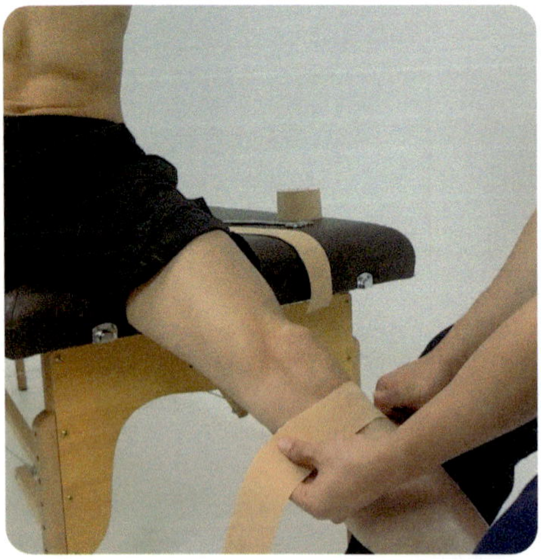

시작점: 경골 조면에서 시작한다.

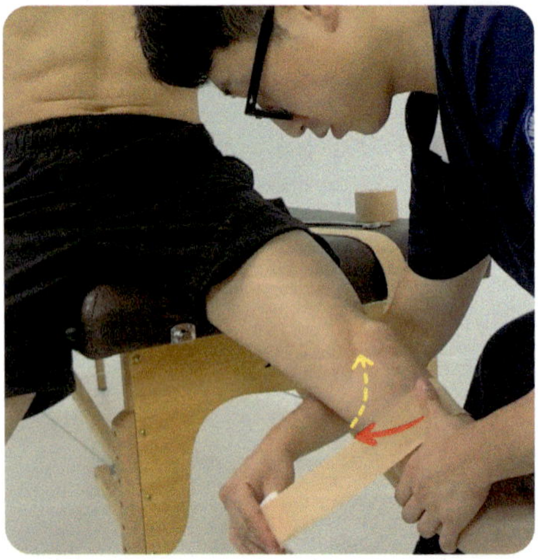

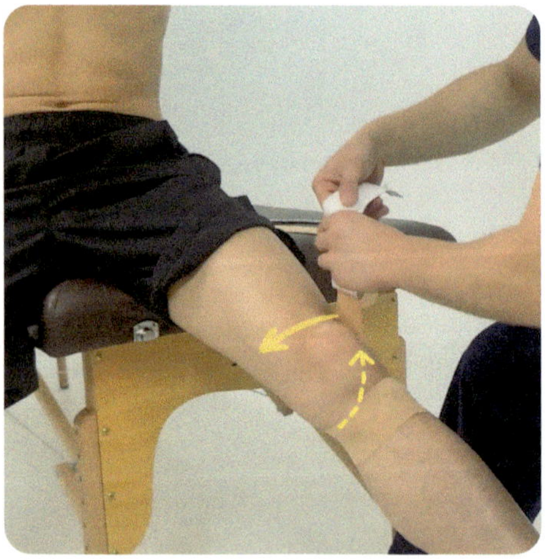

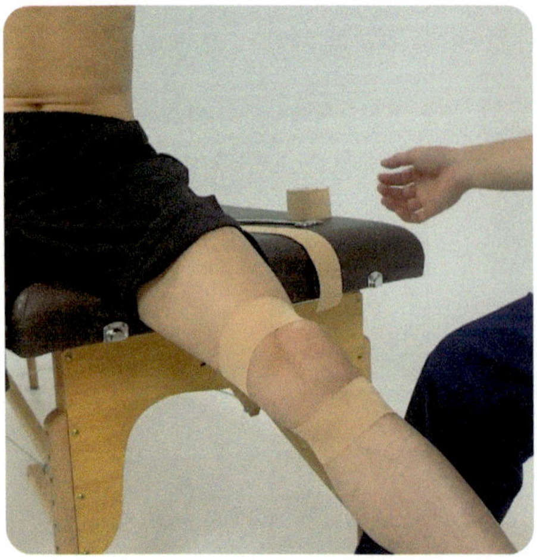

진행방향: 경골 조면에서무릎 안쪽을지나 허벅지 뒤를 돌려 무릎뼈위 허벅지 중간으로 진행한다.

테이핑 장력 설정 방법: 경골 조면에서 무릎 안쪽면까지 최대 장력을 주고, 이후 오금을 지나 허벅지 앞으로 넘어올 때는 장력을 줄여서 부착한다.

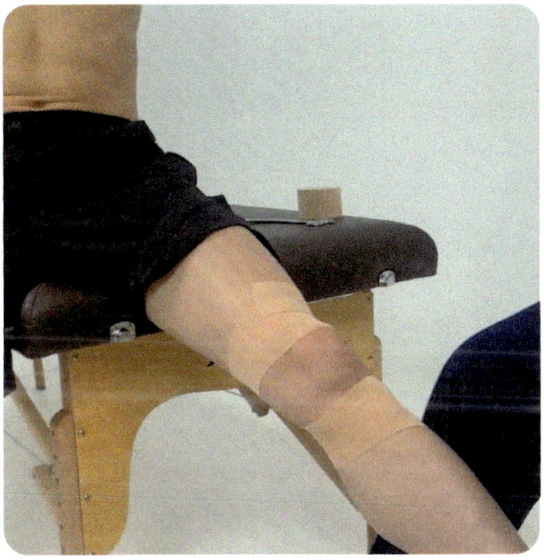

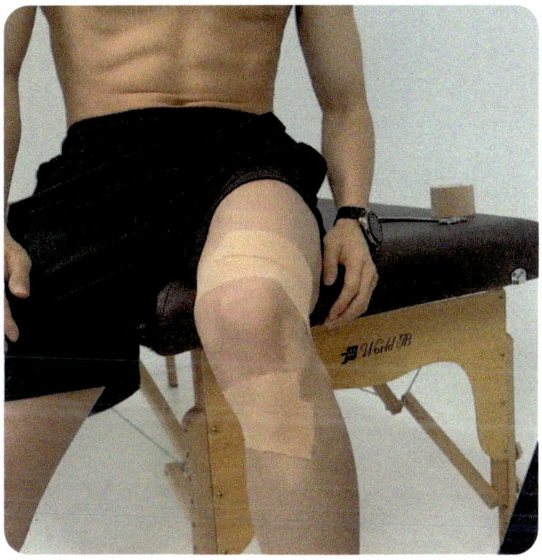

추가 또는 고정용 테이핑: 2회 반복해서 진행한다.

무릎 굽힘 도움 락킹 테이핑

테이핑 적용 방법

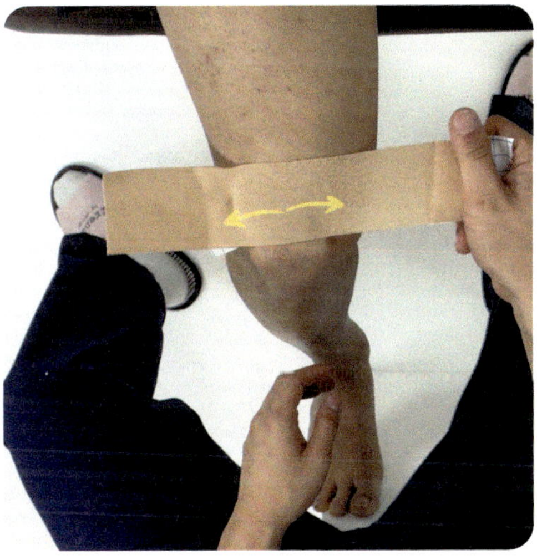

시작점: 무릎뼈 바로 위쪽에서 테이프 중앙을 부착한다.

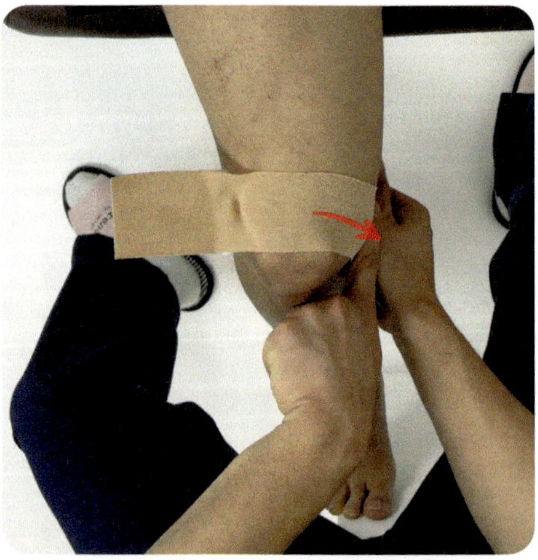

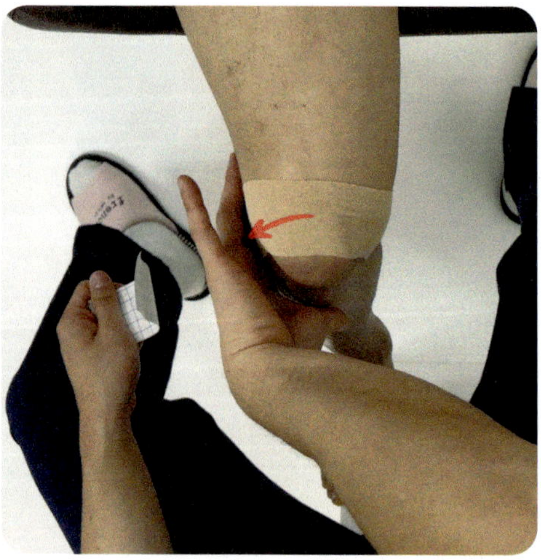

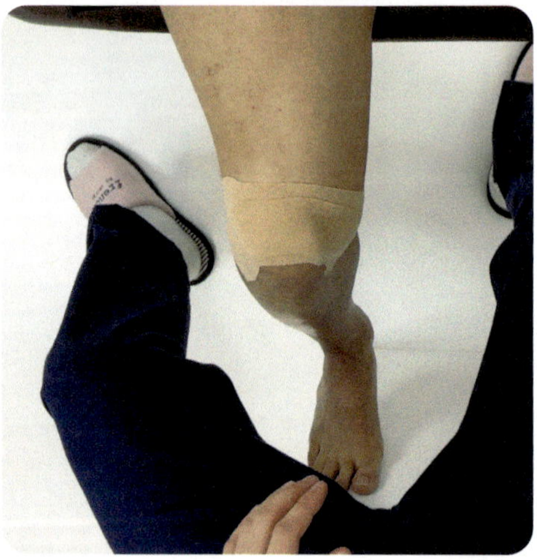

진행방향: 안쪽 테이프를 장력을 주어 무릎관절 안쪽 중앙에 부착하고 바깥쪽 테이프를 장력을 주어 정강뼈 머리까지 부착한다.

테이핑 장력 설정 방법: 시작점에서부터 장력을 주어 테이프를 부착한다.

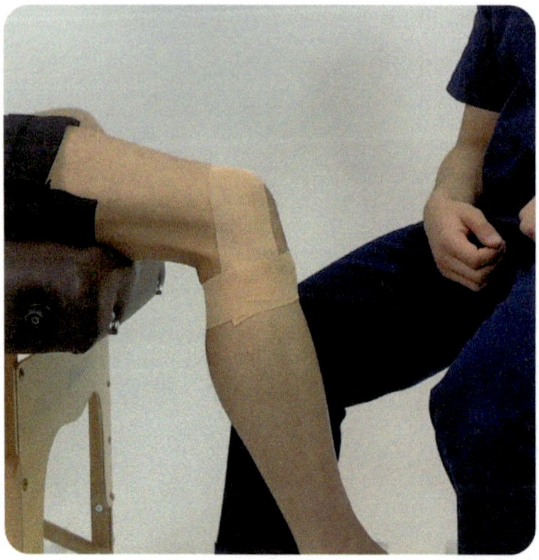

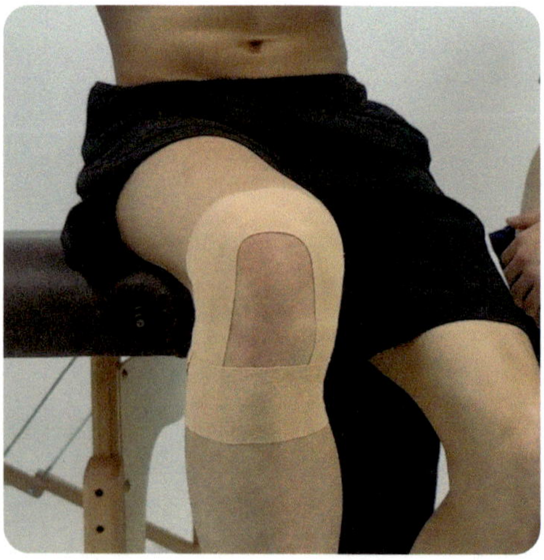

추가 또는 고정용 테이핑 방법: 무릎뼈 아래 지점과 정강이 앞 돌출된 뼈 사이에 50% 장력으로 종아리를 둘러 시작점을 겹쳐 부착한다.

무릎 펌 통증

경골 외측 돌림 도움 테이핑

테이핑 적용 방법

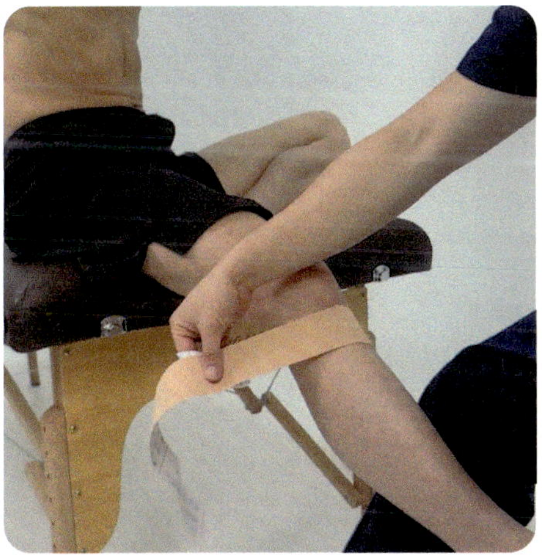

시작점: 경골 조면에서 시작한다.

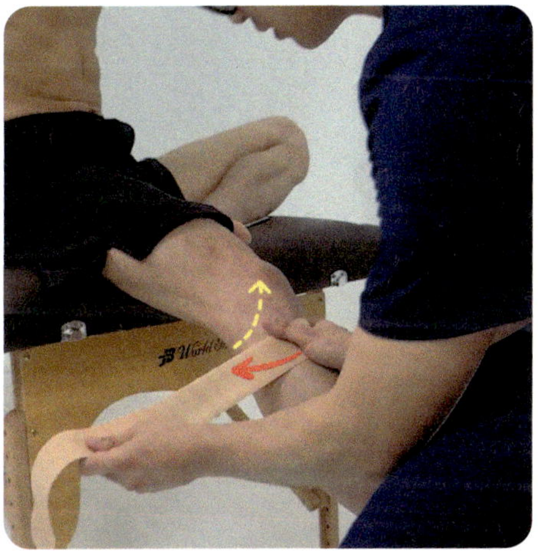

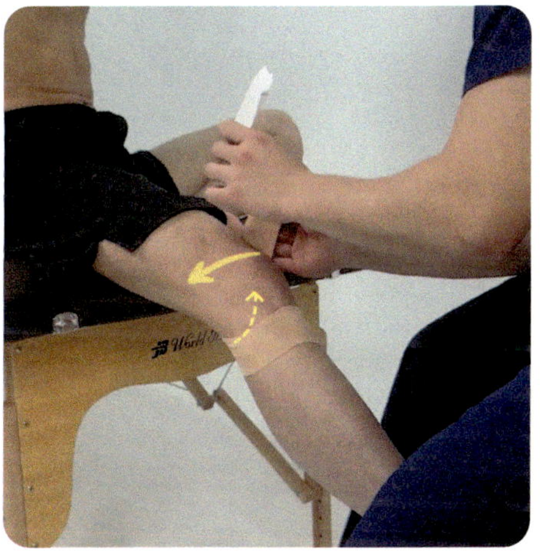

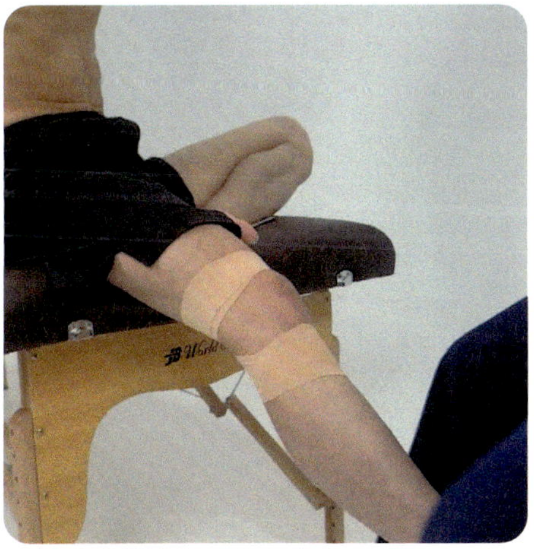

진행방향: 경골 조면에서 무릎 가쪽을지나 허벅지 뒤를 돌려 무릎뼈위 허벅지 중간으로 진행한다.

테이핑 장력 설정 방법: 경골 조면에서 무릎 가쪽을 돌아 오금 전까지 최대 장력을 주고, 이후 오금을 지나 허벅지 앞으로 넘어올 때는 장력을 줄여서 부착한다.

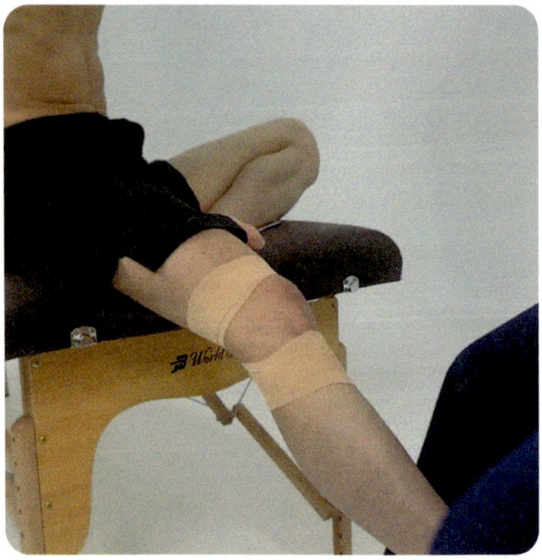

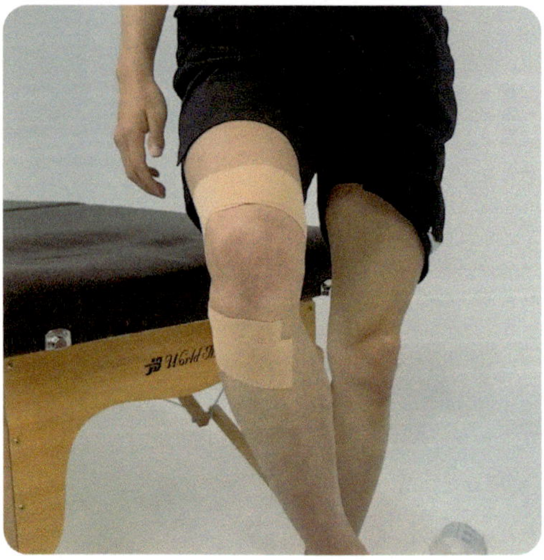

추가 또는 고정용 테이핑: 2회 반복해서 진행한다.

무릎 폄 도움 락킹 테이핑

테이핑 적용 방법

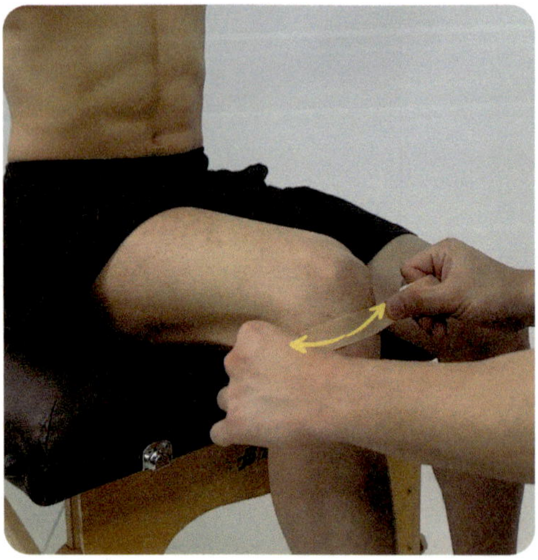

시작점: 무릎뼈 아래에서 테이프 중앙을 부착한다.

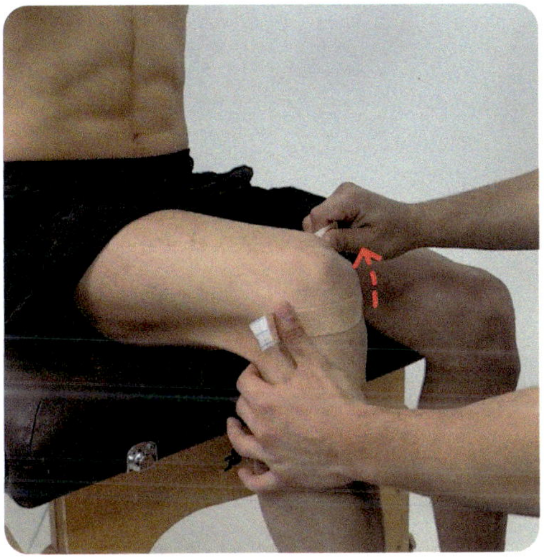
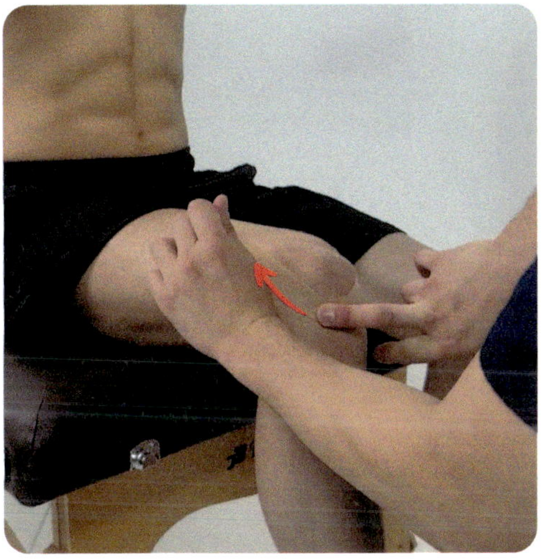

진행방향: 안, 가쪽 모두 무릎뼈안쪽과 가쪽을 감싸 허벅지 위 방향으로 진행한다.

테이핑 장력 설정 방법: 무릎뼈옆면을 지나 허벅지에 부착할때 까지 장력을 유지한다.

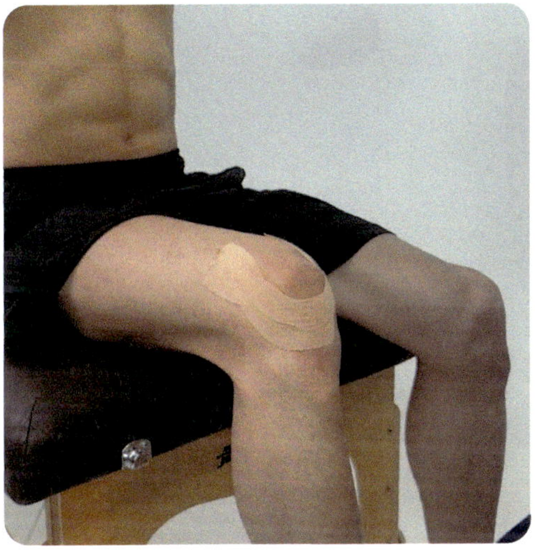
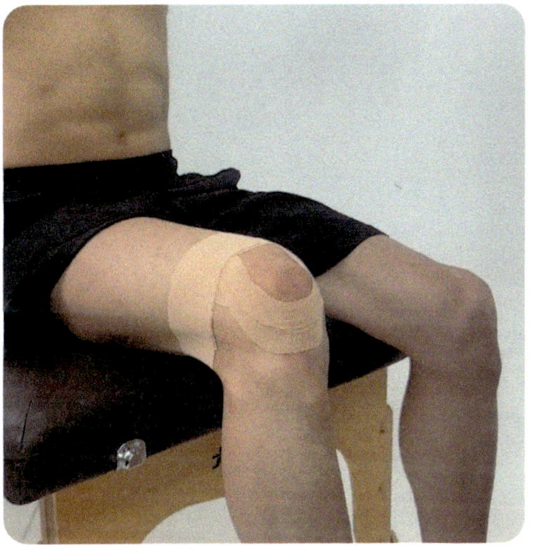

추가 또는 고정용 테이핑 방법: 2회 추가 테이핑 해주고 허벅지에서 마무리 테이핑을 한다.

운동

- 벽 스쿼트

방법

❶ 벽에 등을 대고 발을 약 25-30cm 정도 앞으로 이동시킨다.

❷ 벽에 등을 댄 상태로 무릎을 구부린 후 자세를 유지한다.

❸ 무릎 통증이 유발되기 전까지 내려 가며 자세가 혹은 근육이 익숙해지면 내려가는 깊이를 조절해 더 내려가도록 한다.

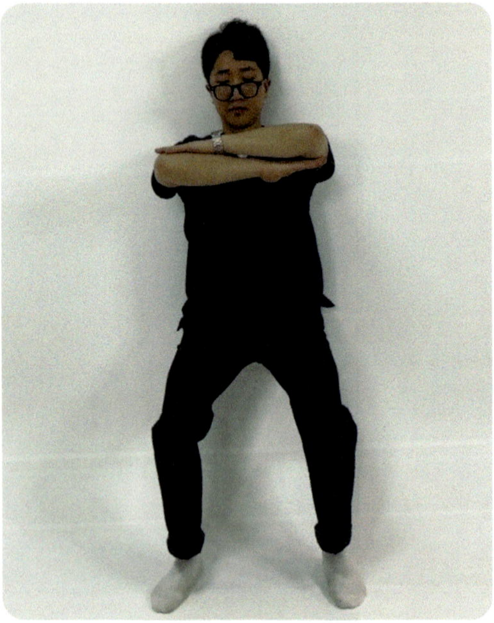

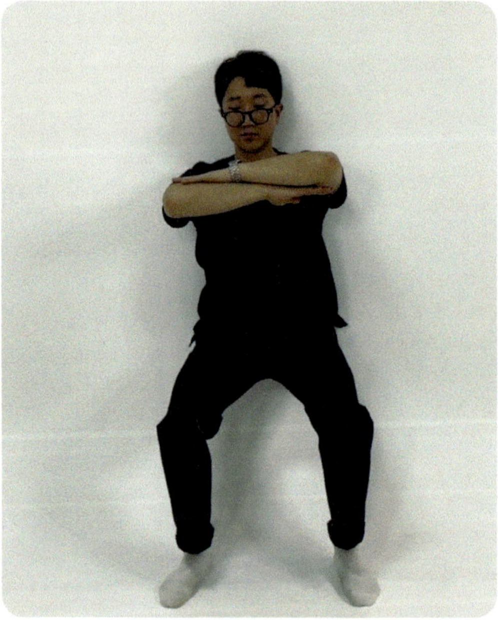

무릎 안쪽 통증

1) 증상

무릎 안쪽 통증은 무릎 관절 내의 특정 구조물 손상에 비롯한 다양한 원인을 통해 발생한다.

내측 측부 인대(MCL) 손상: 내측부인대는 무릎 안쪽에 위치한 인대로, 무릎이 안쪽으로 꺾이는 것을 방지하며 안정성을 제공한다. 갑작스러운 비틀림, 직접적인 충격 또는 무릎 바깥쪽의 강한 타격으로 인해 염좌나 파열과 같은 MCL 부상이 발생할 수 있다.

내측 반월상 연골 파열: 반월상 연골판은 무릎 관절을 완충하는 연골로서, 무릎 안쪽에 있는 내측 반월상 연골판 손상도 마찬가지로 갑작스러운 비틀기, 회전으로 인해 발생할 수 있으며 또는 깊게 쪼그려 앉는 동작으로 인하여 발생하기도 한다. 그리고 스포츠 활동이나 무릎 관절에 가해지는 반복적인 스트레스와 관련성이 있다.

과사용 부상: 달리기, 점프, 반복적인 무릎 굽히기 등의 활동으로 무릎 관절에 반복적인 스트레스나 과사용이 가해지면 무릎 안쪽에 통증이 발생하는데, 이는 힘줄, 인대 또는 점액낭을 포함한 주변 구조물에 자극과 염증으로 인해 발생되는 것이다.

통증 양상은 무릎 안쪽에 특징적인 통증, 부종이 발생하며 안쪽으로 무릎을 모으는 동작과 같은 자세에서 불안정성을 경험한다. 무릎이 덜컹 걸리거나 혹은 통증으로 인해 무릎에 힘이 확 풀리는 증상을 호소하기도 한다.

2) 스포츠 활동에서 발생하는 무릎 안쪽 통증

잘못된 무릎 정렬을 가진 사람이 오랜 시간의 달리기, 축구 또는 급격한 방향 전환을 요하는 테니스와 같은 활동을 할때 흔히 발생하며, 인대 혹은 반월판에 손상을 동반했을 경우 무릎의 부종과 함께 관찰되는 경우가 많이 있다. 또한 종종 통증으로 인해 무릎에 힘이 빠지는 증상을 호소한다.

3) 테이핑 전 확인 할 사항

❶ 무릎 내측에 불안정성 확인한다.

❷ 무릎 내측에 압통점을 확인한다.

4) 적용테이핑

- 안쪽 불안정성 제한 락킹 테이핑
- 경골의 내측 돌림 도움 테이핑

안쪽 불안정성 제한 락킹 테이핑

테이핑 적용 방법

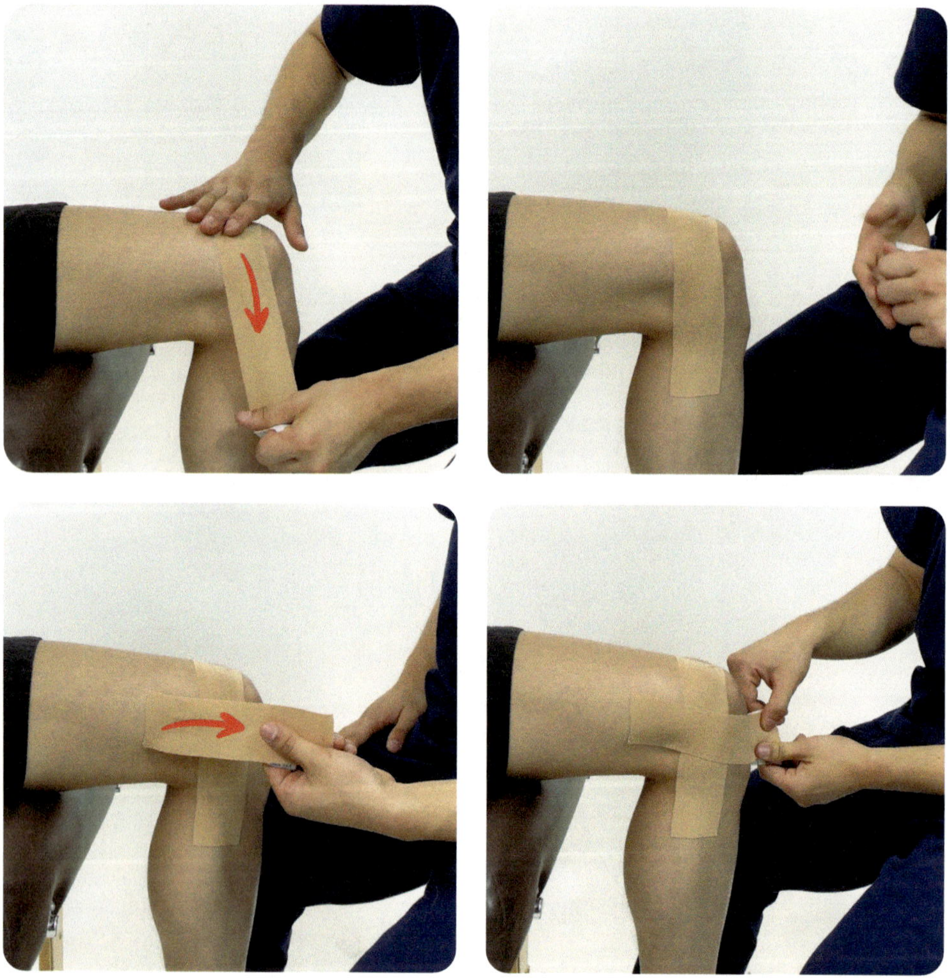

시작점:

수직테이핑: 무릎뼈 바로위, 허벅지 중앙에서시작한다.

수평테이핑: 무릎 안쪽면 허벅지 안쪽에서 시작한다.

진행방향:

수직테이핑: 무릎뼈 바로위 허벅지 중앙면에서 안쪽 무릎 면을 지나 수직으로 내려온다.

수평테이핑: 무릎 안쪽면 허벅지 안쪽에서 시작해 경골과 무릎뼈 사이 지점으로 진행한다.

- 테이핑이 서로 만나는 지점이 통증이 있는 부위 혹은 무릎 내측 인대 부위여야 한다.

테이핑 장력 설정 방법: 부착점부터 장력을 적용하여 부착한다.

추가 또는 고정용 테이핑: 추가적인 장력을 위해 각 테이프 위에 보강해 줄 수 있다.

테이핑 적용 방법

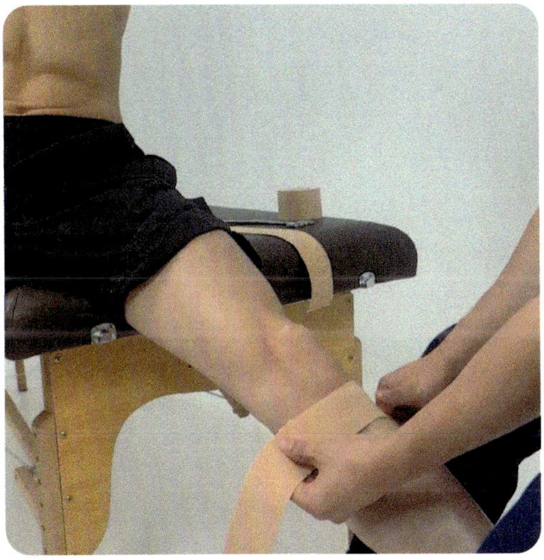

시작점: 경골 조면에서 시작한다.

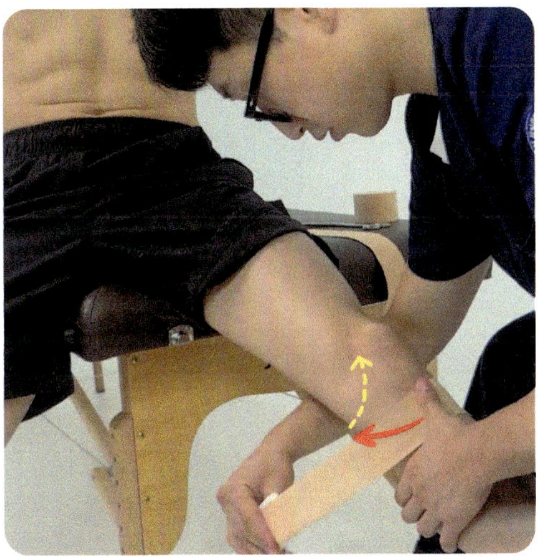

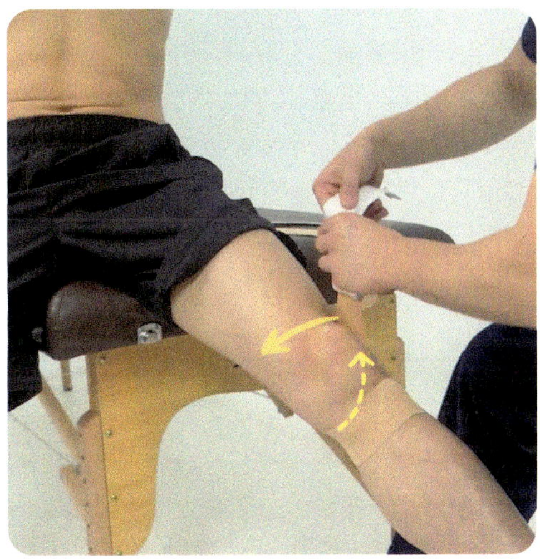

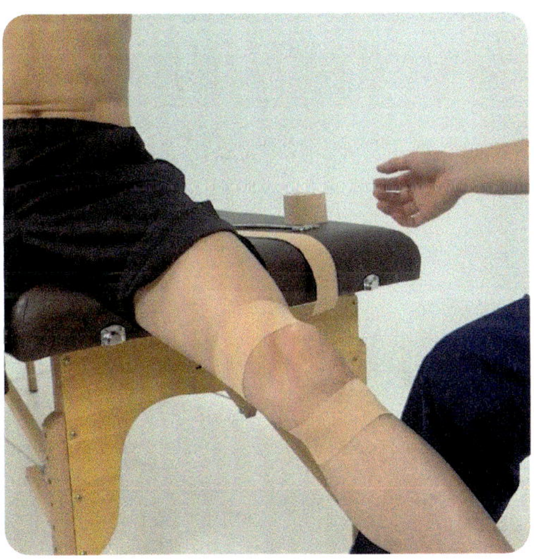

진행방향: 경골 조면에서무릎 안쪽을지나 허벅지 뒤를 돌려 무릎뼈위 허벅지 중간으로 진행한다.

테이핑 장력 설정 방법: 경골 조면에서 무릎 안쪽면까지 최대 장력을 주고, 이후 오금을 지나 허벅지 앞으로 넘어올 때는 장력을 줄여서 부착한다.

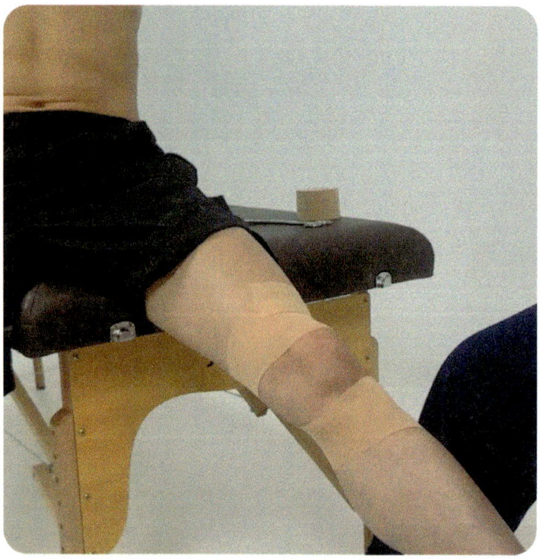

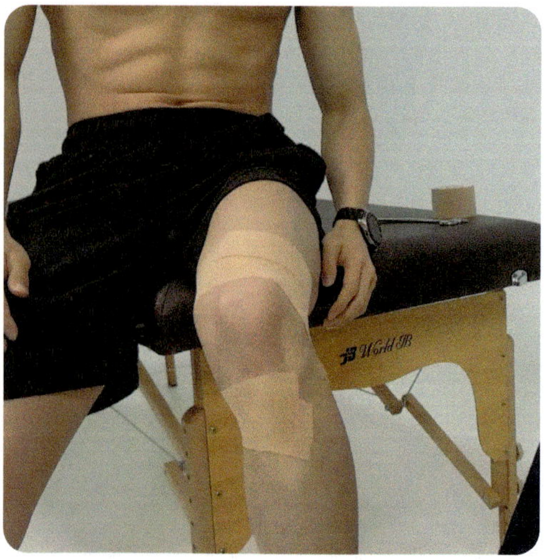

추가 또는 고정용 테이핑: 2회 반복해서 진행한다.

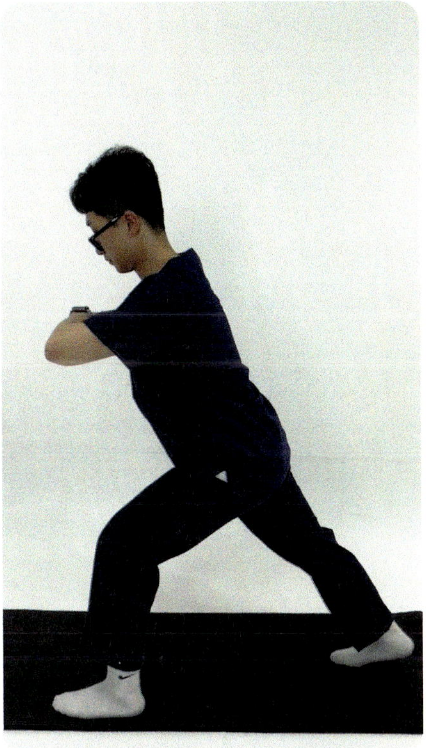

운동

- Half knee tubing rotation

방법

❶ 증상이 있는 다리를 앞으로 하고 런지자세를 취한다.

❷ 이때 반대쪽 무릎은 바닥에 닿아 있어도 좋다.

❸ 몸통을 앞으로 뻗어 있는 다리 쪽으로 천천히 돌리며 진행하고 이때 고무줄 저항을 주어준다(저항이 없다면 맨손으로 해도 충분하다.).

❗ 추가적으로 한다리 데드 리프트 동작 운동을 추가해 주면 좋은 방법이다.

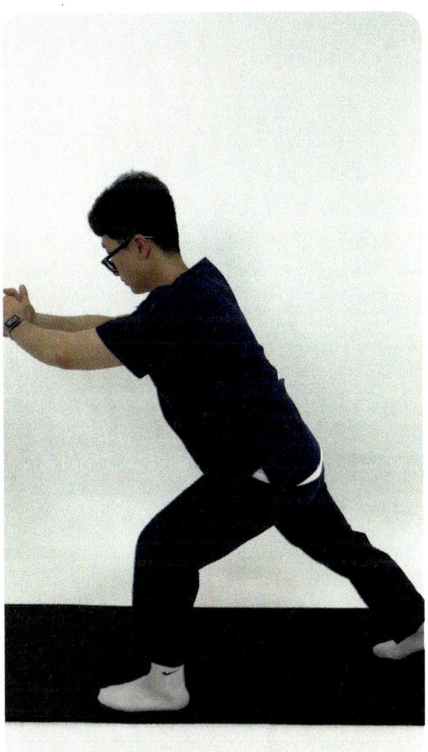

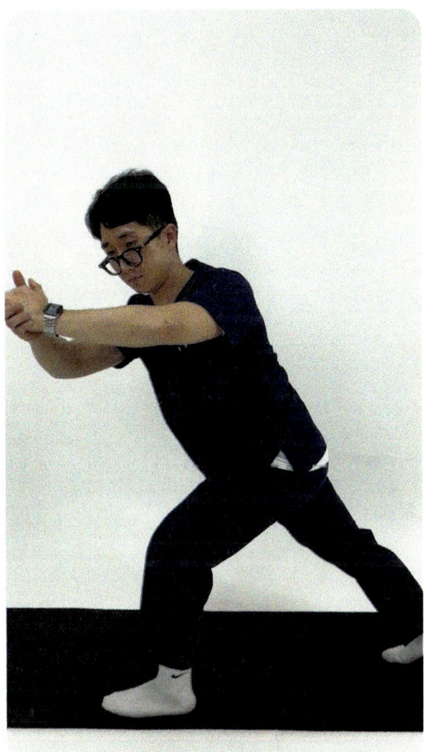

운동

- 경골 내회전 운동

방법

❶ 엄지발가락 밑에 고무밴드를 끼운후 밴드가 빠지지 않도록 발가락에 힘을 준다.

❷ 체중을 앞에 발에 지지하고 무릎을 밖으로 벌리며 엉덩이 근육을 사용한다.

❸ 10회 반복 3~4회 반복해 경골과 무릎, 고관절사이에 회전을 만들어 준다.

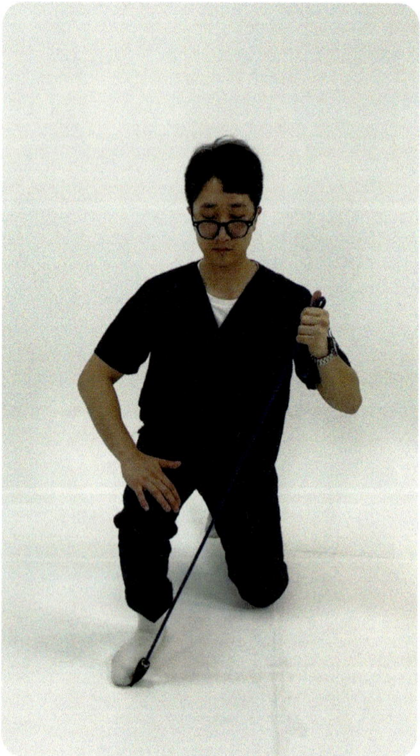

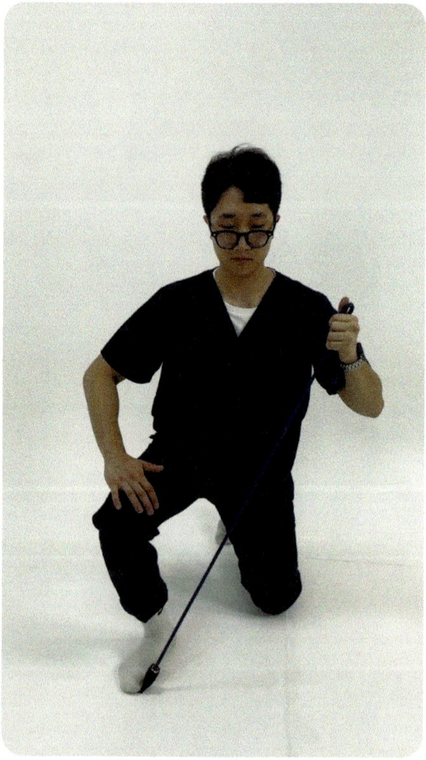

PART 4 • 생활 속 질환 테이핑

8 발목

습관성 발목 염좌

1) 증상

종종 외측으로 발목을 삐는 사람들은 보통 발목 주변 근육들의 약화가 유발된 상태이며, 이와 함께 발목 안정성에 관여하는 전거비인대(anterior talofibular ligament)의 지지력도 약해졌을 것이다. 발목 염좌로 인한 부상을 초기에 치료하지 않거나 적절한 재활을 수행하지 않으면 후속 염좌로 이어질 수 있으며, 이러한 염좌가 반복적으로 발생 시 만성적인 발목 염좌인 '만성발목불안정(chronic ankle instability)'이 유발된다.

통증은 인대 조직의 손상 정도에 비례하며, 통증, 염증, 열감 및 부기가 동반된다. 이러한 증상은 흔히 손상을 입은 부위에서만 발생하는데, 만성 염좌가 동반되는 경우 증상 부위가 이동하는 경향을 나타낸다.

2) 스포츠 활동에서 발생하는 발목 염좌

발목은 어깨와 무릎처럼 스포츠 활동에 있어서 지속적인 스트레스를 받고 있으며 부상으로 쉽게 이어질 수 있는 관절 중 하나이다. 골프, 축구, 테니스와 같이 회전성 스트레스가 동반되는 운동에서 흔히 손상을 받을 수 있으며 배드민턴과, 등산과 같이 지속적인 상하 스트레스로 인해서도 발목 통증이 발생할 수 있다.

3) 테이핑 전 확인할 사항

❶ 자신의 발목이 회외움직임 또는 회내 움직임시 어떤 움직임에서 통증이 오는지 파악한다.

❷ 통증이 있는 발의 아치, 발목 회내, 회외 정도를 파악한다.

4) 적용 테이핑

가쪽 불안정성 발목 적용 테이핑

- 회내 제한 락킹 테이핑
- 경골 외회전 도움 락킹 테이핑

안쪽 불안정성 발목 적용 테이핑

- 회외 제한 락킹 테이핑(아치 테이핑)
- 경골 내회전 도움 락킹 테이핑

가쪽 불안정성 발목 적용 테이핑

회내 제한 락킹 테이핑

테이핑 적용 방법

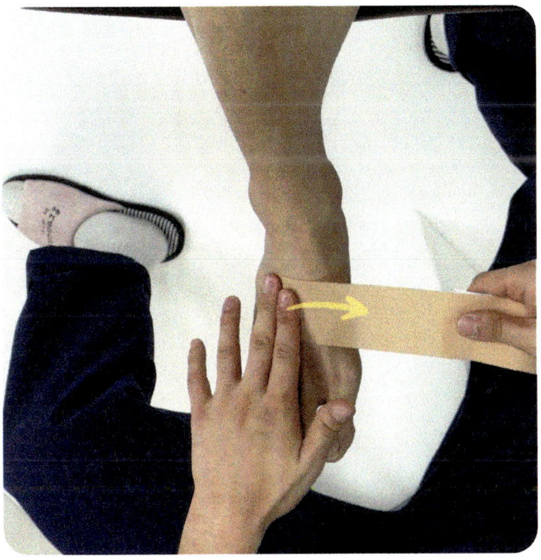
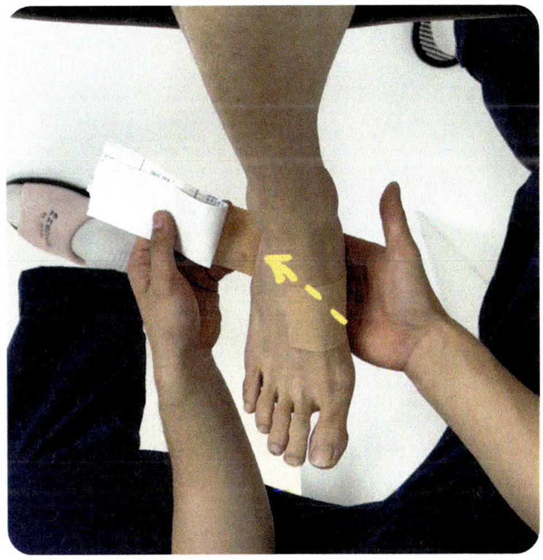
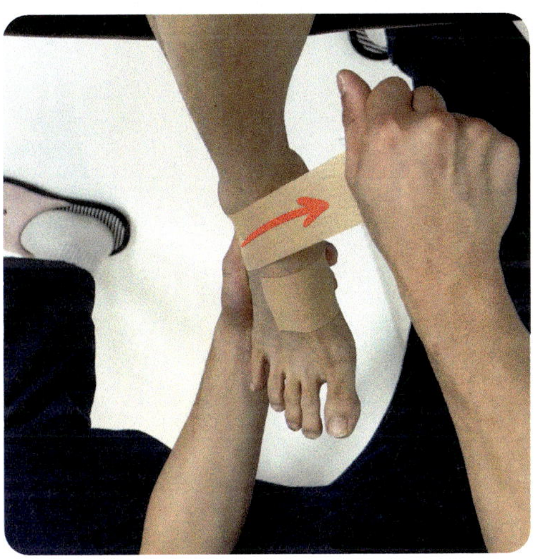
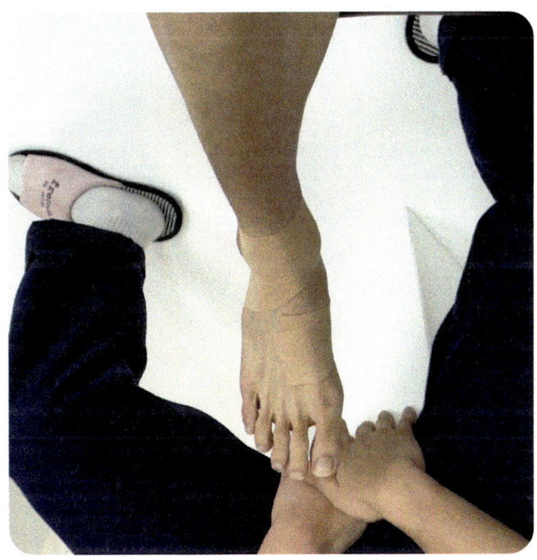

▶ 전거비인대 고정

시작점: 발등 중간부위에서 시작한다.

진행 방향: 엄지발가락 방향의 발바닥으로 돌린 후 반대편 복숭아뼈 앞까지 당긴후 부착한다.

테이핑 장력 설정 방법: 테이프를 발바닥으로 돌린 후발목 통증이 유발되기 전까지 회내, 발등굽힘 한다. 테이프가 발등쪽을 올라갈때 최대 장력으로 반대편 복숭아뼈 앞까지 당긴후 부착한다.

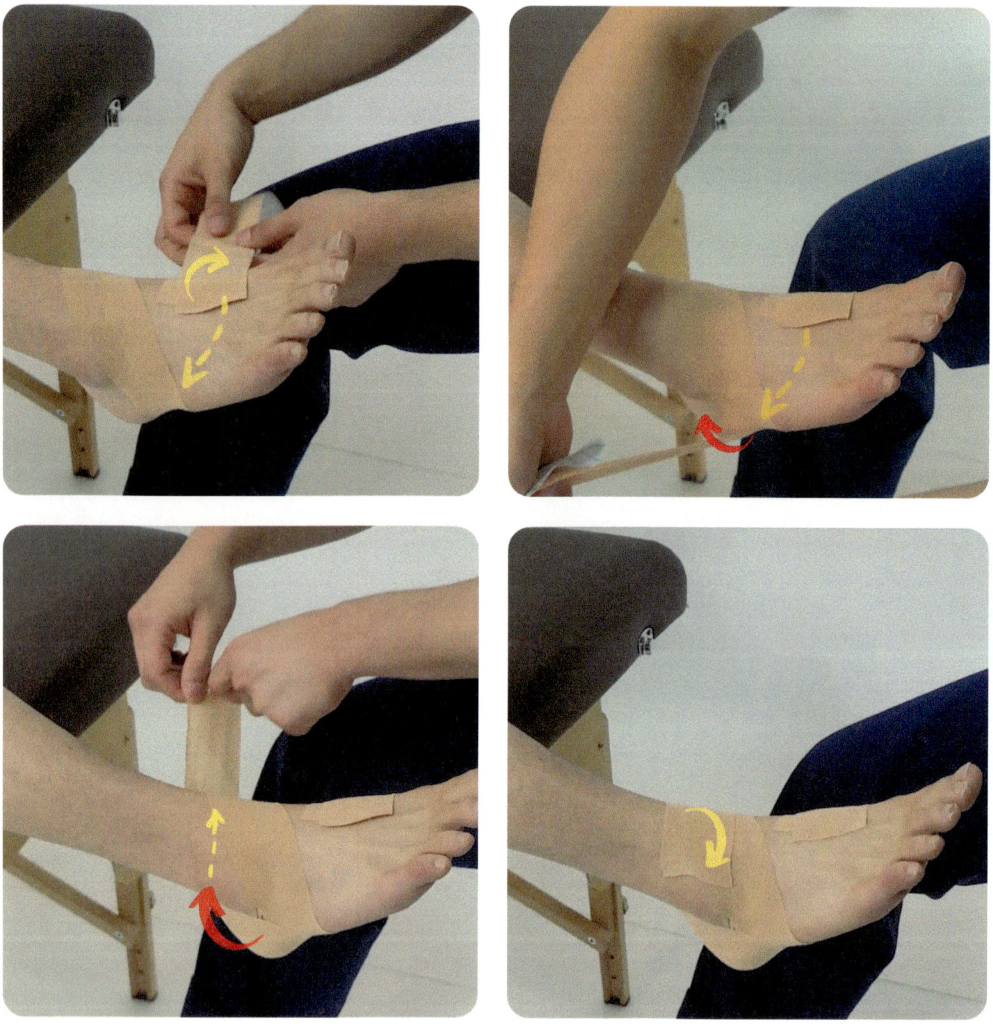

▶ 종비인대 고정

시작점: 발등 중간부위에서 시작한다.

진행 방향: 엄지발가락 방향의 발바닥으로 돌린 후 가쪽 복숭아뼈 뒤쪽으로 넘어가 발 뒷꿈치를 감아주고 발목 앞쪽에서 마무리한다.

테이핑 장력 설정 방법: 테이프를 발바닥으로 돌린 후발목 통증이 유발되기 전까지 회내, 발등굽힘 한다. 테이프가 가쪽 복사 뒤 발뒤꿈치 쪽으로 올라갈때 최대 장력으로 발 뒤꿈치 뼈에 부착한다.

경골의 내측 돌림 도움 테이핑

테이핑 적용 방법

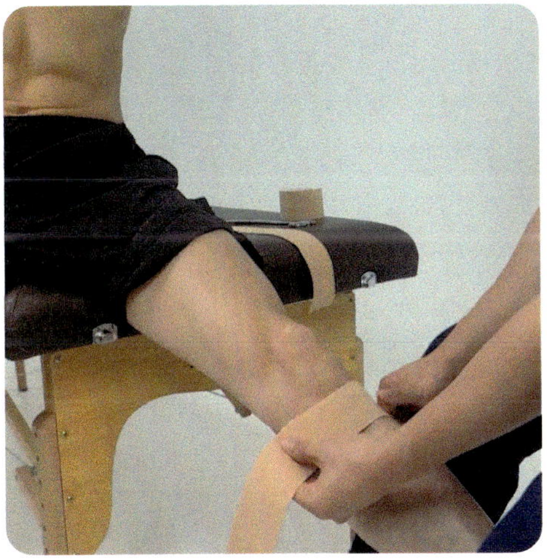

시작점: 경골 조면에서 시작한다.

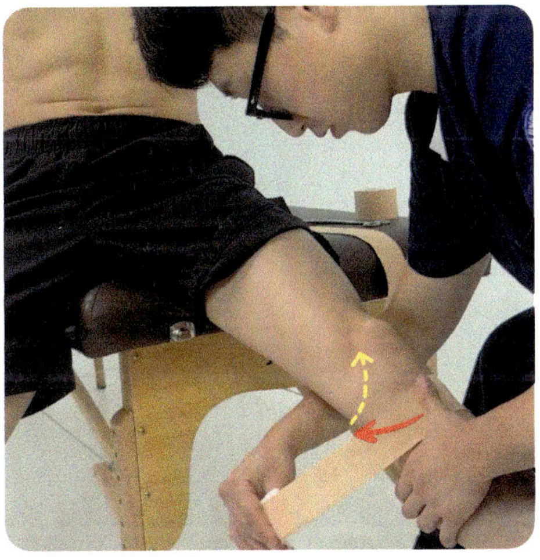

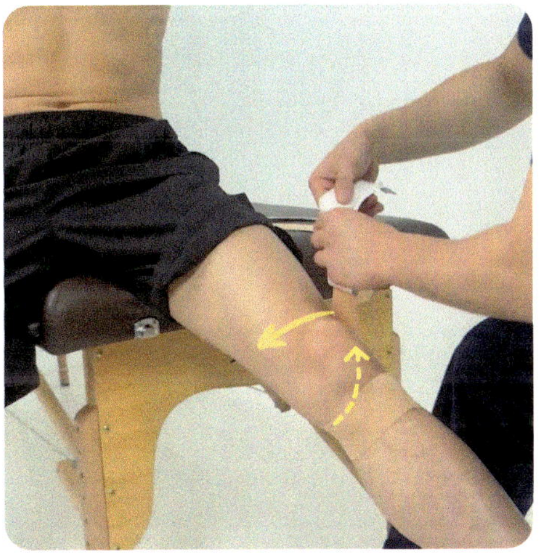

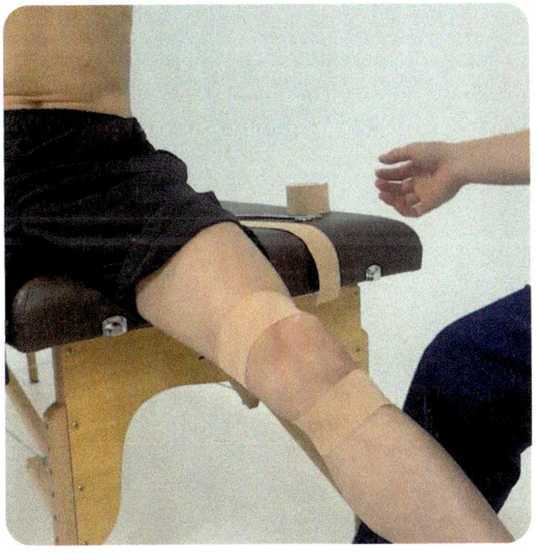

진행방향: 경골 조면에서무릎 안쪽을지나 허벅지 뒤를 돌려 무릎뼈위 허벅지 중간으로 진행한다.

테이핑 장력 설정 방법: 경골 조면에서 무릎 안쪽 면까지 최대 장력을 주고, 이후 오금을 지나 허벅지 앞으로 넘어올 때는 장력을 줄여서 부착한다.

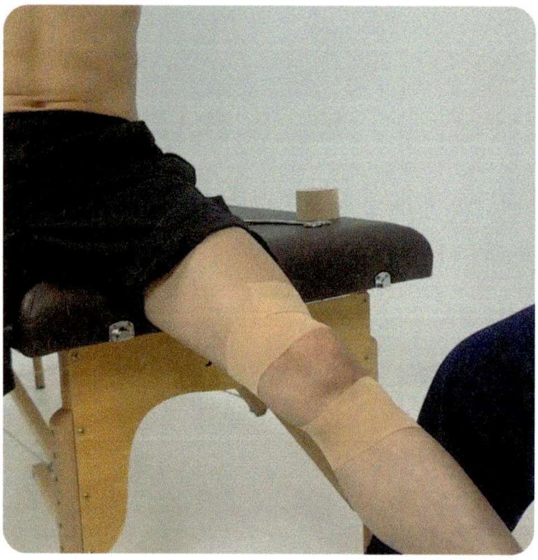

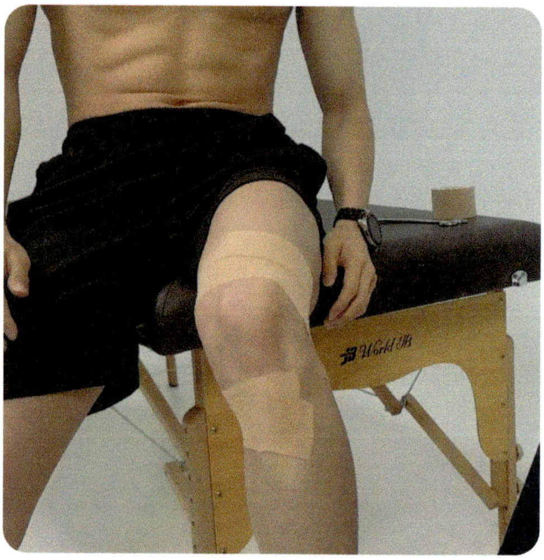

추가 또는 고정용 테이핑: 2회 반복해서 진행한다.

안쪽 불안정성 발목 적용 테이핑

아치 도움 락킹 테이핑(회내 제한 라킹 테이핑)

테이핑 적용 방법

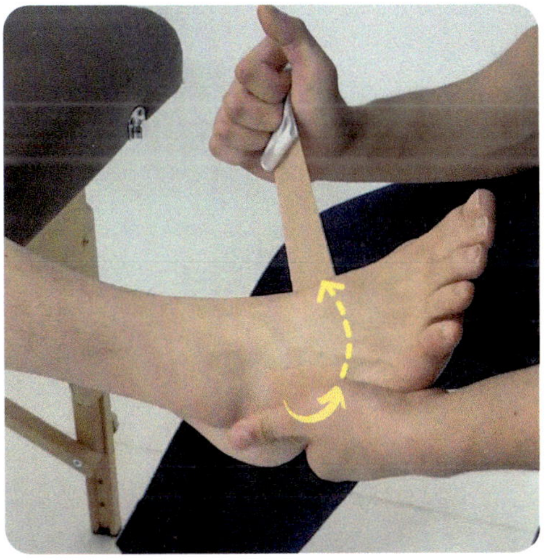
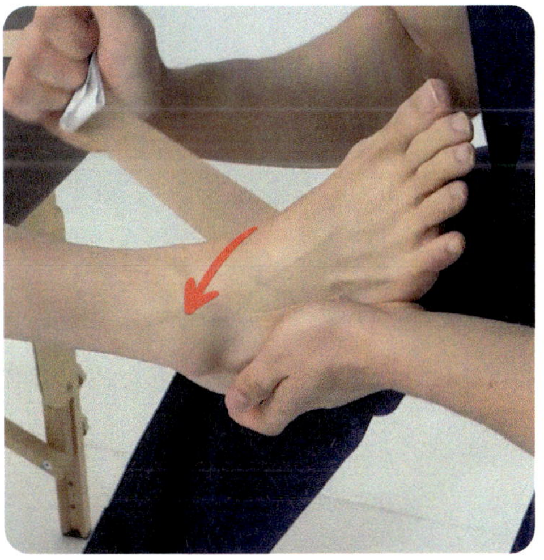
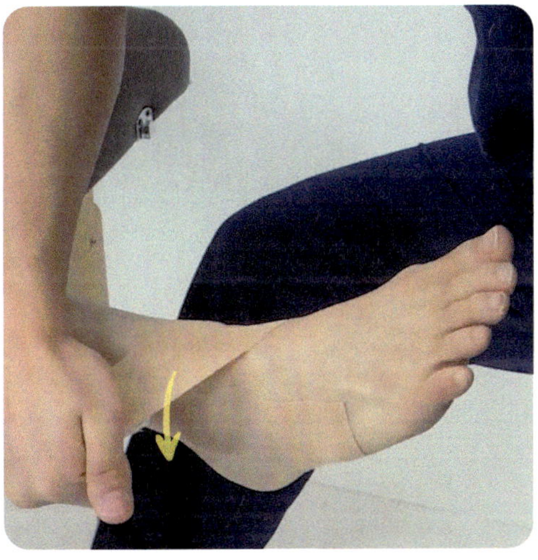
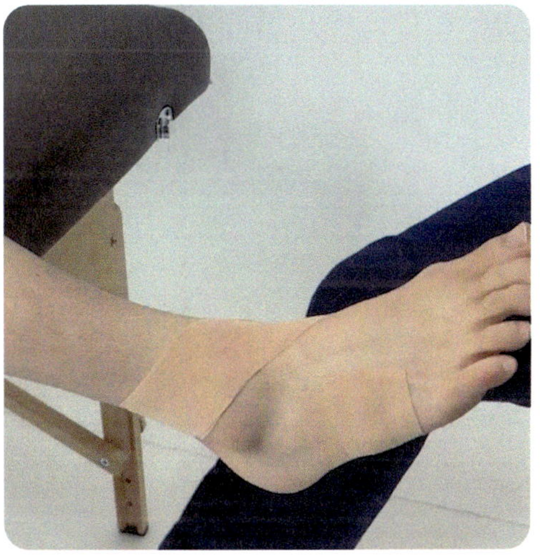

시작점: 발등 중간부위 가쪽에서 시작한다.

진행 방향: 새끼 발가락쪽 발바닥으로 들어가 안쪽 아치 부위를 지나 안쪽 복사를 지나 가쪽 복사 위쪽을 향해 진행한다.

테이핑 장력 설정 방법: 테이프를 발바닥으로 돌린 후 안쪽 아치까지 장력없이 부착시키고 안쪽 복사로 넘어갈때 최대 장력을 주어 발이 내반 될때까지 장력을 설정한다. 이후 발목 중앙을 지나갈때 장력을 조절해 가쪽 복사 위쪽에서 마무리한다.

추가 또는 고정용 테이핑 방법: 2회 반복 부착한다.

경골 외측 돌림 도움 테이핑

테이핑 적용 방법

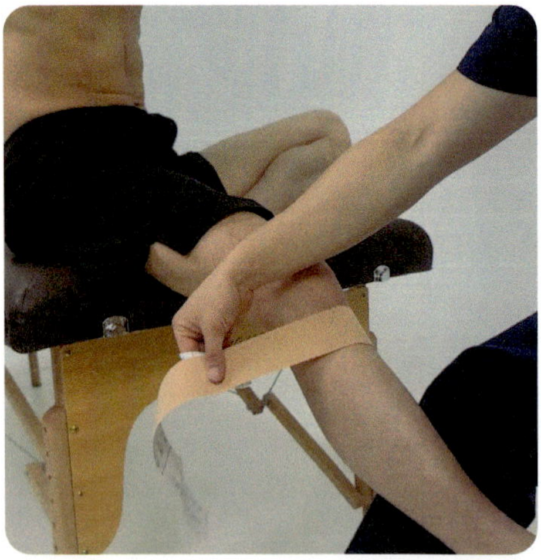

시작점: 경골 조면에서 시작한다.

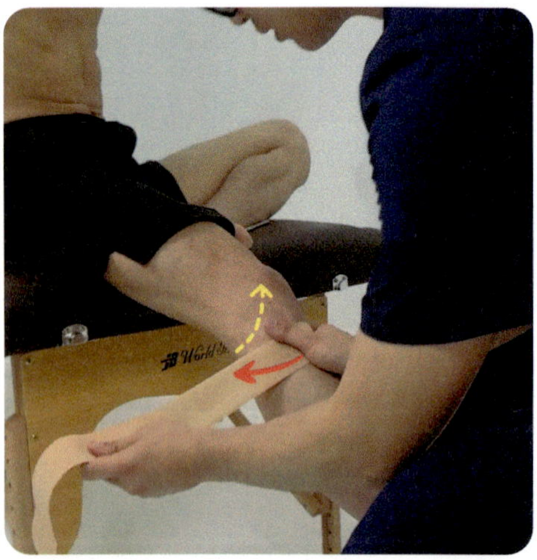

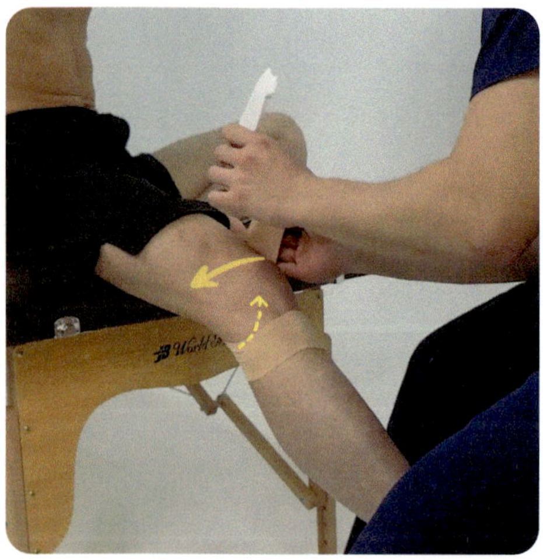

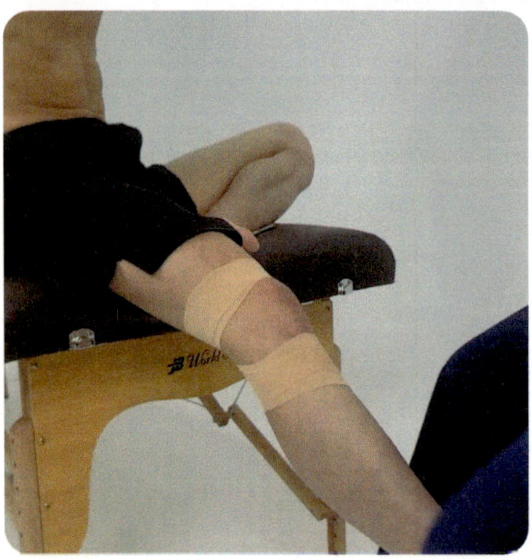

진행방향: 경골 조면에서 무릎 가쪽을지나 허벅지 뒤를 돌려 무릎뼈위 허벅지 중간으로 진행한다.

테이핑 장력 설정 방법: 경골 조면에서 무릎 가쪽을 돌아 오금 전까지 최대 장력을 주고, 이후 오금을 지나 허벅지 앞으로 넘어올 때는 장력을 줄여서 부착한다.

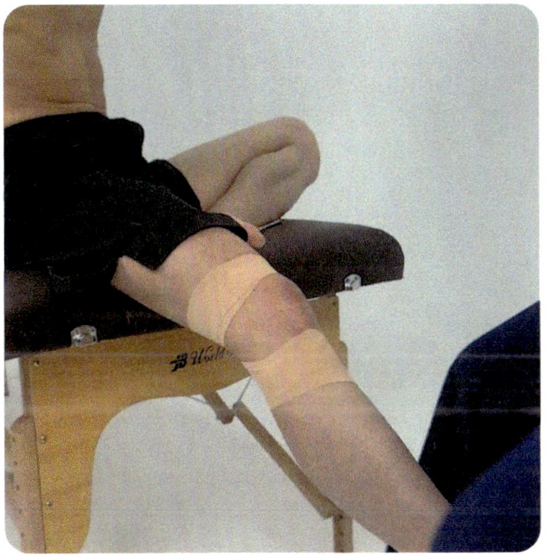

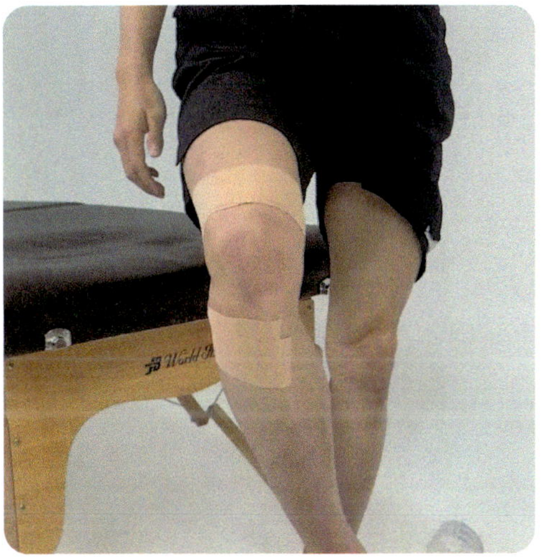

추가 또는 고정용 테이핑: 2회 반복해서 진행한다.

운동

- Half knee tubing rotation

방법

❶ 증상이 있는 발목을 앞으로 하고 런지자세를 취한다.

❷ 이때 상체를 앞으로 살짝 숙여 준다(허리는 곧게 편 상태에서 고관절을 이용한 고관절 굽힘 움직임이 나와야 한다.).

❸ 반대쪽 다리는 뒤로 쭉 뻗어 발 뒷꿈치를 살짝 들어준 상태를 유지하고 앞으로 나간 다리에 체중을 실어 준다.

❹ 몸통을 앞으로 뻗어 있는 다리 쪽으로 천천히 돌려주며 진행하고 이때 고무줄 저항을 주어준다(저항이 없다면 맨손으로 해도 충분하다.).

❺ 10회씩 5세트 진행한다.

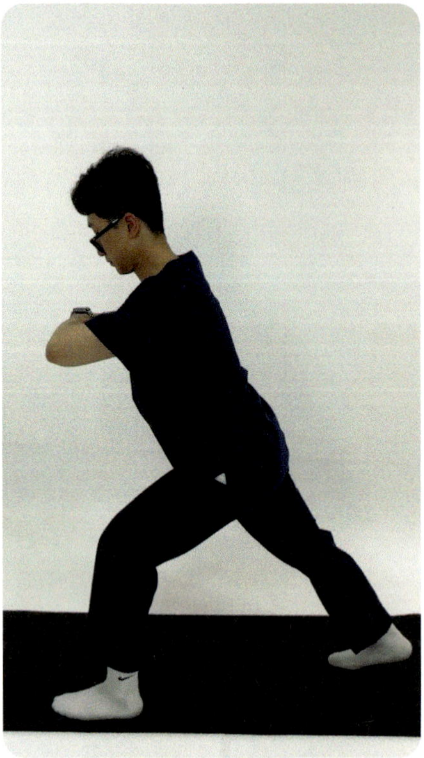

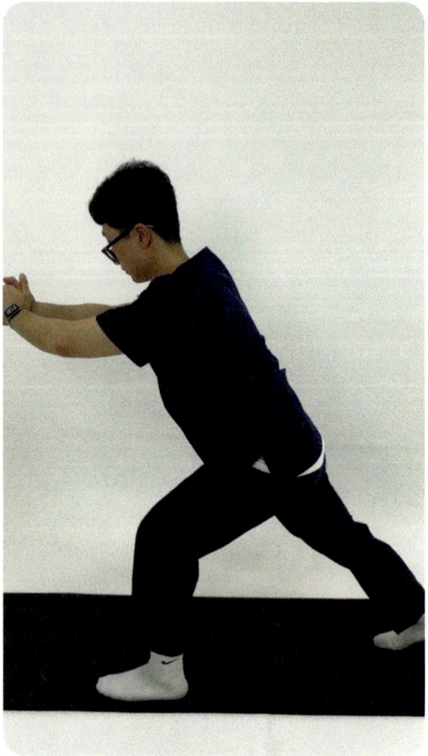

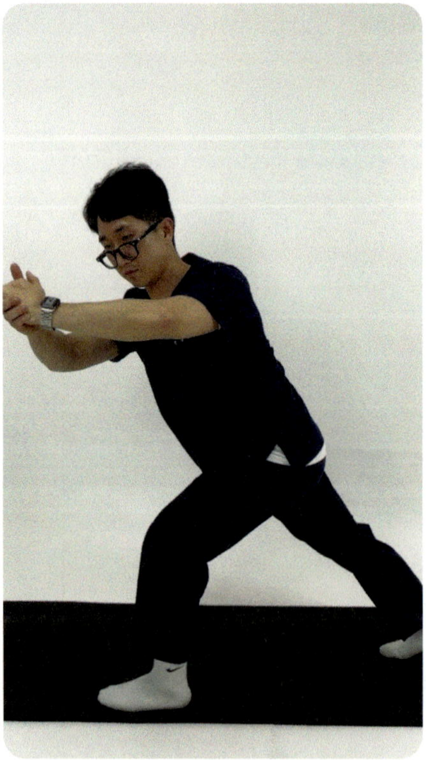

PART 4 • 생활 속 질환 테이핑

9 발

무지 외반증

1) 증상

무지외반증은 엄지발가락이 두 번째 발가락 쪽으로 휘어지며 관절면이 튀어나오며 변형되는 질환이다. 주로 높은 굽의 신발 혹은 발이 좁은 구두, 쪼리 등 발에 무리를 주는 신발 착용이 주원인 이며 평발을 가지고 있는 사람에게서 나타날 수 있는데, 이러한 엄지발가락 변형은 미관뿐만 아니라 체중 지지에도 영향을 주어 장기적으로는 무릎과 골반, 허리까지 좋지 않은 영향을 미칠 수 있다. 무지외반증이 있으면 신발을 신을 때도 불편하며 엄지발가락의 체중지지가 원활하지 않아 장시간의 보행,또는 스포츠 활동에도 통증이 발생한다.

2) 테이핑 전 확인할 사항

❶ 엄지발가락이 두번째 발가락으로 이동했는지 확인한다(15도 이상의 각도부터 무지외반증이라 진단함).

❷ 엄지발가락 부위에 튀어나온 뼈부위에 통증이 있는지 확인한다.

3) 테이핑 작용 방법

- 엄지 발가락 외반 락킹 테이핑
- 아치 서포트 테이핑

엄지발가락 외반 락킹 테이핑

테이프 재단 방법

❶ 엄지발가락 내측면을 테이프 중간 부위로 설정하고 한쪽은 엄지발가락 발가락 허리 안쪽관절을 지나 발바닥쪽으로 한쪽은 엄지발가락 발가락 허리 안쪽관절을 지나 발등쪽으로 가게 한다.

❷ 길이는 엄지발가락을 덮어줄 만큼 설정하며 길게 절반을 잘라 2장을 준비한다.

❸ 마지막으로 엄지발가락의 가쪽 부위에서 시작해 발바닥 중앙 아치 중간정도까지 테이핑을 준비한다.

테이핑 적용 방법

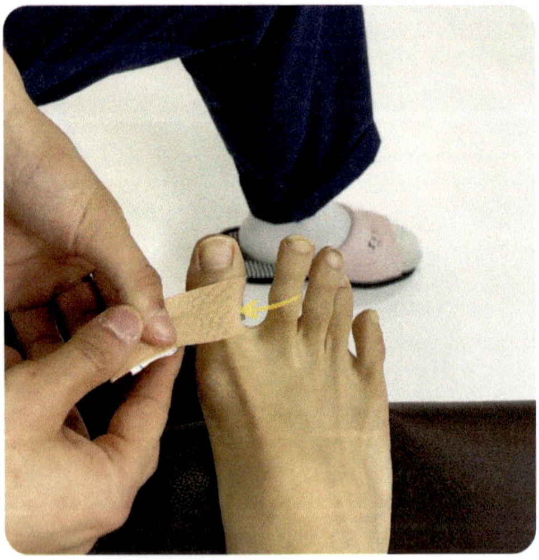

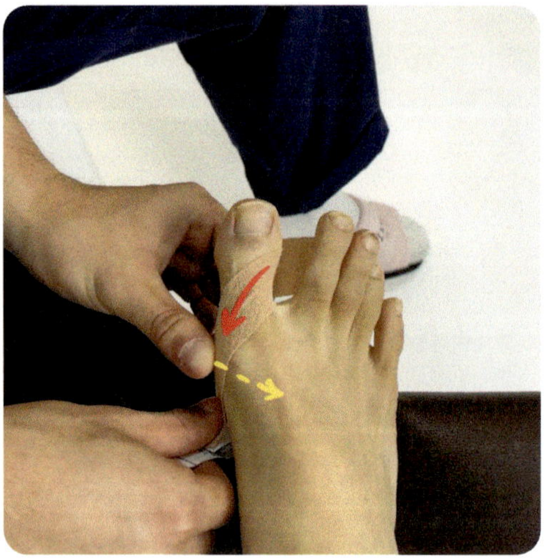

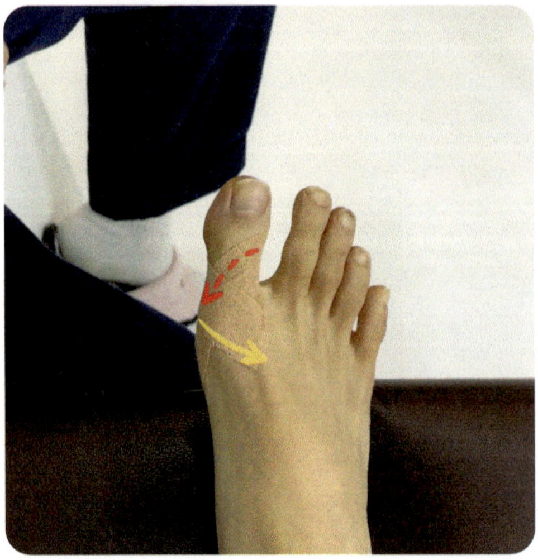

시작점: 엄지발가락 가쪽에 테이프 중앙을 부착한다.

진행방향: 한쪽은 엄지발가락 관절 안쪽면을 지나 발바닥쪽으로, 한쪽면은 엄지발가락 관절 안쪽면을 지나 발등쪽으로 진행한다.

테이핑 장력 설정 방법: 부착지점부터 엄지발가락 관절면을 지날 때 장력을 설정한 후 이후에 장력을 조절해 부착한다. 테이프에 장력을 줄여 조직 순환에 방해가 가지 않도록 한다.

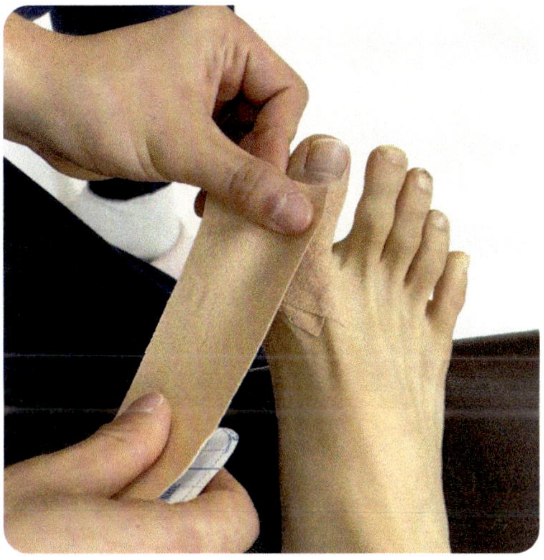

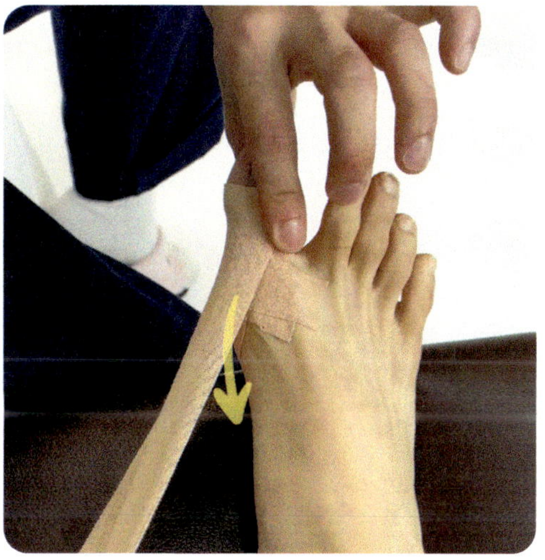

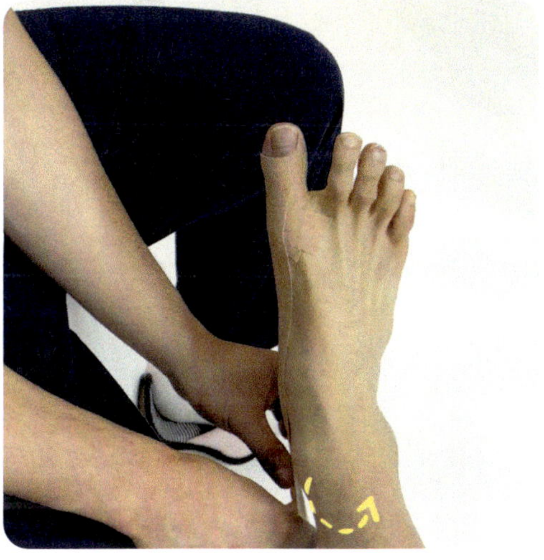

추가 또는 고정용 테이핑 방법: 엄지발가락을 2회 정도 반복해 부착며, 고정용 테이핑은 엄지발가락 안쪽면에서 시작해 약간의 장력을 주어 발 뒷꿈치 옆면에 부착한다.

아치 서포트 테이핑

테이핑 적용 방법

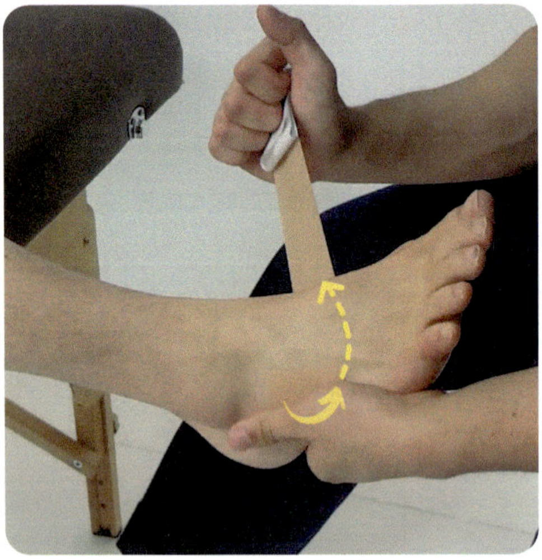

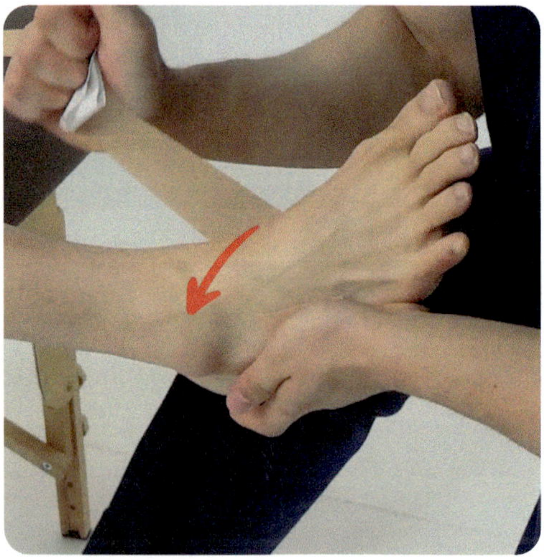

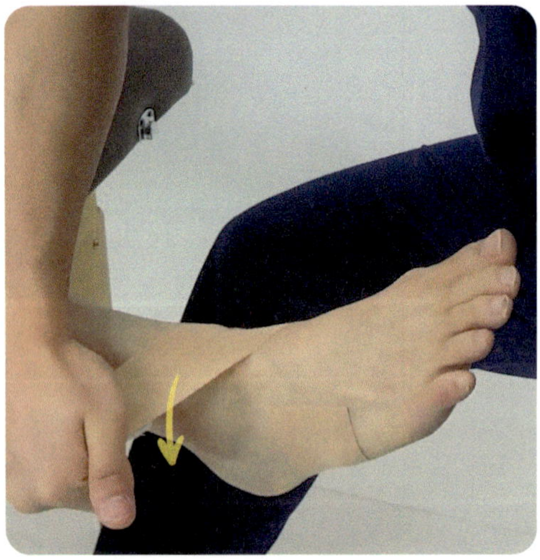

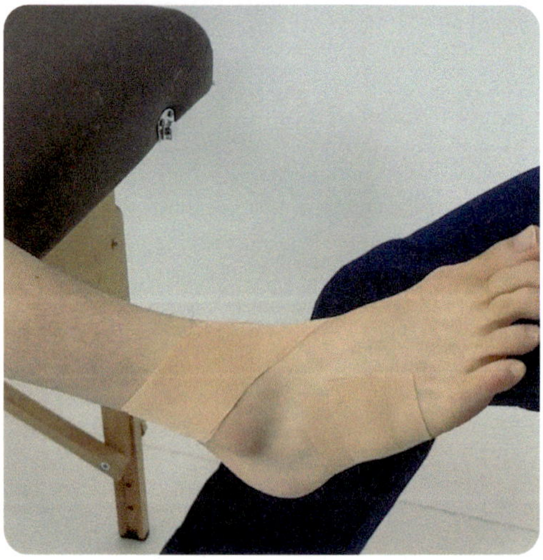

시작점: 발등 중간부위 가쪽에서 시작한다.

진행 방향: 새끼 발가락쪽 발바닥으로 들어가 안쪽 아치 부위를 지나 안쪽 복사를 지나 가쪽 복사 위쪽을 향해 진행한다.

테이핑 장력 설정 방법: 테이프를 발바닥으로 돌린 후 안쪽 아치까지 장력없이 부착시키고 안쪽 복사로 넘어갈때 최대 장력을 주어 발이 내반 될때까지 장력을 설정한다. 이후 발목 중앙을 지나갈때 장력을 조절해 가쪽 복사 위쪽에서 마무리한다.

추가 또는 고정용 테이핑 방법: 2회 반복 부착한다.

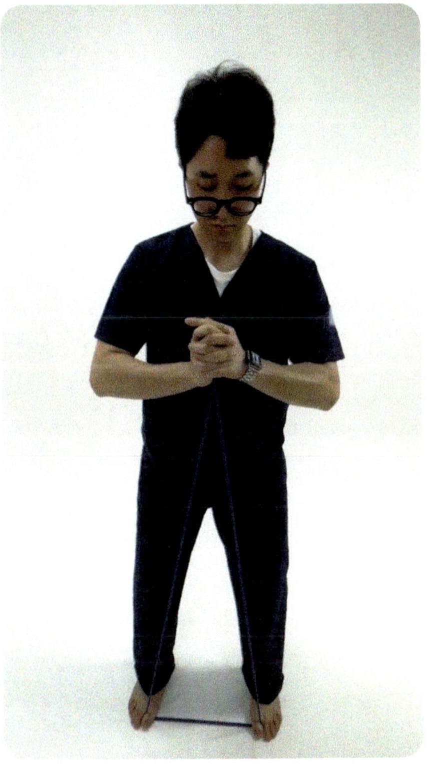

운동

• 고무줄 스쿼트(엄지 고정후)

빙법

❶ 양쪽 엄지 발가락에 고무줄을 끼운 후 무릎을 벌리고 스쿼트 자세를 취한다.

❷ 엄지발가락으로 바닥을 누르는 느낌을 주며 이상태에서 엉덩이를 뒤로 빼주며 스쿼트를 진행한다.

❸ 스쿼트가 힘이들다면 의자에 앉았다 일어나는 것도 좋으며 이때 가장 주의해야 할 점은 무릎이 서로 모이면서 스쿼트를 진행하면 안 된다.

❹ 10회 기준 4~5세트 반복한다.

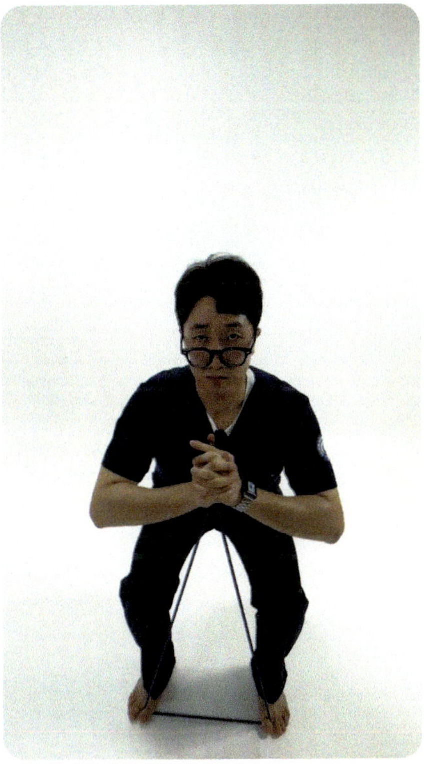

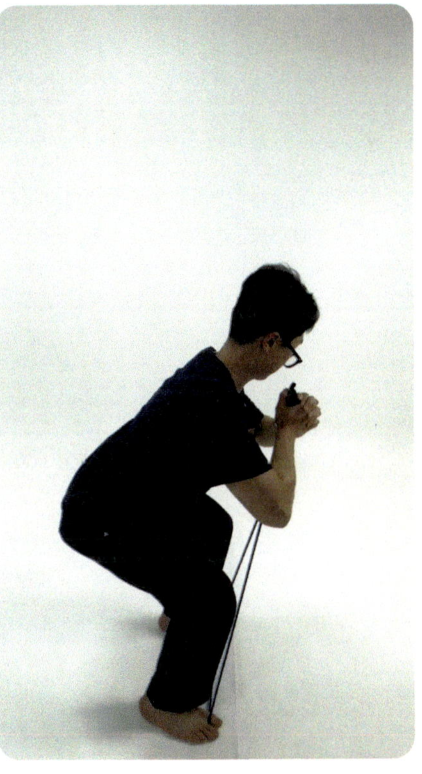

족저 근막염

1) 증상

족저근막염은 발바닥에 위치한 두꺼운 조직 띠인 족저근막의 염증으로, 일반적으로 반복적인 스트레스나 과도한 사용으로 인해 미세 외상과 그에 따른 염증이 발생한다. 이 상태는 부적절한 발 정렬 및 적절한 아치 지지대나 단단한 밑창이 없는 신발 착용을 포함하여 다양한 요인에 기인할 수 있다.

족저근막염의 특징적인 증상은 발뒤꿈치 통증으로, 일반적으로 아침에 처음 몇 걸음을 걸을 때나 휴식을 취한 후 걸을 때 가장 심하다. 통증은 날카롭거나 찌르는 듯한 것으로 묘사되며 주로 발뒤꿈치 부분에서 느껴진다. 족저근막염 환자는 하루 종일 계속해서 불편함을 경험할 수 있으며, 특히 달리기나 계단 오르기와 같이 발에 압력을 가하는 활동을 할 때 더욱 심해진다.

2) 테이핑 전 확인 할 사항

❶ 통증이 있는 부위에 발바닥 아치가 잘 살아 있는지 확인한다.

❷ 발바닥 내측 아치가 무너저 있거나 발목이 회내 되어 있는지 확인한다.

3) 적용 테이핑

- 아치 서포트 테이핑
- 종아리 근육 도움 락킹 테이핑

아치 서포트 테이핑

테이핑 적용 방법

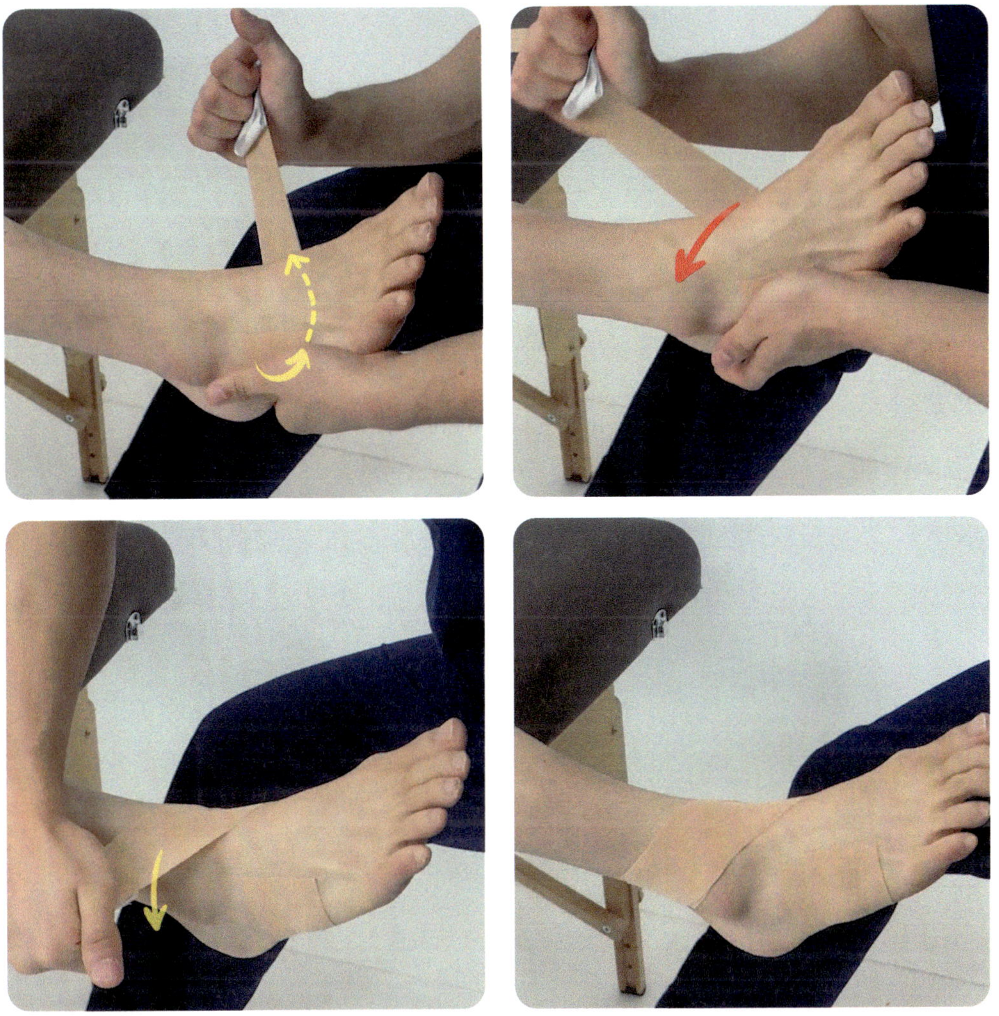

시작점: 발등 중간부위 가쪽에서 시작한다.

진행 방향: 새끼 발가락쪽 발바닥으로 들어가 안쪽 아치 부위를 지나 안쪽 복사를 지나 가쪽 복사 위쪽을 향해 진행한다.

테이핑 장력 설정 방법: 테이프를 발바닥으로 돌린 후 안쪽 아치까지 장력없이 부착시키고 안쪽 복사로 넘어갈때 최대 장력을 주어 발이 내반 될때까지 장력을 설정한다. 이후 발목 중앙을 지나갈때 장력을 조절해 가쪽 복사 위쪽에서 마무리한다.

추가 또는 고정용 테이핑 방법: 2회 반복 부착한다.

근육 서포팅 테이핑

테이핑 적용 방법

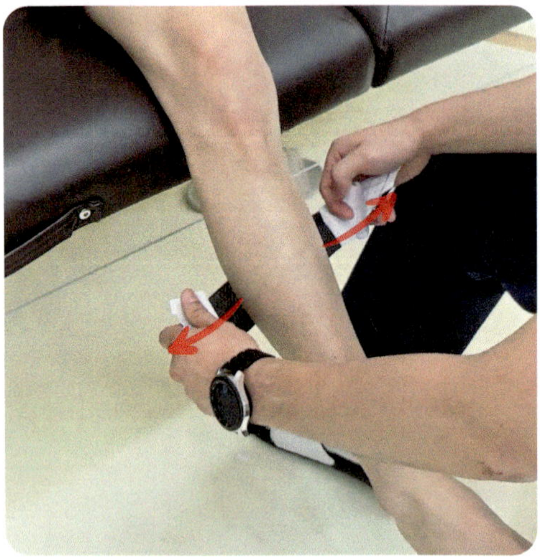

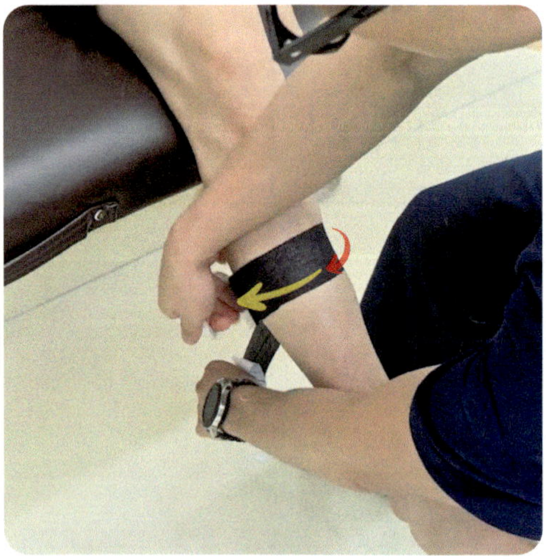

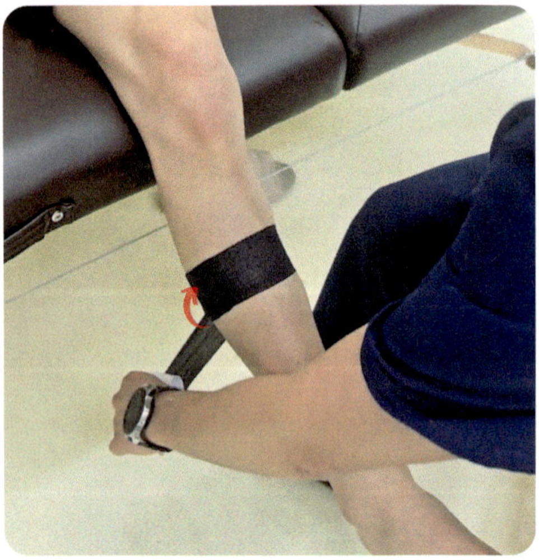

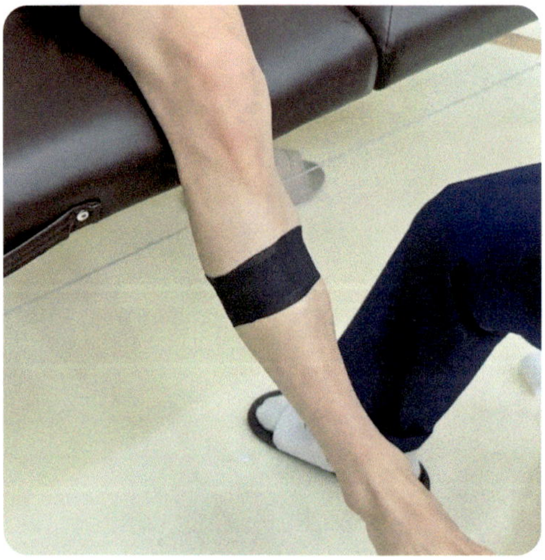

시작점: 종아리 압통점 중앙 부위에 테이프 중간을 부착한다.

진행방향: 한쪽씩 정강이 앞쪽으로 테이프를 둘러 감아준다.

테이핑 장력 설정 방법: 종아리 뒤에서 앞쪽 정강이로 넘어올때 최대 장력을 준 후 정강에 부착 후 장력을 줄여준다. 안쪽, 가쪽 모두 동일하게 적용시킨다.

추가 또는 고정용 테이핑 방법: 2회 반복 부착한다.

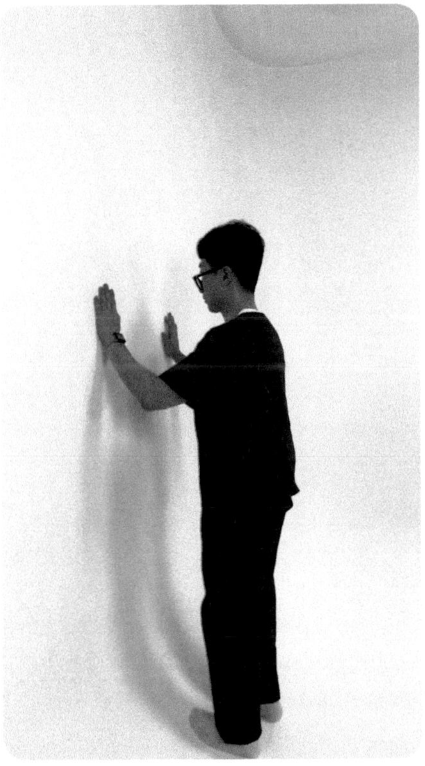

운동

• 종아리근육 스트레칭

방법

❶ 발끝이 살짝 떨어질 정도로 벽을 바라보고 선다.

❷ 족저근막이 있는 다리를 앞으로, 다른쪽 다리를 뒤쪽으로 뻗어 준다.

❸ 양손으로는 벽을 짚고 앞쪽무릎을 구부리며 골반과 상체를 벽으로 이동한다.

❹ 이때 뒤에 있는 발바닥, 발 뒤꿈치가 바닥에서 떨어지면 안 된다.

❺ 앞쪽 종아리 부위에 늘어나는 느낌을 느끼며 30초비디고 4~5회 반복해준디.

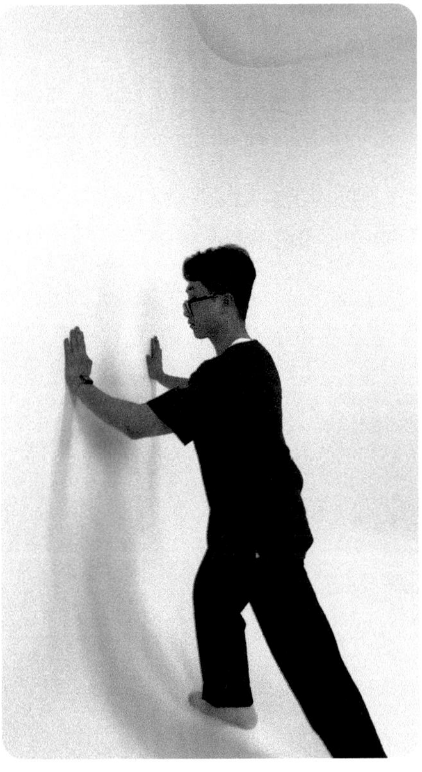

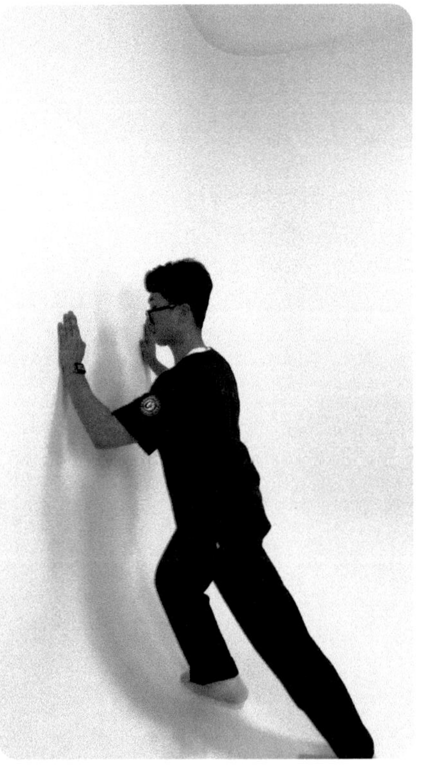

Part

5

스포츠 속 테이핑

스포츠 속 테이핑 파트에서는 생활 스포츠 상황에서 적용할 수 있는 락킹 테이핑 부위를 소개한다. 각 스포츠와 관련된 부상을 사전 예방하고 평소 불편함을 느꼈다면, 락킹 테이핑을 통해 사전에 도움을 받을 수 있다.

스포츠 속 테이핑

과거에 비해 증가된 여가 시간과 체육시설의 접근성 그리고 건강 관리에 대한 필요성은 많은 사람들을 생활 스포츠로 이끌었다. 또한 다양한 사람들과 함께 어울리며 즐겁게 스트레스를 해소하고, 건강을 관리할 수 있는 장점은 20~30세대를 생활 스포츠 활동에 참여를 북돋았다. 즐거운 여가 시간의 장점을 오래 즐기기 위해서는 다치지 않고 건강하게 참여하는 것이 필수적이다. 스포츠 속 테이핑 파트에서는 생활 스포츠 상황에서 적용할 수 있는 락킹 테이핑 부위를 소개한다. 각 스포츠와 관련된 부상을 사전 예방하고 평소 불편함을 느꼈다면, 락킹 테이핑을 통해 사전에 도움을 받을 수 있다.

앞으로 소개할 생활 스포츠에 관한 테이핑은 2021년 문화체육부(이하. 문체부)에서 조사한 생활 스포츠 참여도에 관한 통계를 참고해 선정했다. 통계에 따르면, 현재 사람들이 활동적으로 참여하고 있는 생활 스포츠 Top 10은

1. 골프	6. 탁구
2. 축구/풋살	7. 헬스
3. 배드민턴	8. 요가/필테
4. 볼링	9. 수영
5. 등산	10. 자전거

순이다.

이번 장에서는 수중 스포츠인 수영과, 가동성을 목표로 하는 운동인 요가 및 필라테스는 제외하고 Top 10에 속하는 생활 스포츠와 관련된 자주 발생할 수 있는 문제점을 확인해보자! 각 스포츠에서 가장 많이 발생하는 부상 관절 3가지를 나열했다.

그럼 Top1 부터 살펴보자!

PART 5 • 스포츠 속 테이핑

1 골프

스크린골프, 골프연습장 등의 활성화로 접근성이 낮아져 이전보다 많은 사람들이 골프를 쉽게 접하고 있다. 또한 비즈니스 흐름의 변화, 취미 생활의 다양성 등의 이유도 많은 사람들이 골프에 참여하도록 했다. 최근에는 2030세대에서의 골프 입문이 늘어나면서, 2021년 생활 체육 참여율 1등을 차지했다. 이렇게 많은 사람들이 골프의 참여를 하고 있는 만큼 골프로 인해 통증을 호소하는 사람들 또한 늘고 있다. 오죽하면, '골프재활'이라는 키워드를 병원 또는 운동 센터에서 어렵지 않게 찾아볼 수 있다.

골프 브랜드 Titleist에서 조사한 바에 따르면, 골프를 즐기는 사람들(프로 및 아마추어)이 가장 많이 느끼는 관절 통증의 순위는 다음과 같다.

허리 〉 팔꿈치 〉 어깨 〉 손목 〉 발목 〉 고관절 〉 무릎 〉 목 〉 갈비뼈 순위이다.

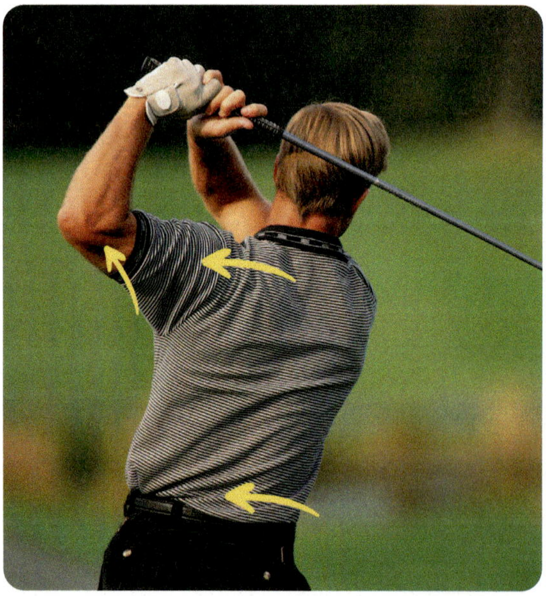

허리

허리와 관련된 테이핑법은 불편한 통증에 따라 몸통 굽힘, 회전 또는 골반의 상태에 따라 골반 전방/ 후방 경사 테이핑 법을 참고할 수 있다.

팔꿈치

팔꿈치를 위한 테이핑법은 손목 폄/ 굽힘 테이핑을 적용할 수 있고 어깨 테이핑도 같이하는 것이 도움이 된다.

어깨

어깨 테이핑은 어깨 벌림 테이핑 또는 불편한 움직임에 따라 외회전 또는 내회전 테이핑을 적용할 수 있다.

PART 5 • 스포츠 속 테이핑

2 축구 / 풋살

생활 스포츠계의 스테디 셀러 축구/ 풋살이다. 학교를 간다면, 가장 먼저 볼 수 있는 것이 축구 운동장일만큼 축구는 우리와 매우 친숙한 스포츠이다. 또한 대한민국에서 동호회 수가 가장 많은 종목이 바로 축구 또는 풋살이다. 최근에는 날씨와 무관하게 스포츠를 즐길 수 있도록 실내 풋살장도 많아져 많은 사람들이 쉽게 축구와 풋살에 참여하고 있다. 환경이 조성된 만큼 이로 인해 병원에 방문하는 사람들이 많다. 특히 군대에서 의과사 중 높은 비율에 속하는 것이 축구로 인한 부상이라는 것을 이전에 들은 적도 있을 정도다.

2016년 작성된 축구에 대한 연구에서 가장 빈번하게 나타나는 3가지 부상은 다음과 같다.

햄스트링 〉 무릎 〉 발목

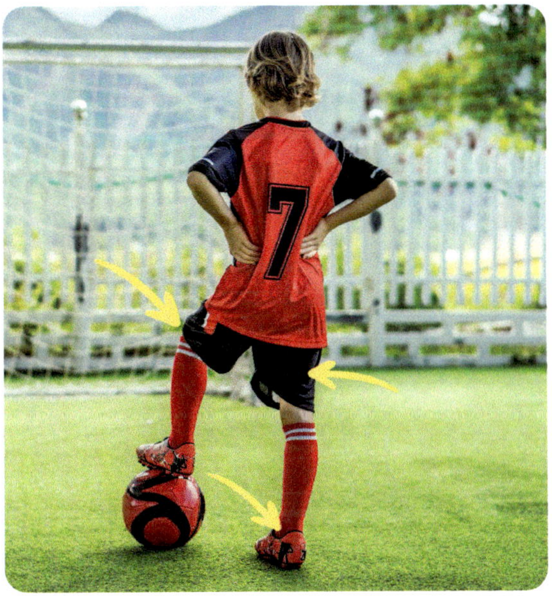

햄스트링

햄스트링은 햄스트링 도움 락킹 테이핑을 이용할 수 있다. 테이핑 적용시 무릎 근처 또는 고관절 근처에 적용하여 힘줄을 도울 수 있도록 한다.

무릎

무릎은 무릎 폄 도움 락킹 테이핑과 안쪽 불안정성 제한 락킹 테이핑을 이용하여 무릎 인대의 안정성(특히 전방 십자 인대 손상)을 도모할 수 있다.

발목

발목은 회내 제한 락킹 테이핑 또는 종아리 근육 서포팅 테이핑을 적용할 수 있다.

PART 5 • 스포츠 속 테이핑

3 배드민턴

배드민턴은 많은 관심을 받거나 유행을 타지도 않았지만, 오래 전부터 꾸준하게 사랑받아왔다. 특히 축구 다음으로 동호회 수가 많으니 이정도면 생활 스포츠의 스테디 셀러이다. 실내 체육관이 있으면, 꼭 배드민턴 클럽이 함께 생길 정도로 조용하게 많은 사람들이 참여를 하고 있다. 심지어 산에 올라가도 배드민턴장이 있을 정도이니 남녀노소 모두에게 관심도가 높다는 것을 알 수 있다. 이러한 편리한 접근성을 가지고 있지만, 라켓을 이용하는 점과 점프와 순간적인 움직임이 많은 스포츠인 만큼 배드민턴으로 인해 부상이 종종 있다.

2020년 작성된 배드민턴에 대한 연구에서 가장 빈번하게 나타나는 부상 관절 중 하체는 무릎, 발목, 아킬레스 건, 상체는 어깨, 팔꿈치, 손목 그리고 허리 이다.

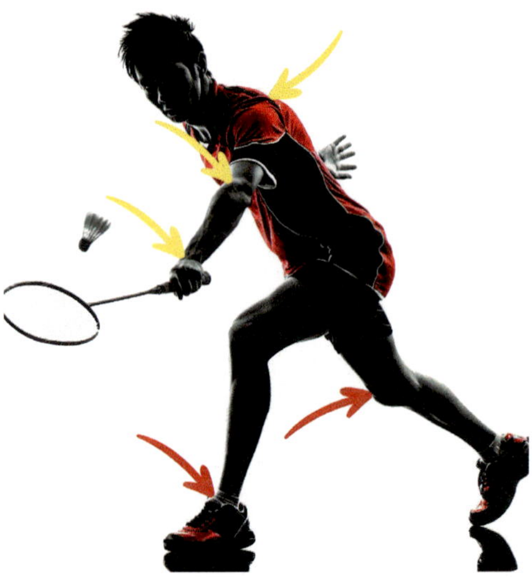

어깨

어깨를 들어올리는 동작이 힘들 경우, 상부 승모근 도움 락킹 테이핑 또는 위팔뼈 하방 글라이딩 도움 락킹 테이핑을 이용할 수 있다. 라켓을 휘두르는 동작이 힘들 경우, 어깨 내회전 또는 수평 모음 제학 락킹 테이핑을 이용할 수 있다.

팔꿈치(테니스 엘보)

팔꿈치의 경우 손목 폄 도움 락킹 테이핑을 이용할 수 있다.

발목

발목은 회내 제한 락킹 테이핑 또는 종아리 근육 서포팅 테이핑을 이용할 수 있다.

무릎

무릎은 무릎 폄 도움 락킹 테이핑과 안쪽 불안정성 제한 락킹 테이핑 또는 무릎뼈 외측 움직임 제한 락킹 테이핑을 이용할 수 있다.

PART 5 • 스포츠 속 테이핑

4 등산

최근 코로나로 인해 실내에 대한 답답함을 이겨낼 수 있고 건강에 대한 사람들의 관심이 늘면서 등산을 하는 사람들이 늘었다. 또한 체력 향상과 다이어트 목적에 적합한 유산소 운동을 간편하게 시작할 수 있기 때문이다. 우리나라의 70%가 산지인 만큼 접근성이 쉽다. 최근에는 노력 뒤 확실한 '성취감'이라는 보상을 주고, '갓생', '미라클모닝'과 같은 키워드는 훌륭한 인생을 살고자 하는 MZ 세대들을 등산으로 이끌기도 했다. 이처럼 등산에 대한 급격한 관심은 부상자 수를 늘리기도 했다. 코로나 이후 30% 정도 부상률이 늘었다고 하니, 즐거움과 동시에 등산을 잘 준비할 수 있는 것이 중요하다.

등산에서 부상을 자주 겪는 관절은 발목, 무릎, 고관절이다.

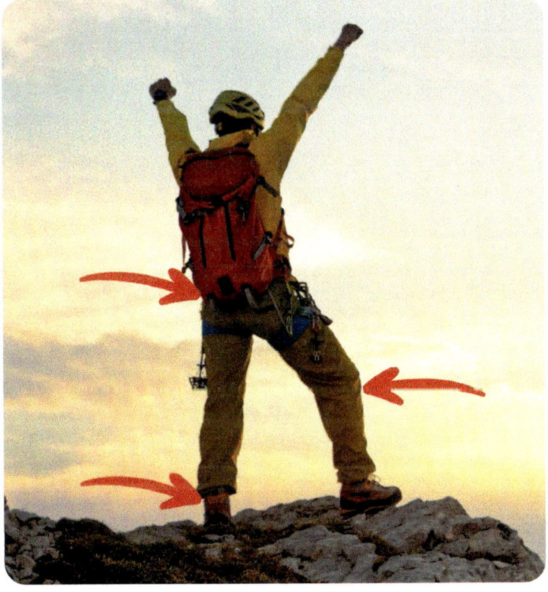

발목

발목은 회내 제한 락킹 테이핑 또는 종아리 근육 서포팅 테이핑을 이용할 수 있다.

무릎

무릎은 안쪽 또는 바깥쪽 불안정성 제한 락킹 테이핑 또는 무릎뼈 외측 움직임 제한 락킹 테이핑을 이용할 수 있다.

고관절

고관절은 골반 전방 경사 제한 락킹 테이핑 또는 고관절 굽힘 도움 락킹 테이핑을 이용할 수 있다.

PART 5 • 스포츠 속 테이핑

5 탁구

탁구는 배드민턴과 더불어 조용하게 인기있는 실내 스포츠다. 제대로 된 탁구장이 아니더라도 사람들이 모이는 실내에서(복지센터, 교회 등) 탁구대만 있다면, 즐길 수 있는 스포츠이다. 접근성이 쉽다보니, 가볍게 생각할 수 있지만 빠른 속도로 날아오는 공에 대비하고 순간적인 힘으로 공을 쳐야 하다 보니 적절한 워밍업을 하지 않으면 다치기도 쉬운 운동이다.

연구에 따르면 선수들과 아마추어간의 부상의 위치가 다르다고 한다.

선수들은 빠르고 강한 스트로크로 인해 어깨, 무릎, 그리고 허리의 부상을 호소한다고 한다.

아마추어들은 속도보다는 빠른 공에 대한 반응으로 큰 움직임을 만들면서 발목을 다치는 경우가 대부분이다.

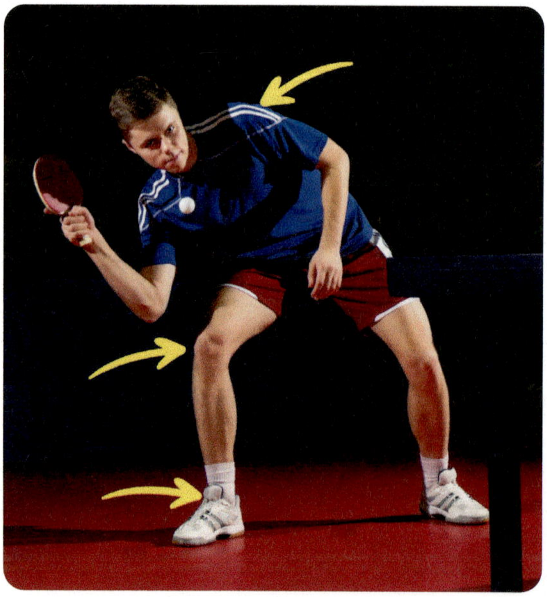

발목

발목은 회내 제한 락킹 테이핑을 적용할 수 있다.

어깨

어깨를 들어올리는 동작이 힘들 경우, 상부 승모근 도움 락킹 테이핑 또는 위팔뼈 하방 글라이딩 도움 락킹 테이핑을 이용할 수 있다. 라켓을 휘두르는 동작이 힘들 경우, 어깨 내회전 또는 수평 모음 제학 락킹 테이핑을 이용할 수 있다.

무릎

무릎은 무릎 굽힘 도움 락킹 테이핑과 안쪽 불안정성 제한 락킹 테이핑 또는 무릎뼈 외측 움직임 제한 락킹 테이핑을 이용할 수 있다.

PART 5 • 스포츠 속 테이핑

6 헬스

건강관리, 체력관리, 다이어트라는 단어를 떠올리면 자연스럽게 떠올리는 곳 '헬스장'이다. 또한 생활 단지가 형성되면, 넘어지면 닿을 거리에 헬스장은 항상 있기 마련이다. 이러한 이유로 남녀노소 누구나 건강과 관련된 목적을 달성하려고 한다면 쉽게 참여할 수 있는 운동이다. 다양한 기구들을 이용해 전신의 근력과 체력을 증가시킬 수 있다. 하지만, 과한 무게, 무리한 동작 등으로 인해 헬스를 하면서 관절 부상을 입는 경우도 종종있다. 무리하게 할 경우 근력을 얻지만, 관절의 불편함도 동시에 얻을 때가 많다.

선수들과 일반인이 섞인 연구들을 참고해보면, 중량을 드는 운동은 팀 스포츠에 비하면 부상 빈도가 낮았다. 중량을 드는 운동으로 빈번하게 다치는 관절은 허리, 어깨, 그리고 무릎으로 알려졌다.

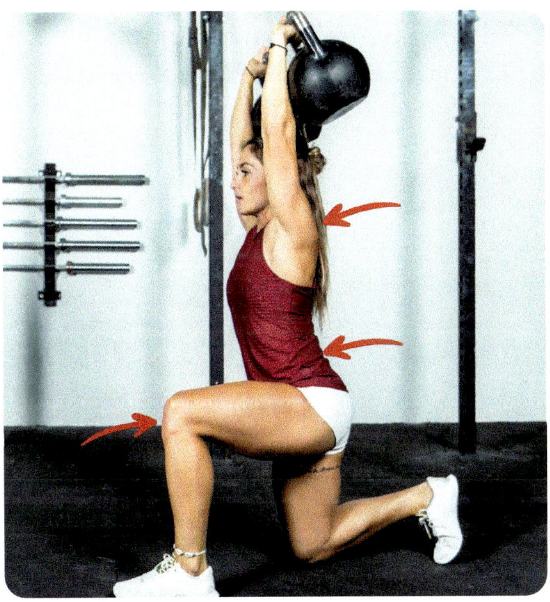

허리

허리는 무게를 들 때 불안정성을 느끼는 움직임에 대해 몸통 폄 또는 허리 굽힘 제한 락킹 테이핑을 적용할 수 있다.

어깨

어깨는 어깨 벌림 테이핑 중 상부승모근 도움 락킹 테이핑, 위팔뼈 후방 글라이딩 도움 락킹 테이핑 또는 불편한 움직임에 따라 외회전 또는 내회전 테이핑을 적용할 수 있다.

무릎

무릎은 안쪽 또는 바깥쪽 불안정성 제한 락킹 테이핑 또는 무릎뼈 외측 움직임 제한 락킹 테이핑을 이용할 수 있다.

PART 5 • 스포츠 속 테이핑

7 자전거

대표적인 유산소 운동인 자전거 타기는 심폐기능을 향상시키고 하체 근력을 강화시켜준다. 수도권을 중심으로 시작된 자전거 대여 서비스와 강가를 따라 조성된 자전거 길은 사람들이 자전거를 탈 수 있는 환경을 마련했다. 이렇게 자전거는 우리 삶에 친숙한 이동 수단이자 스포츠이다. 그로 인해 자전거 동호회도 덩달아 늘어나게 되는 효과를 보였다. 특히 레저를 위한 자전거 타기는 장거리로 진행될 때가 많다. 오랜 시간 동안 관절을 움직이거나 버텨야 하다 보니 과사용으로 인한 불편감을 느낄 수 가 있다. 자전거와 관련된 과사용 관절은 무릎, 허리, 목이다.

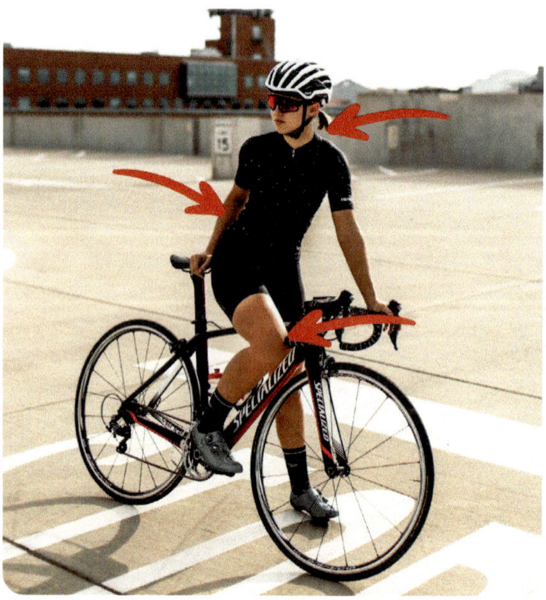

무릎

무릎은 안쪽 또는 바깥쪽 불안정성 제한 락킹 테이핑 또는 무릎뼈 외측 움직임 제한 락킹 테이핑을 이용할 수 있다. 또한 페달을 밟을 때 통증이 있을 경우, 무릎 굽힘 도움 락킹 테이핑을 적용할 수 있다.

허리

허리는 허리 굽힘 제한 락킹 테이핑 또는 골반 후방 경사 제한 락킹 테이핑을 이용할 수 있다.

목

목은 굽힘 제한 락킹 테이핑 또는 돌림 제한 락킹 테이핑을 이용할 수 있다

PART 5 • 스포츠 속 테이핑

8 테니스

비록 제약된 경기장소로 인해 접근이 쉽지 않지만, 최근 실내 테니스장의 확산과 MZ세대의 관심으로 인해 떠오르게 된 스포츠이다. 통계에 따르면 테니스와 관련된 용품 판매량이 200% 정도 늘 정도로 '핫'한 스포츠가 되었다. 사람들과 친목을 쌓을 수 있고 멋있고 이쁜 테니스 패션을 자랑할 수 있다는 장점이 많은 사람들의 관심을 끌었지만, 무거운 라켓과 강하게 날아오는 테니스 공을 받아내기 위해서는 생각보다 많은 부하가 관절에 실리게 된다. 이를 이겨내기 위한 근력이 없다면, 관절에 무리가 올 수 있어 운동을 뒷받침을 해주는 것이 중요하다. 테니스 부상과 관련된 연구에서 제시하는 관절은 발목, 무릎, 손목이다. 놀랍게도 팔꿈치는 그렇게 높지 않다.

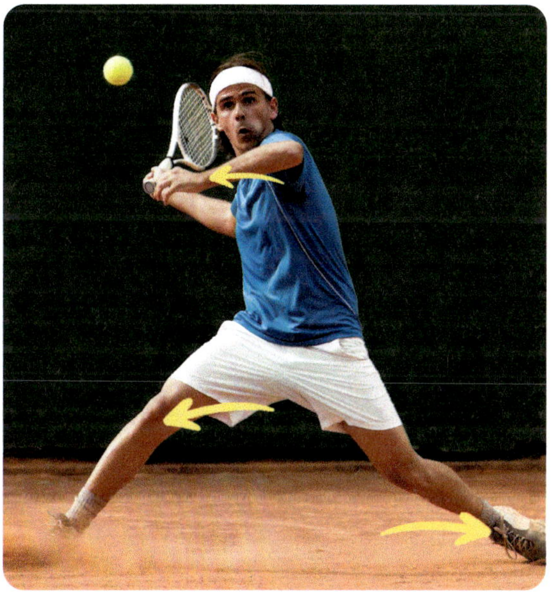

발목

발목은 회내 제한 락킹 테이핑 또는 종아리 근육 서포팅 테이핑을 이용할 수 있다.

무릎

무릎은 무릎 폄 도움 락킹 테이핑과 안쪽 불안정성 제한 락킹 테이핑 또는 무릎뼈 외측 움직임 제한 락킹 테이핑을 이용할 수 있다.

손목

손목은 손목 굽힘, 폄, 치우침 도움 락킹 테이핑과 손목 폄 도움 락킹 테이핑을 이용할 수 있다

'키네시올로지 테이핑의 새로운 적용방법 락킹 테이핑'의 끝을 향하여

마침내, **'락킹 테이핑'**의 긴 여정이 끝났습니다. 이 책은 생활체육 환경, 스포츠 센터, 병원 등에서 운동 기능 향상이나 재활, 손상 예방을 위한 목적으로 사용되는 다양한 중재 방법 중 가장 흔히 이용되고 있는 키네시올로지 테이핑의 새로운 적용법 및 테이핑과 함께 할 수 있는 운동 방법까지 탐구했습니다. 이제 우리는 그 여정을 마무리하고 여러분과 함께 나누고자 합니다.

키네시올로지 테이핑은 우리 몸의 자연적인 움직임을 촉진하고 또한 손상을 예방할 수 있는 강력하고 매력적인 도구입니다. 특히 적용이 쉽고, 장소의 제약이 없으며, 기타 중재에 영향을 미칠 수 있는 환경적 제약이 적은 장점이 있습니다. 이 기술은 다양한 운동 부상, 통증, 근육 약화, 탄성 지지, 그리고 자세 교정에 대한 해결책으로 사용될 수 있습니다. 여러분은 본 책을 통해 생체역학적으로 몸을 보호하고 움직임을 보조해주는 **'락킹 테이핑'**에 관련된 기술적인 지식을 습득하고, 테이핑을 통해 자신, 가족이나 친구, 환자와 클라이언트에게 어떻게 도움을 줄 수 있는지에 대한 통찰력을 얻었을 것입니다.

키네시올로지 테이핑 및 탄력 테이핑은 계속해서 발전하고 있습니다. 다양한 제품이 개발되고 있고 또한 새로운 적용방법 역시 나오고 있습니다. 새로운 연구와 기술적인 발전에 따라 우리의 이해와 적용범위는 확장될 것입니다. 여러분도 계속해서 업데이트된 정보를 습득하고 새로운 기술을 익히며 더 나은 결과를 도출할 것입니다.

이 책을 통해 키네시올로지 테이핑을 이용한 락킹 테이핑의 중요성을 느끼셨다면, 여러분의 지식과 기술을 다른 사람과 공유하고 활용해 보길 바랍니다. 락킹 테이핑은 많은 사람들에게 도움이 될 수 있는 도구이자 방법이라고 확신합니다. 여러분의 지식을 통해 더 많은 사람들이 더 나은 건강과 웰빙을 찾도록 도와주길 기대합니다.

이 여정을 함께해준 여러분께 감사의 말씀을 드립니다. 키네시올로지 테이핑을 이용한 락킹 테이핑은 지금부터 여러분과 함께합니다. 그리고 함께 우리의 몸과 건강을 더 나은 방향으로 이끌겠습니다.

이 책을 작성할 수 있었던 것은 함께 해준 소중한 동료이자 제자였던 '송준형' 그리고 '함승호' 덕분입니다. 이제는 마주보지 않고 같이 앞을 바라보고 있는 동료가 된 두 사람이 있어서 이 방법이 세상의 빛을 볼 수 있게 되었습니다. 다시금 두 동료에게 깊은 감사를 전합니다. 그리고 더 멋진 여정을 같이 앞을 바라보며 전진해 나아가길 소망합니다.

또한, 사랑하는 아내 오현정과 아들 조이안. 항상 힘을 나게 해주는 두 사람에게 깊은 사랑과 고마움을 전하고, 또한 너무나 감사하고 감사한 어머니와 아버지, 장모님과 장인어른께 무한한 감사와 존경을 전하며 이 책을 마치겠습니다.

감사합니다.

조휘영

통증 관리 및 스포츠 손상 예방을 위한
스포츠 테이프를 사용한

락킹 테이핑

인　　쇄　2023년 11월 20일
발　　행　2023년 11월 25일

공　　저　조휘영, 송준형, 함승호
발 행 인　배영환 외
발 행 처　도서출판 의학교육
등록번호　제2013-114호
주　　소　서울시 영등포구 영중로 138-1(영등포동 8가 80-2) 드림프라자 B 901호
Tel 02) 2637-4806, 4863　Fax 02) 2637-4807
홈페이지　www.medipub.co.kr
E - mail　okpress1208@naver.com
정　　가　30,000원
I S B N　979-11-6127-171-2 93510